中医特色疗法操作安全指南丛书

隔药盐灸疗法
技术操作安全指南

刘初容◎主　编

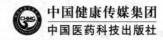

中国健康传媒集团

中国医药科技出版社

内容提要

本书为中医特色疗法操作安全指南丛书之一，旨在突出以神阙穴为主的隔药盐灸疗法技术的安全操作。本书分为总论和各论两大部分。总论分为概述、理论基础、原料及制作以及操作规范4个部分；各论从概念、临床表现、病因病机、辨证施灸、安全操作和医案精选等方面来具体阐述隔药盐灸疗法。本书内容详实，说理深入，案例易懂，适合广大中医针灸临床、科研人员参阅和中医针灸爱好者自学使用。

图书在版编目（CIP）数据

隔药盐灸疗法技术操作安全指南 / 刘初容主编. —
北京：中国医药科技出版社，2022.3
（中医特色疗法操作安全指南丛书）
ISBN 978-7-5214-3089-9

Ⅰ.①隔… Ⅱ.①刘… Ⅲ.①灸法–指南 Ⅳ.
①R245.8-62

中国版本图书馆CIP数据核字(2022)第033958号

美术编辑　陈君杞
版式设计　友全图文

出版　**中国健康传媒集团** | 中国医药科技出版社
地址　北京市海淀区文慧园北路甲22号
邮编　100082
电话　发行：010-62227427　邮购：010-62236938
网址　www.cmstp.com
规格　710 × 1000mm $\frac{1}{16}$
印张　18 $\frac{3}{4}$
字数　314千字
版次　2022年3月第1版
印次　2022年3月第1次印刷
印刷　三河市万龙印装有限公司
经销　全国各地新华书店
书号　ISBN 978-7-5214-3089-9
定价　**49.00元**

获取新书信息、投稿、为图书纠错，请扫码联系我们。

《中医特色疗法操作安全指南》
丛书编委会

编委会

值《隔药盐灸疗法技术操作安全指南》一书出版之际，心潮澎湃。承惠手稿，爱不释卷，通读、精读、研读，反复学习，感慨良多。

该著作凝结了欧阳群教授的心血，是其从医多年的经验总结。该书付梓传世，一方面，是欧阳教授多年医教研积累的全面小结；另一方面，又能为灸法后学提供理论学习和临床实践的指导，福泽后学。

欧阳教授学贯中西，精于疑难病症的治疗，于黧黑斑、慢性疼痛、精神分裂、植物状态、不孕不育等病症，均有独到心得、专门经验。欧阳教授融中西医治法于一炉，于实验中产生灵感，在临床上反复验证。精心揣摩，用心提炼，聚沙成塔，渐渐独树一帜，自成一派，彪炳岭南，造福百姓。

欧阳教授教书育人，传播学术，提携后学，不遗余力。数十年如一日，言传身教，兢兢业业，一丝不苟。课堂上，谆谆教诲，病床旁，细心点拨。在欧阳教授的教导下，一批批优秀的专业人才茁壮成长，为人民的健康保驾护航。欧阳教授桃李满天下，不仅培养了大批国内人才，还培育了一批国际精英。欧阳教授远赴古巴，悉心传授传统中医药知识和技能，在中医药走向世界的道路上，功不可没。

这样一位临床大家的心得，这样一位针灸大师的经验，如今集结成书，刊行于世，真乃幸事一桩。

本书包括了理论和临床内容，字里行间透出当代针灸大家欧阳群对针灸事业的热爱，对提高疗效的执着，对教育教学的倾心。全书梳理了欧阳教授的学术思想，突出了他的灸法奇术，记载了他的临床心得，展现了他的医疗风采，突显了他的医德医风，是一部值得研读并能使读者收获良多的佳作。

黄泳

2022 年 1 月

在中华文明悠久的历史长河中，艾灸作为传统的中医治疗方法流传至今，为中华民族繁衍与人民健康做出了巨大贡献。经过历代医家的实践、总结及提炼，艾灸的方法不断革新，防治范围不断扩大，相关机制研究也不断深入，灸法已成为中医外治法中不可或缺的重要组成部分。

欧阳群教授于20世纪60年代开始研究隔盐灸，至20世纪70年代，为扩大临床诊疗范围，在中医辨证思想指导下，尝试将一定比例的复方中药粉混入精盐中制成药盐作为隔物施灸，获得了良好的疗效，1993年退休后更是与其夫人李静敏老师携众弟子潜心研究隔药盐灸，通过反复钻研与改良，不断总结与归纳，将药盐方扩展至23个，广泛地应用于消化科、呼吸科、妇科、儿科、神经内科等相关领域。

隔药盐灸疗法是欧阳群教授对传统灸法的传承与创新，是以中医辨证论治为指导思想，根据疾病及证型，选取相应的中药粉、药盐为隔物，将艾炷放置其上施灸，以激发人体正气，调节气血阴阳及脏腑功能，达到防治疾病的目的。经过多年的临床实践，隔药盐灸法已逐步发展成为具有一定规模和影响力的特色灸法，与传统灸法相比，隔药盐灸疗法主治范围更广，针对性更强，且疗效确切，是我国传统灸法不可多得的创新与发展。

本书系欧阳群教授50余年的临床经验总结，欧阳教授携众弟子数岁合力，参考和研究了古籍医学经典和各家学说，通过实验验证和机制研究，将隔药盐灸疗法编纂成集，合而为书。本书旨在突出以神阙穴为主的隔药盐灸疗法技术的安全操作，分为总论和各论两大部分。总论分为概述、理论基础、原料及制作以及操作规范4个部分；各论从概念、临床表现、病因病机、辨证施灸、安全操作和医案精选等方面来具体阐述隔药盐灸疗法。

隔药盐灸疗法的推广得到了广东三九脑科医院朱丹院长、王展航副院长及各级领导的鼎力支持，通过举办培训班以及义诊、技术指导等形式向各兄弟单位和基层单位进行技术推广，形成了系统的技术传播模式。

本书内容丰富，案例易懂，适合广大中医针灸临床、科研人员和中医针灸爱好者参阅。传播中医文化，并将隔药盐灸疗法不断传承与发展，是欧阳群教授毕生的夙愿，编者们虽然尽心尽力，然理论基础及临床经验都非常有限，难免有疏漏和不妥之处，还望广大读者批评指正，以便不断修正和完善。

刘初容

2022 年 1 月

目录

上篇　总论

下篇　各论

上篇

总论

第一章 概　述

艾灸是利用艾绒及其他施灸材料在体表进行燃烧或温熨，从而达到预防或治疗疾病目的的一种疗法，是最古老的中医疗法之一。它通过药物和光热作用刺激穴位，常用于阳气衰弱，沉寒痼冷等疾病的治疗。

在中华文明悠久的历史长河中，艾灸为中华民族繁衍与人民健康做出了巨大贡献，其治疗效果堪比针刺，甚至超越针刺。正如《灵枢·官能》言："针所不为，灸之所宜。"虽针灸是针刺与艾灸的合称，但现代人每每说起针灸则多指针刺，而非针刺与艾灸，这也导致大众对艾灸认知的缺失，伴随而来的是艾灸这一古老的中医疗法渐渐被埋没。因此，为了让艾灸疗法在当代继续发挥其神奇的疗效，继承祖先留下的这一珍贵物质文化遗产，吾辈将逆流而上，不负韶华。

第一节　源　流

《说文解字》云："灸，灼也，从火，久声。"可知灸法是一种用火治病的方法，起始于人类对火的使用，可追溯至传说中的燧人氏时代，即原始社会的旧石器时代。据考古，在北京周口店就发现有遗留的灰烬和烧过的动物骨骼或土石，即在大约5万年前，我们的祖先就懂得用火取暖、熟食。火的使用是人类发展史上划时代的大事件，人类从此告别了茹毛饮血的生活，大脑的发育和思维得到进化，还为灸法的萌芽提供了有利条件。

原始人用火御寒，山顶洞中的火塘成为族群活动的中心，火坛、火罐成为御寒的工具。除此之外，人们逐渐发现火能舒筋通络、解除疲劳，用动物皮或树皮包裹燃烧的木炭贴在寒凝酸痛的部位以通络止痛，这就是原始的火疗。在中国众多少数民族中还大量存在火疗法，如藏族的木炭火疗、彝族的卵石火疗、瑶族的滚蛋疗法、中医的热敷等都保留着原始火疗的痕迹。偶尔燃烧爆发蹦出来的火星粘在身上，灼伤体表的某部位，却意外地减轻了某种疾病的痛苦。人们记住这个灼伤的部位，当这种疾病再次发作时，病者试探性地点燃枝条烧灼那个部位，也同样能消除症状。壮医的药线点灸也是原始灸法的翻新。

大量烤火经验的无意识发现被人们有意识地保留下来，成为原始人类抵抗疾病的方法，这就是火疗与原始灸法。这种方法在世界各地大多数民族医药体系中均有类似记载，是一类传统的经典治疗方法。

由于灸法多治疗寒病，故生活在寒冷地区的人们应该最早发现与利用该法。正如《素问·异法方宜论》认为："北方者，天地所闭藏之域也。其地高陵居，风寒冰冽，其民乐野处而乳食。脏寒生满病，其治宜灸焫。故灸焫者亦从北方来。"

第二节 发展与脉络

从人类开始利用火，灸法就是人类补充阳气，治疗寒性、淤积性疾病的有效方法，各民族医药中几乎都有各自的灸法。但主动寻找艾叶作为灸材，并在反复艾灸过程中记录有效反应点，继而发展出经络理论，最后作为艾灸的理论基础是汉族形成前炎黄子孙的独创。参与创新的不仅有掌握卜筮与禳灾职权的巫医，也有大量热衷于养生的士大夫，到春秋战国时期逐渐蔚为风潮。从诸子百家的著作中可以发现大量艾灸的记载。

中医灸法是在原始火疗基础上发展起来的，具有独特的材料与操作方法、坚实的理论支撑、丰富的实践经验与神奇的疗效。其发展脉络大约经历了4个阶段。

一、第一阶段——选择艾叶作为灸材

在中医的初创阶段与灸法发展初期，首要的问题是寻找一种灸材以取代原始的燃烧的木炭、烧热的石头。这种灸材需要具有易得、易点火、易燃烧、温度高且稳定等特点。艾叶具有上述所有的特点故有幸中选。

艾，菊科蒿属多年生草本植物，在中国境内大部分地域广泛生长。《淮南万毕术》言："削冰令圆，举以向日，以艾承其影，则火生。"古人利用冰块制作透镜，聚焦太阳光，引燃艾绒，以此取火。艾叶作为引火物又名冰台。《淮南子·天文》有"阳燧见日，则燃而为火"的记载，汉人高诱的理解是："阳燧，金也，取金杯无缘者，熟摩令热，日中时，以当日下，以艾承之，则燃得火也。"引火之物仍是艾草。成书于汉代或稍晚的《黄帝虾蟆经》以灸法为主，即提到灸火的准则："太上阳燧之火，以灸为上；次以楷石之火常用；又槐木之火灸，为疮易差；无者膏油之火亦佳。"这个艾灸用火的优选次序反证了古代艾叶用作阳燧取火引火物的事实。因此，在火柴出现之前，社会广泛采用的火镰多以艾绒作为引火物。

艾绒点燃，一般燃点为180℃，但随着制作与储存方法的不同及其内部易燃挥发油含量的变化而变化。艾叶具有较高的燃烧温度。艾叶中含有大量的长链烷烃，并富含挥发油，极易燃烧，并放出大量热量。燃烧实验证明，蕲艾燃烧热可达到18139J/g，艾条暗火燃烧能达到844℃的高温，吹风燃烧可以达到1000℃。艾叶还有良好的燃烧可控性，在暗火中能够稳定燃烧，是保留火种的火折子的制作材料，也是现代之前人类生活中必备的材料。

综合以上特点，艾叶成为最理想的灸材并一直沿用至今，但灸法中最早使用艾叶的时间不可考，可能从原始社会新石器时期就已开始，经历五帝三代，直到春秋战国，应用日盛。文字记载最早见于《诗经·王风》："彼采艾兮，一日不见，如三岁兮。"在现存文献里以《庄子·盗跖》最早提及"灸"："丘所谓无病而自灸也。"《左传》记载公元前581年，医缓给晋景公诊病时说："攻之不可，达之不及。"此处"达"指"针刺"，"攻"即是指"火攻"，也就是艾灸。《孟子·离娄》篇言："今之欲王者犹七年之病，求三年之艾也。"从此推论，在春秋、战国时代艾灸盛行。

二、第二阶段——发展经络学说作为艾灸的理论根据

有了艾叶这种轻便、易得、易燃的灸用材料，原始部落的巫医们就可以随时施灸。将艾灸后产生良好效果的部位标记下来，形成众多有效位点，即初期的穴位。由于原始社会人际交流少，这种个体化的经验往往只能通过口口相传或母女相传（母系社会），积累的速度慢。但经过千百年的沉淀，到春秋战国时期，也已累积了大量艾灸经验穴位。

出土于长沙马王堆汉墓的《足臂十一脉灸经》中，以足表示下肢脉，共

6条线；臂表示上肢脉，有5条。11条脉的排列顺序是先足后手，循行的基本规律是从四肢末端到胸腹或者头面部，方向自下而上。经脉的起点多在手腕和脚踝附近，循行路线非常简单，有的甚至只有起点和终点，而且脉与脉之间甚至和内脏之间都没有联系。书中只有经络的记载，而未提穴位。写到治疗时，常提到诸病此物者，皆灸某脉。《足臂十一脉灸经》是使用灸法经验指导施灸的灸经，与《黄帝内经》中的经络有明显的区别，说明在该书成书时代，经络学说远未成熟，它的成书应该早于《黄帝内经》。后世经络理论的发展主要是完善经络网络，发现新的穴位，应对新的疾病的治疗。

三、第三阶段——灸法的完善与药物掺杂

灸法的脉络发展最早可追溯至秦汉时期。先秦两汉时期针砭、火灸、热熨等均已广泛用于各种疾病的治疗，为临床实践的总结和提高以及医学理论的形成和发展起了重大作用。

1.秦汉时期灸法的发展　先秦两汉是我国传统针灸医学的重要形成时期。《黄帝内经》对灸疗的起源、适应证及禁忌证进行了系统介绍，奠定了灸法的理论基础。强调"针所不为，灸之所宜"。灸疗具有起陷下、补阴阳、逐寒邪、畅通经脉气血等功效，适应证包括外感病、内伤病、脏病、寒热病、痈疽、癫狂等。灸亦有补泻："以火补者，毋吹其火，须自灭也；以火泻者，疾吹其火，传其艾，须其火灭也。"最后，指出艾灸之禁忌证为：阴阳俱不足或阴阳俱盛者、阳盛亢热及息积等。《黄帝内经》在一定程度上奠定了灸疗法的基础。东汉张仲景所撰《伤寒杂病论》载灸疗7条，对灸疗的应用和禁忌证有所发挥，其中多种病症有"可火""不可火""不可以火攻之"的记载。在应用上，仲景指出灸疗宜于三阴经病，或于少阴病初起，阳虚阴盛时，灸之以助阳抑阴；少阴下利呕吐，脉微细而涩时，升阳补阴；或厥阴病手足厥冷，脉促之证，灸之以通阳外达；脉微欲绝者回阳救逆。灸疗禁忌范围则包括太阳表证、阳实热盛、阴虚发热等。这些，对后世医家都产生了重要的影响。

2.晋唐宋时期灸法的发展　从两晋至唐宋，是我国针灸医学史上灸法发展的最重要的时期。它主要表现在以下几个方面：

（1）灸疗专著大量出现：我国历史上第一部灸疗专著是三国时期曹翕所撰写的《曹氏灸方》，可惜已佚。敦煌卷子本中的残卷《新集备急灸经》《灸

法图》和《灸经明堂》，据文体和内容来看，多为唐代或唐以前的作品。唐代崔知悌之《骨蒸病灸方》一卷，记载专病灸治经验，原书虽已佚，但尚收存于《外台秘要》及《苏沈良方》之中，另有《黄帝明堂灸经》等。至宋代灸法专著更不断出现，如闻人耆年之《备急灸法》一卷，是我国首部灸治急性病证的专著；而庄绰《灸膏肓俞穴法》一卷，则是防病保健灸法的专门典籍；另有西方子《明堂灸经》八卷等。这些专著在不同时代，从不同角度记载和总结了古代医家灸疗经验。

（2）医籍中灸法占据重要地位：在晋唐至宋代的一些重要医学著作和针灸书籍中，灸法都作为重要的内容被载入。晋代皇甫谧所著《针灸甲乙经》在腧穴下注明艾灸壮数，对发灸疮法、禁忌等方面作了明确的规定，使后世在灸法中有据可循。

晋代葛洪之《肘后备急方》，大量收集了当时及前人治之有效而又简便易行的灸方。全书共109条针灸医方，灸方占94条之多，并首创隔物灸疗，包括隔盐灸、隔蒜灸、川椒灸等，载有卒死、厥、卒客忤死、霍乱、中风等28种急症的救治灸方达102首。值得一提的是，其妻鲍姑精于灸法，尤以采集越秀山一带的红脚艾，以灸治赘瘤与赘疣闻名，是我国针灸史上第一位女灸师。

晋隋时期医家陈延之，是提倡灸疗的先驱之一，所撰《小品方》（现已佚）对灸疗也多有论述。他指出"夫针术须师乃行，其灸则凡人便施"，表明灸疗简便有效，易于推广。关于灸禁问题，其认为《黄帝内经》禁灸十八处并非绝对，并提出直接灸要"避其面目四肢显露处，以疮瘢为害耳"等。其中不少观点，至今仍然可取。

唐代名医孙思邈，在其著作《备急千金要方》和《千金翼方》之中增加多种隔物灸疗，如隔豆豉饼灸、隔泥饼灸、隔附片灸及隔商陆饼灸等。在灸疗范围上有较大的扩展，增加灸疗防病的内容。其次，在热证用灸方面做了有益的探索，如热毒蕴结之痈肿、黄疸、淋证等温热病及消渴、失精失血之阴虚内热病证等，均用灸疗取效。这显然是对《伤寒论》某些偏颇提法的纠正，也是对灸疗法的补充和完善。

宋代王执中撰《针灸资生经》一书，亦以灸法为主，并记载了灸劳法、灸痔法、灸肠风、灸发背、膏肓俞灸疗、小儿胎疝灸等灸治之法，进一步扩大了灸疗范围。书中还收录不少本人或其亲属的灸疗治验，如："予尝患久溏利，一夕灸三七壮，则次日不如厕，连数夕灸，则数日不如厕。"另外，王执中对灸感流注也作了较深入的观察："他日心疼甚，急灸中管（脘）数壮，觉小腹两边有冷气自下而上，至灸处即散。"

宋代的《太平圣惠方》《普济本事方》以及《圣济总录》等重要医方书中，亦多收载有灸疗内容。如许叔微强调阴毒、阴证、阳微最宜用灸的观点，创隔巴豆、黄连灸疗。由于直接灸法烧灼较为疼痛，使人临医畏灸，南宋代窦材在其所撰之《扁鹊心书》中，首载了"睡圣散"，服后施灸，"即昏不知痛"，并提倡灼艾第一，主张无病时常灸关元、气海、命门、中脘以延年益寿。

（3）灸疗应用的专业化和普及化：在唐宋时期，随着灸疗的专业化，出现了以施行灸疗为业的灸师。如唐代韩愈的《谴疟鬼》诗云："灸师施艾炷，酷若猎火围。"生动地描绘了大炷艾灼的场面。宋代张杲《医说》中，也曾有灸师之称。除灸师专门掌握施灸技术外，鉴于当时盛行灸疗，非医者对灸疗也加以应用。《南史·齐本记》载，有人自北方学得灸术，因治有效验，迅速推广，一时间大为盛行，被称之为圣火，甚至诏禁不止。

3. 金元时期灸法的发展 到了金元时期，由于针法的崛起，灸法的发展受到一定影响。但以金元四大家为首的不少医家，在灸法的巩固和完善方面，仍做出了应有的贡献。刘河间不囿于仲景热证忌灸之说，明确指出"骨热……灸百会、大椎"等，并总结了引热外出，引热下行及泻督脉等诸种灸疗。朱丹溪《丹溪心法》也有不少灸治验案的记载。元代危亦林《世医得效方》载述灸疗治疗急性热病、时令病及惊、厥、损伤等症，并提出阴毒宜灸的观点。施灸方法方面，则不采用晋唐时期动辄百壮的做法，常因病证、部位的不同而用竹筋大、麦粒大、绿豆大或雀粪大的艾炷，或灵活地"大小以意斟量"，以定艾炷之大小。且多数用七壮、二七壮、三五壮等。还重视对于灸后的护理，"以温汤浸手帕拭之""以柳枝煎汤洗后灸之"，防止感染，确为经验之谈。

4. 明清时期灸法的发展 明清时期，是我国针灸医学从成熟而又逐步走向衰落的时期，虽然，这一时期偏重针法的应用，但灸法也有一定的进展。

（1）灸法论著明显增多：明代是我国针灸史上重要的文献总结时期。据史料记载及现存的医籍统计，明代以前有关灸疗的专著相对较少，包括史书上有记载但已亡佚了的有：《岐伯灸经》《亡名氏灸经》《曹氏灸方》《雷氏灸经》《亡名氏新集明堂灸法》《黄帝灸经明堂》等。目前现存的灸疗医籍仅有：战国的帛书《足臂十一脉灸经》和《阴阳十一脉灸经》；敦煌石室医方残卷《新集备急灸经》；唐代《灸法图残卷》《黄帝明堂灸经》；宋代《膏肓腧穴灸法》《实验特效灸法》《备急灸法》《西方子明堂灸经》；元代《痈疽神妙灸经》《痈疽神秘灸经》10种。明清两代以清代专著较丰，著有《采艾编》《采艾编翼》《灸法纂要》《仙传神针》《神灸经纶》《太乙神针集解》《灸法秘传》《灸法心传》《灸法集验》等21种。此外，还有大量有关论述灸法的篇章，散在于明清两代有关针灸著作或医籍中。明代针灸学家杨继洲，也重视灸疗的研究和实践，强调针灸并重，并著有《针灸大成》一书。其中灸疗内容涉及广泛，有取膏肓穴法、相天时、发灸疗及艾灸补泻等，以及灸治各种急慢疾病二十余种。还有高武的《针灸聚英》、汪机的《针灸问对》等，都对灸法学的发展起到了很大的作用。

清代是对我国灸法的总结时期，较有代表性的为吴亦鼎所撰的《神灸经纶》一书，"灸疗亦与地并重，而其要在审穴，审得其穴，立可起死回生"，说明灸疗之重要。《神灸经纶》全面总结了清以前有关灸疗的理论和实践。另如清代乐显扬的《针灸集成》也收载了大量灸疗的历代文献，对"发灸疮法""疗灸疮法""调养法"等都有详细的介绍。

（2）施灸方法的不断革新：明清两代医家在继承前人灸法的基础上，又进行了大胆的改革与创新，产生了艾条灸、雷火神针、太乙神针、桃枝灸、桑枝灸、药锭灸等新的灸疗方法。值得一提的是艾条灸疗的创用。此法最早记载于明初朱权之《寿域神方》卷三，其云："用纸实卷艾，以纸隔之点穴，于隔纸上用力实按之，待腹内觉热，汗出即差。"这时的艾条灸还是属于实按灸，即艾条隔纸按压于穴位，以后又改为悬灸法，这种方法避免了烧灼之苦。艾条灸适应证广，操作简便，疗效颇佳，一直沿用至今。至嘉靖十八年在《神农皇帝真传针灸图》一书中，首次提到了掺入药品的艾条灸疗，名为"雷火针"，后又称"雷火神针"。明代的《本草纲目》记载其艾灸的药物组成为："艾绒一两，沉香、乳香、茵陈、羌活、干姜、穿山甲各三钱，麝香少许。"这里所谓的针，其实是灸，因它操作之法类似针法——隔几层纸或布，实按在穴位上之故。

　　艾条灸操作方便、痛苦小、热力可控，很快得以推广。除此之外，明代还有灯火灸的记载，指用灯草蘸油点燃直接烧灼穴区肌肤的一种灸疗；也有利用铜镜集聚日光作为施灸热源的"阳燧灸"等。在施灸的方法上，此时又出现一种叫"太乙神针"的掺药艾条灸疗。用法同雷火神针，但在处方中不用毒性较大的药品，药性平和，适应证也比雷火神针广泛。清代韩贻丰《太乙神针心法》一书，又在雷火针的基础上，加减药物，成为"太乙神针"，二者均用于风寒湿痹、寒性腹痛等证。其后，赵学敏又创出了"百发神针"用治偏正头风、漏肩风、鹤膝风、半身不遂、疝气等；"消癖神火针"用治偏食、消瘦，积聚痞块；"阴症散毒针"用治痈疽症等病。

　　其次是创制新的灸疗方法，除了以艾为主的施灸方法之外，明清时期还创出了其他的一些灸法，如桃枝灸、桑枝灸等。药锭灸为清代独创的灸法，叶天士的"香硫饼灸"、赵学敏的"硫朱灸"和《医宗金鉴》的"阳燧锭灸"，这3种药锭均以硫黄为主，配以麝香、朱砂以及其他药物而制成，火燃烟熏以治外为主，为痈疽肿毒、跌仆损伤、风湿痹痛等病症开拓了新的治疗方法。

　　另外，明清时期开始注重使用灸疗器械，逐步出现了专门制作的灸器。如龚信《古今医鉴》使用铜钱、李宗先《针灸易学》中使用泥钱、高文晋《外科图说》中使用了灸板、灸罩；叶天士制成了专用灸器"银灸盏"等，现代用的温灸杯、温灸筒、温灸盒等均是在此基础上发展而来。温灸器的使用与改革，使灸法更为安全、无痛、不会灼伤皮肤，尤其适用于老弱妇儿，成为病家所乐于接受的一种治疗方法。

　　明清时期，随着灸法日益走向民间，也获得不同程度的发展。赵学敏所撰的《串雅外编》一书中，介绍了不少民间灸法，如鸡子灸、碗灸、麻叶灸、桑木灸等，视为是对丰富多彩的灸法的一种补充。

　　（3）隔物灸进一步广泛应用：自晋代出现隔物灸后，在隔物的选择上不断丰富。明以前常用蒜、姜、附子、豆豉饼、盐、黄土、面、蛴螬、葶苈饼、皂角、薤实、商陆饼、桃叶、头垢等。

　　明清以后推出了大量的隔衬药物，使艾灸治疗疾病的范围进一步扩大。例如：刘纯在《玉机微义》中用隔葱灸治疝气；龚廷贤在《寿世保元》中用隔巴豆饼灸治心腹诸疾、泄泻、便秘；杨继洲在《针灸大成》则用隔巴豆饼灸治疗阴毒结胸；李时珍在《本草纲目》中用隔甘遂灸治二便不通；张介宾在《类经图翼》用隔蟾灸治瘰疬；楼英在《医学纲目》中用隔苍术灸治耳暴聋；清代的顾世澄在《疡医大全》中用韭菜灸治疮疡；许昌在《外科证治全书》中用隔香附饼灸治痰核、瘰疬，隔木香饼灸治仆损闪挫等气滞血瘀之证。此外，还有隔胡椒饼灸治风寒湿痹、麻木不仁；隔蚯蚓灸治疮疡；隔陈皮灸治呕吐呃逆；隔蓖麻仁灸治内脏下垂、脱肛等法，不胜枚举。由此可见，明清两代的医家所用间隔药物种类繁多，扩大了灸法的适应范围。

（4）将局麻应用于灸法：古代灸法一般将艾炷直接置于肌肤上点燃施灸，故称直接灸，分为"非化脓灸"和"化脓灸（瘢痕灸）"两种。古代医家认为灸疮化脓，可提高疗效。如《小品方》云："灸得脓坏，风寒乃出，不坏则病不除也。"但因其直接灼伤皮肉，疼痛剧烈，患者难以接受。宋代闻人耆年在《备急灸法》中讲："富贵骄奢之人，动辄惧痛，闻说火艾，嗔努叱去。"因此，宋代《扁鹊心书》提出"如癫狂之人不可灸及膏粱之人怕痛者，先服'睡圣散'，然后灸之，一服止可灸五十壮，醒后再服，再灸"；"人难忍艾火灸痛，服此即昏睡，不知痛亦不伤人"。从而达到治病、止痛的效果，但它需等患者服药失去知觉时方能灸灼，非常不便，因而未能推广。

明代医家进一步改革，采用局部麻醉的方法。龚信在《古今医鉴》卷十三"挑筋灸癖法"中指出："用药制过的纸擦之，使皮肉麻木，用艾灸一炷。"制纸用花椒树上的马蜂窝蘸香油，取其止痛功效。花椒辛温，马蜂窝苦辛平，皆有毒且具有止痛之功。据《中药大辞典》记载，花椒稀醇液有局部麻醉的作用，蜂房煎水外用可消炎止痛。这种局麻的方法，变内服为外用，较服睡圣散有了很大改进，使麻醉更为简便、实用，且易为病家所接受。

清代后期，政府太医院等官方机构废止针灸，其发展受到限制。但由于灸法简便易行，安全效佳，经济实用，深受百姓的欢迎，故在民间仍广泛流行，使得灸法不但得以保存下来，还得到了一定的发展。

四、第四阶段——艾灸的现代研究

自20世纪50年代起，灸法又开始引起医学界的注意。20世纪60~70年代，有关灸疗的临床报道急剧增加。而真正取得重要突破性进展的，则是在近二十余年，主要表现在以下几个方面：

1.灸疗防治范围进一步扩大 灸疗防治范围的扩大，首先体现在防治病种的迅速增多，截至2000年底，有关文献载述的用灸法防治的各类病证超过200种，涉及人体各个系统。其次灸疗开始用于不少难治性疾病。如隔附子灸治疗桥本氏甲状腺炎、硬皮病，不仅临床症状减轻，机体免疫功能也得到改善。此外，灸法尚被用于癌症、慢性溃疡性结肠炎、类风湿关节炎、精子减少症等多种现代医学为之束手的疑难病症，都具有确切的效果。

2.临床观察不断趋向深入 临床观察的日益科学化、客观化，是近年灸法进展的又一特点。采用大样本多指标进行研究，以探求其治疗规律。灸治休克在20世纪60年代已有应用，但局限于一般证候变化的观察，近十年来则在临床和实验研究上做了大量工作，观察到灸治后患者收缩压、脉压显著增加，指尖温度上升，肛–指温度下降，外周毛细血管灌流改善等。还在动物实验上观察了艾灸关元对失血性休克家犬血流动力学和动脉血氧运输量的影响，从而获得较为全面和深刻的认识。另如，应用麦粒灸与隔附子饼灸治疗慢性乙型病毒性肝炎，揭示艾灸可调节免疫功能，抑制HBV复制，减轻或修复肝细胞病理损害，促进病情改善。在辨证施灸治疗原发性高血压预防中风的过程中，发现灸治3个月后患者血压下降并保持相对稳定，全血比黏度改善、纤维蛋白溶解系统恢复平衡，从而预防中风的发生。隔药饼灸治疗慢性溃疡性结肠炎，动物研究表明：隔药灸可以抑制模型大鼠脾脏、结肠黏膜炎性细胞的基因表达，降低免疫细胞对炎症的反应性，从而有利于炎症消除和组织修复。正是经过上述这样的大量深入细致的工作，在肯定灸法确切效果的同时，也在一定程度上总结和发现了灸治的临床规律。

3.灸治方法日益丰富 在灸治疗法漫长的发展过程中，先辈们创制了各种各样的灸法。由于多种原因，有些已湮没不彰。近几十年来，学界在灸治方法的发展上，做了两方面工作。一方面是继承发掘传统的行之有效的方法。如核桃壳灸、苇管灸在古籍中有关记述很少，近人亦未见应用。近年来，通过对上述两法的发掘和改进，发现它们治疗眼底疾病及面神经麻痹等，有较好的效果。其次，对少数民族的灸疗进行验证和推广，如流行于广西壮族民间的药线灸，应用于多种常见或难治病症，收效显著。另一方面结合现代科技创新的灸疗，如光灸、冷冻灸、电热灸、铝灸等。另外，在灸疗仪方面也有较大进展，且大多已成商品应用于临床。如药灸器、中频灸疗仪、固定式艾条熏灸器、近红外灸疗仪、远红外灸疗仪等。

4.机制研究系统开展 近十年来，学者们在灸法机制研究方面取得了长足进展。在免疫系统方面，艾灸对机体细胞免疫和体液免疫功能均有不同程度的影响，且这种调节作用是双向的；在血液系统方面，艾灸对微循环、血液流变学和血流动力学均有明显的影响，并可缩短血液凝固时间，提高血小板减少症患者的血小板计数；在代谢方面，动物实验发现，艾灸对注入大量氢化可的松所致的核酸和蛋白质代谢混乱有改善作用，艾灸还可抑制脂肪变性及调节微量元素的代谢等。

现代研究认为，艾灸对人体产生作用的三大机制主要为药物、温热与近红外光辐射作用。

（1）药物作用：主要涉及艾燃烧生成物中的焦油样物质和烟雾。焦油质具有一定的抗氧化活性，而艾烟表现出广谱抗菌、抗病毒的作用；通过皮肤渗透的艾叶挥发油还具有活血与尿酸增溶作用；艾叶燃烧物通过人的嗅觉可产生安神的作用。

（2）温热作用：艾灸穴位通过分子热传递的方式使局部的皮肤组织温度升高，细胞代谢能力加强，促进浮肿、粘连、渗出物、血肿等病理产物消散吸收，其实质是通过加热补充细胞能量，即补法中的温补。艾灸还能通过对皮肤温度感受器与痛觉感受器的刺激产生全身调节作用。

（3）光辐射作用：艾灸激发循经高温线的现象，除温热效应之外，光辐射的非热效应也是其发挥疗效的重要因素。艾灸热力透穴与循经传播的媒介为艾叶燃烧产生的近红外光。近红外光透穴，可在肌肉外包膜结构的空隙传导，并且波长越短，透穴与传导能力越强。它是艾灸能通经活络、活血化瘀的主要原因，是灸法温通作用的基础。

艾灸源远流长，造福人类至今，短短篇幅未能尽述，仅供读者粗略了解祖国这一伟大的传统疗法。我辈冀以绵薄之力将其传承，以大医精诚之心，广而告之，望能将其发扬光大。以下附艾灸源流图（见图1），供读者参照。

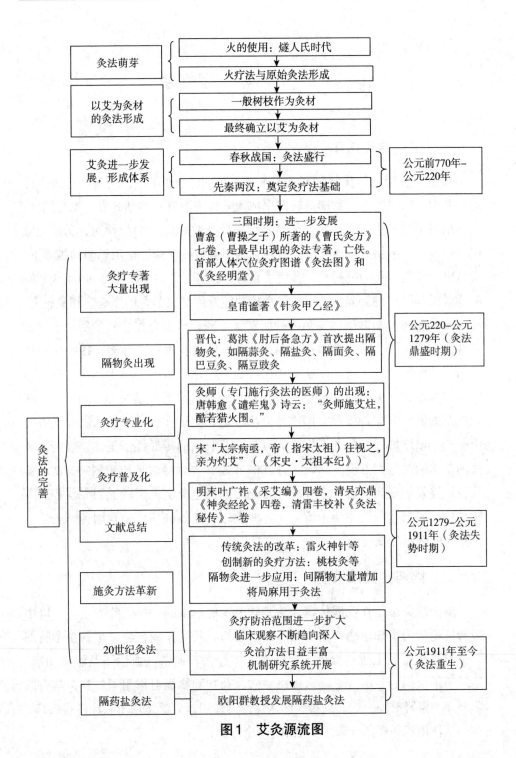

图1 艾灸源流图

13

第三节　隔药盐灸法

一、隔药盐灸法年谱

欧阳群教授开始接触隔药盐灸法是在20世纪60年代，当时在地方卫生院一老中医的启发下，欧阳群教授用神阙隔盐灸治愈一例结肠炎，深受鼓舞，后逐渐将该法运用于消化科、妇科等疾病，疗效颇佳。70年代时，为扩大临床治疗范围，增加疾病治疗的针对性，欧阳群教授在辨证论治思想的指导下，尝试以中药药粉作为隔衬物，获得了良好的预期效果。80年代至90年代初欧阳群教授开展"神阙隔盐灸对机体免疫功能及佐剂关节炎的影响"相关研究，与原第一军医大学微生物与免疫教研室、生理教研室合作，初步阐明了神阙隔盐灸作用机制，欧阳群教授也因此荣获军队科技进步三等奖。1993年退休以后，欧阳群教授为进一步扩大神阙隔盐灸的治疗范围，将中药药粉配方由原来的寥寥数方扩大到23个；另一方面为解决食盐受热结块等问题，在一些老战友的鼓励和支持下，大胆进行方法改进，尝试在食盐中混入同等配方的中药粉，以增加隔衬物通透性，提高热力及药物的传导性。至此，隔药盐灸法的基本治法与配方得以确定。自2004年起，先后经过无数病例的尝试与验证，最终发展成为具有一定规模和影响力的特色灸法。实践证明，与普通灸法相比，隔药盐灸法主治范围广、针对性强、疗效确切，是我国传统灸法不可多得的创新与发展。

二、隔药盐灸法机制

隔药盐灸法是在我国传统灸法基础上发展起来的一种灸疗方法。它以中医辨证论治为指导思想，选取相应的中药粉、药盐作隔衬物，填满整个脐部后，艾炷放置其上进行熏灸，以激发人体经气、调节气血阴阳及脏腑功能，达到防治疾病的目的。它融合经络腧穴、药物和热辐射作用于一身，具有回阳补虚、温肾健脾、宁心安神、防病保健等作用，广泛运用于临床各科疾病。

其作用机制概括起来主要是以下3个方面：

1.神阙穴的调节作用 神阙穴在灸法中的运用历史悠久，源远流长，早在晋代《肘后备急方》就有"以盐纳脐中，灸百壮，治霍乱卒死"的记载。脐中，位于腹中部，指的就是神阙穴。神阙位居任脉上，任脉为"阴脉之海"，有总任全身阴经脉气之作用，既有回阳救逆、培元固本、益气固脱之功，又有滋肾阴、调冲任、益精血之功。它既与十二经脉和督脉相连，也与五脏六腑和全身相通。通过局部刺激神阙穴可对全身起调节作用，以疏通经络、调和气血，平衡脏腑阴阳，达到治疗疾病的目的，颇为历代医家和民间群众所喜用。

神阙穴局部皮肤的结构特点是隔药盐灸法发挥作用的基础，脐部是人体胚胎发育过程中腹壁的最后闭合处，其表皮薄弱，传导性好、渗透性强，有利于热力及药物分子通过皮肤，迅速弥散入血液。

另外一方面，神阙穴周围分布有大量的神经血管，现代研究证实，脐部深层含有大量的腹腔神经丛，局部的理化刺激会使皮肤神经末梢进入活跃状态，以激发人体神经、体液调节，提高免疫功能，从而有利于组织器官的功能改善。而脐下腹膜布有丰富的静脉网连于门静脉，脐部给药使药效直达肝脏，从而提高了药物利用度，使药物更好地发挥疗效。

2.药物的调节作用 隔药盐灸法采用23种药方为底物、23种药盐为隔物，通过脐部皮肤的渗透和吸收作用将药物分子弥散入血液，通达全身，利用药物本身的功效发挥相应的药理作用，从而起到防治疾病的目的。

3.艾的作用 艾绒通过燃烧产生的热量一方面可以刺激神阙穴，起到温通经络的功效，另一方面热量传导可以增强药物的渗透，促进药物的吸收利用；而且现代研究认为，艾绒在燃烧过程中所产生的发挥油具有抑菌抗病毒等作用，对免疫力低下患者具有很好的调节作用，所以艾在隔药盐灸法中也有着不可替代的重要地位。

三、隔药盐灸法功效、适应证及禁忌证

1.功效 借灸火的温热及药物作用，通过经络的传导，以温通经脉、调和气血、协调阴阳、扶正祛邪，达到治疗疾病、防病保健、养生美容之功效。

（1）温经散寒：艾灸适用于虚寒体弱的人群，对脾胃虚寒、慢性胃炎、慢性肠炎等消化系统疾病，慢性支气管炎、慢性鼻炎、哮喘等呼吸系统疾

病，风湿、类风湿、骨性关节炎、颈肩腰腿痛及心血管系统病症均有较好疗效。

（2）行气通络：经络学说是祖国医学的重要内容，也是灸疗的理论基础。人是一个整体，五脏六腑、四肢百骸通过经络系统互相协调。气血在经络中川流不息，循序运行，若风、寒、暑、湿、燥、火等外邪侵袭，人体或局部气血凝滞，经络受阻，即可出现肿胀疼痛等症状和一系列功能障碍。此时，艾灸疗法通过对经络腧穴的温热刺激，起到温经通络、散寒除痹的作用，以加强机体气血运行，达到临床治疗目的。经络的不通，可以有虚实两个方面，气血不足可致经络不畅；气血瘀滞也可致其不通。扶正祛邪、调和气血亦即通经之用也。

（3）扶阳固脱：人赖阳气为根本，得其所则人寿，失其所则人夭，故阳病则阴盛，阴盛则为寒、为厥，或元气虚陷，脉微欲脱，正如《素问·厥论》所云："阳气衰于下，则为寒厥。"阳气衰微则阴气独盛，阳气不通于手足，则手足逆冷。凡大病危疾，阳气衰微，阴阳离绝等症，用大炷重灸，能回阳救脱。此为其他穴位刺激疗法所不及。

（4）升阳举陷：气虚下陷，出现脱肛、阴挺、久泻久痢、崩漏、滑胎等，《灵枢·经脉》云："陷下则灸之。"故气虚下陷，脏器下垂之症多用灸疗。灸疗不仅可以起到益气温阳，升阳举陷，安胎固经等作用，对卫阳不固、腠理疏松者，亦有效果。

（5）拔毒泻热：灸法能以热引热，使热外出。灸能散寒，又能清热，可对机体原来的功能状态起双向调节作用。特别是随着灸法运用增多和临床治疗范围的扩大，这一作用日益为人们所认识。

（6）防病保健：早在《医学帛书》中就提出"灸则强食产肉"。强食即增加食欲，产肉即身体强壮。可见，医家们早就发现了艾灸的保健作用。《扁鹊心书》提出："保命之法，灼灸第一……人于无病时常灸关元、气海、命门、中脘……虽未得长生，亦可保百余年寿矣。"又云："余五十时，常灸关元百余壮……渐至身体轻健，羡进饮食……每年常如此灸，遂得老年康健。"我国古代医家中早就认识到预防疾病的重要性，并提出了"防病于未然""治未病"的学术思想，艾灸有预防疾病和保健的作用，是防病保健的重要方法。

2.适应证

（1）呼吸科疾患：流感、哮喘、咳嗽、支气管炎等。

（2）骨科疾患：风湿及类风湿关节炎、强直性脊柱炎、颈椎病、肩周炎、肘关节炎、坐骨神经痛、各种腰腿痛和关节痛、外伤恢复期的辅助治疗等。骨折复位后和急性扭伤及恢复期的治疗。

（3）妇科疾患：妇女卵巢囊肿、输卵管炎症、宫冷、带下病、痛经、恶露不止、崩漏、子宫下垂、盆腔炎、围绝经期综合征等。

（4）消化科疾患：胃痛、胃下垂、脂肪肝、肝炎、各种肠炎等。

（5）血液科疾患：贫血、白细胞减少等。

（6）肿瘤科疾患：对早、中期癌症有明显的止痛消炎作用，并可增加食欲、提高免疫功能。

（7）保健科疾患：艾灸法为养生要术，无病者常灸之可气血充盈、青春美容、身强体健、延缓衰老。民间又有以艾灸之法瘦腰减脂，腰腹肥胖者不必改变平时的饮食习惯，每日温灸腰腹部1~2次，连续几周后即可收到明显的减肥效果。

3.禁忌证

（1）凡暴露在外的部位，如颜面，不要直接灸，以防形成瘢痕，影响美观。

（2）皮薄、肌少、筋肉结聚处，妊娠期妇女的腰骶部、下腹部，男女的乳头、阴部、睾丸等不要施灸。关节部位不要直接灸。

（3）过饥、过饱、过劳、酒醉、大渴、大惊、大恐、大怒、大汗、情绪不稳者，或妇女经期忌灸。

（4）某些传染病（猩红热、麻疹、丹毒、传染性皮肤病等）、白喉、大叶性肺炎、肺结核晚期者。高热、昏迷、惊厥期间或身体极度衰竭，形瘦骨立等忌灸。

（5）艾叶过敏者（闻到艾灸气味出现呕吐、憋气、头晕、连续打喷嚏、咳嗽等症状），经常性的皮肤过敏者。

（6）凡属实热证或阴虚发热、邪热内炽等证，如高热、高血压危象、肺结核晚期、大量咯血、呕吐、严重贫血、急性传染性疾病、皮肤痈疽疔疖并有发热者，均不宜施灸。心悸、心动过速、血压过高者、中风早期者。

（7）无自制能力的人忌灸。

四、隔药盐灸法注意事项

1.施灸前告知患者灸治的方法及疗程，尤其是瘢痕灸，一定要取得患者的同意与合作。瘢痕灸后，局部要保持清洁，必要时贴敷料，每天换药1次，直至结痂为止。在施灸前，要将所选穴位用温水或酒精棉球擦洗干净，灸后注意保持局部皮肤适当温度，防止受凉，影响疗效。

2.除瘢痕灸外，在灸治过程中，要注意防止艾火灼伤皮肤。如有起泡，可用酒精消毒后，用毫针挑破，再涂上龙胆紫即可。

3.偶有灸后身体不适者，如身热感、头昏、烦躁等，可令患者适当活动，饮少量温开水，或针刺合谷、后溪等穴，可迅速缓解。

4.施灸时注意安全使用火种，防止烧坏衣服、被褥等物。

表1　普通悬灸、隔物灸、隔药盐灸对比

	普通悬灸	隔物灸	隔药盐灸
灸材	以艾绒为主，陈艾为上品。	以艾绒为主	以新鲜艾绒为主
隔衬物	无	盐、蒜、姜、附子饼等	以23种药粉为隔物，对病人辨病辨证后选取相应的药粉进行治疗
选穴	除头面部、二阴忌灸外，全身穴位均可选用	以平坦穴位为主，如神阙、关元等	以平坦穴位为主，如神阙、关元等
体位	坐位、卧位均可	卧位	卧位
操作	自我操作、专人操作均可	专人操作	专人操作
时间	10~60分钟	10~60分钟	40~60分钟
禁忌证	阴虚患者禁灸、艾叶过敏者禁灸	阴虚患者禁灸、艾叶过敏者禁灸	艾叶过敏者禁灸
适应证	以虚证、寒证为主	以虚证、寒证为主	虚证、实证、寒证、热证均可

第二章 理论基础

第一节 神阙穴解析

本节主要介绍艾灸常用腧穴，分为归经、作用、解剖及现代研究3大方面内容展开论述。

1.归经 神阙穴(肚脐)是结构最特殊，定位最明确的腧穴。脐通五脏六腑，联络全身经脉，是经络的总枢，经气的汇海。《难经·八难》指出神阙穴(肚脐)为"五脏六腑之本，十二经脉之根，呼吸之门，三焦之原"，《遵生八笺》有"气气归脐"的理论，可见神阙通过经脉系统在调理脏腑阴阳、调畅气血、平衡人体各种功能的整体治疗中发挥重要作用。

神阙为任脉要穴，任脉为阴脉之海，与督脉共司人体诸经百脉，又为冲脉循行之所，且任、督、冲三脉一源三歧，均起于胞中，故从经脉循行上神阙与冲、任、督、带四脉关系密切，通过经脉分别联系肝、脾、肾及其经脉。《素问·骨空论》："任脉者，起于中极之下，以上毛际，循腹里，上关元。"《灵枢·五音五味》："冲脉，任脉，皆起于胞中。"督脉、带脉、冲脉也直接到脐，督脉"其少腹直上者，贯脐中央，上贯心，入喉。"《灵枢·经别》："当十四椎，出属带脉。"又带脉"横脐腹周围，前平脐，后平十四椎"。《素问·骨空论》："冲脉者，起于气街，并少阴之经，挟脐上行，至胸中而散。"

神阙穴通过经脉与肝、脾、肾三经相互联系。足厥阴肝经向上循行的途中，经过脐中，《灵枢·营气》："上行至肝，其支别者，上额，循巅，下项中，循脊入骶是督脉也，络阴器上过毛中，入脐中。"足太阴脾经筋结于脐，《灵枢·经筋》："足太阴之筋，聚于阴器，上腹结于脐。"足少阴肾经与冲脉夹脐上行，《灵枢·经别》："足少阴之正……上至肾，当十四椎，出属带脉。"又带脉前平脐部，故肾经可通过带脉通脐。另有足阳明胃经夹脐，手太阴之筋下系于脐。虽神阙穴归属任脉，但其与督脉、冲脉、带脉还有肝、脾、肾三经有不可分割的密切关系。

2.作用　神阙穴不但可用于临床治疗，还可用于临床诊断。早在难经时期，就形成了脐诊脐疗的雏形。《难经·十六难》明确记载："是其病，有内外证……假令得肝脉……其内证：脐左有动气，按之牢若痛……假令得心脉……其内证：脐上有动气，按之牢若痛……假令得脾脉……其内证：当脐有动气，按之牢若痛……假令得肺脉……其内证：脐右有动气，按之牢若痛……假令得肾脉……其内证：脐下有动气，按之牢若痛。"之后的许多文献都有大量的关于神阙穴治疗疾病的记载。明代李时珍在《本草纲目》百病主治药三卷、四卷中，对许多病症都记载了脐敷药，如治口糜，以"细辛，醋调贴脐"。其后，赵学敏的《串雅内编》对敷脐的方药有更多的记载。根据古今文献临床应用体会，神阙穴具有回阳固脱、息风苏厥；健脾和胃、升清降浊；调理冲任、温补下元；通调三焦、利水消肿；通经活络、行气和血；敛汗安神、固精止带；扶正祛邪、养生延年等功用，并能提高机体的免疫功能，可广泛用于内、外、妇、儿、皮肤、五官等科多种疾病的治疗。

3.解剖与现代研究　脐位于腹部前正中线上，从剑突至耻骨联合线的中点。因为脐在胚胎发育中为腹壁的最后闭合处，离内脏最近。脐部表皮角质层较薄，有致密的结缔组织，屏障功能较弱。脐部皮肤的丰富的血管神经，是第10肋间神经前皮内侧支分布部位，也是脐动、静脉的分布处，脐下含有丰富的腹膜静脉网。脐筋膜是腹内筋膜的一部分，脐部外皮与筋膜和腹膜直接相连。脐部的屏障功能最弱，敏感度高，易于药物穿透、弥散和吸收，传统脐疗也就是根据这个特点进行治疗的。从解剖部位看，脐部靠近腹腔和盆腔，此处有腹腔丛、肠系膜间丛、腹下丛及盆腔丛等自主神经的主要神经丛存在，还有多种神经节，如腹腔节、肠系膜节、主动脉肾节、肠系膜下节等。它们支配腹腔和盆腔内所有的脏腑器官和血管。由此证明，脐部既是人体重要的部位，也是最敏感，最有利于药物吸收的部位。脐的解剖为脐与全身的全息对应点提供了神经血管生理通路的解释。

这些解剖特点可追溯到胚胎时期。精子和卵子结合成受精卵是生命的开始，之后受精卵逐渐发育分化形成内胚层、中胚层，外胚层。由这3个胚层演化成人体各组织器官。卵子受精后的第4周，脐带开始形成并负担母体与胎儿的物质交换，至第8周脐带已发育较完善，脐带（肚脐）便开始形成，《医学源始》曰："人之始先于脐与命门，故为十二经脉始生，五脏六腑之形成故也。"胎儿在母体内慢慢发育，通过母体供给的气血逐渐成形，而母体供给胎儿气血的最早通道是脐带。在这一过程中，脐带始终扮演着非常重要的角色，它不仅是供给营养的通道，而且在组织发育到一定程度后，会控制供给某些组织的营养量，对所有的组织和系统进行有效的控制，使人类基因能得到有序的延续。故而，有医家认为，以脐带为核心的系统是全身最早的调控系统和营养的供给系统。现代医学也已证明在脐带中有大量的先天信息，如脐血中含有大量的胎血干细胞，将其提取输入，可利用干细胞分化的特性，治疗许多血液系统的疑难病症。

　　近年，西方的医学家提出把腹部称为人类的第二大脑。美国科学家声称，每个人生来有两个脑，即颅脑与肠脑，两脑相互作用与影响。科学家研究明确了两脑之间的相互作用和影响：颅脑面临惊恐释出的应激激素会冲击胃发生痉挛，惊恐又刺激交感神经影响肠脑的血清素分泌量。据德国《地球》杂志报道，一些科学家认为，人类的许多感觉和知觉都是从腹内传出来的，腹内有一个非常复杂的神经网络，该"第二大脑"也被称为"腹部大脑"，它拥有大约100亿个神经细胞。有科学家认为，通过观察人的肚子能了解人的思想，也就是说"人的决定是从肚子里做出的"。报道说，人体的神经传递物质——血清素95%都产生于腹部的"第二大脑"。这套神经系统能下意识地储存身体对所有心理过程的反应，每当需要时就能将这些信息调出并向大脑传递，这也许会影响到一个人的理性决定。这也从侧面证明了脐部是特化程度很高的全息胚，通过在脐部施行各种治疗手段能起到调节全身功能的目的。

　　通过以上几个方面的介绍，我们可以知道，神阙穴可以反映全身的功能状况，通过各种作用在神阙穴的治疗方法如药物敷脐、施灸、施针，可以起到调节身体功能状态、治疗疾病的作用。总之，神阙穴是中医学内病外治常用的部位，内联主要经脉、五脏六腑、四肢百骸，位处中、下焦之间，具有承上启下的作用。通过对神阙穴的研究，可以更好地指导我们的临床。我们应根据传统记载，在不断挖掘祖国医学遗产的同时运用现代科学技术手段，将神阙穴的特殊作用发扬光大，为更多的病人解除病痛。

第二节 艾灸作用机制

艾灸起源于我国，有2000多年的历史，是针灸医学的重要组成部分，有"灸治百病"之说。《灵枢·官能》："针所不为，灸之所宜。"明代李梴《医学入门》记载："凡药之不及，针之不到，必须灸之。"由此可见自古医圣名贤都很重视灸法，并把灸法作为治疗的重要手段，其作用机制的研究近来成为人们关注的热点。

艾属于多年生草本植物，形如菊叶，有芬芳香味，辛温味苦，我国很多地区均能种植，这为艾灸的广泛使用提供保证。《本草纲目》："艾叶生则微苦太辛，熟则微辛太苦，生温熟热，纯阳也。"由于艾叶苦辛，有通经活络、理气祛寒、回阳救逆等作用，制成艾绒后易于燃烧，火力温和持久，其温热能穿透皮肤，直达组织深部。

研究表明艾的主要成分是精油，其有机成分是庚三十烷和儿茶酚胺系缩合型鞣酸，且具有一定挥发性，燃烧时可释放大量热量。但新鲜艾叶内含挥发性油质较多，火力过强，"易伤人肌"，故有"七年之病，求三年之艾"之说。艾燃烧生成的挥发油有抑菌杀菌作用，在局部艾熏可抑制金葡菌、乙型链球菌、大肠埃希菌和绿脓杆菌的生长。日本学者发现艾燃烧后的残留物仍然含有此类挥发油，可附着在皮肤上，通过灸热而从皮肤处渗透进机体内。

1.艾灸的"温热"效应 艾的使用总体分艾炷灸和艾条灸，具体应用有温针灸、温和灸、麦粒灸、隔物灸、着肤灸、雷火针灸等不同类型，在临床上得到广泛应用和发展。艾灸产生效应首先与局部温热刺激有关，同时渗透到深层即皮下与肌层。皮肤温度的变化，可激发皮下感受器产生生物效应。沈雪勇研究表明隔附子饼灸、隔姜灸和隔蒜灸与人体穴位的红外辐射光谱有高度一致性，但与传统艾灸的辐射光谱相差甚远，其温热作用也远不如传统艾灸，提示非艾灸疗与传统艾灸疗在疗效上有所差别。正是这种温热刺激，使局部毛细血管扩张，血液循环和皮肤组织代谢能力增强。艾燃烧时释放大量热能，并产生光热辐射。其辐射能谱在$0.8\sim5.6\mu$之间，峰谱在1.5μ附近，属于近红外波段，不仅具有远红外辐射，且具有近红外辐射。根据物理学原理，一般远红外线直接作用于人体较浅部位，靠传导扩散热量，而近红外线作用较强，可直接渗透到深层组织，深度达10mm以上，并通过毛细血管网扩散，为人体所吸收。不论是近红外还是远红外，艾燃烧产生的红外线都可为机体细胞代谢活动、免疫功能提供必要的能量，尤其为病态细胞提供活化能，并有利于生物大分子的氢键偶极子产生受激共振，产生"得气感"，纠正病理状态下的能量信息代谢紊乱。

有研究发现艾灸的温热作用可诱导局部肌肉产生热休克蛋白（HSP），HSP是指细胞在应激状态下，特别是高温环境诱导下所生成的一组蛋白质，参与机体应激、代谢、增殖以及凋亡等生理过程，具有重要的调控作用。其中HSP70一般认为在细胞内表达，但有报道在外周血可检测到，提示HSP可能为联系局部与整体作用的重要物质，常小荣研究表明艾灸足三里和梁门穴能诱导胃黏膜HSP70高表达，起抗氧化修复损伤的作用，且具有相对的穴位特异性，提示艾灸能提高机体HSP含量。

2.艾灸的"温补"效应　艾灸有强身健体、防病保健、延年益寿的作用。宋窦材在《扁鹊心书》写道："保命之法，灼艾第一。"《医学入门》记载："凡一年四季各要熏一次，之气坚固，百病不生。"艾灸体现了"未病先防"的理论，《针灸大成》提出"宜急灸三里、绝骨四处各三壮"以预防中风。《扁鹊心书》云："肾俞之穴，凡一切大病，于此灸二三百壮。盖肾为一身之根蒂，先天之真源，本牢则不死。"可见艾灸肾俞穴能温补肾中真气，延年益寿。同样艾灸能温补脾阳，《伤寒论》："少阴病吐利，手足逆冷，反发热者不死，脉不至者，灸少阴七壮。下利，手足厥冷，无脉者，灸之。"由此可见灸法的益气固脱，升阳举陷功效。

（1）艾灸的强身健体作用：艾灸的强身作用体现在调节免疫系统，从而增强体质。艾灸能增加对PPD（含有HSP的纯蛋白衍生物）的淋巴细胞特异反应，能作为免疫原激活免疫系统。朱文莲发现艾灸大椎穴对免疫低下小鼠巨噬细胞吞噬功能有显著增强作用，对正常小鼠影响不大，表明艾灸在机体失衡的状态下更能发挥效果。在提高细胞功能和数量上，杨志新发现艾灸大椎穴后，荷瘤小鼠巨噬细胞的吞噬能力及肿瘤坏死因子（TNF）、一氧化氮（NO）生成水平明显提高，说明艾灸能增强巨噬细胞的免疫功能。徐兰凤对接受放疗的宫颈癌、食道癌患者施艾条温和灸，发现艾灸能提高患者血中白细胞数量，减轻放疗对白细胞的损伤，增强其免疫能力，可作为放疗的辅助疗法。在对细胞免疫方面，朱苗花观察艾灸对宫颈癌放疗患者外周血T细胞亚群的影响，发现患者外周血T细胞CD3⁺、CD4⁺数明显上升，CD3⁺/CD4⁺比值提高，T细胞亚群的分布趋向合理，提示艾灸有维持T细胞数量、调节机体免疫功能的协同作用，减少放疗的损伤。

（2）灸的防病作用：在预防疾病方面，赵宇辉发现艾灸预处理能通过上调抗细胞凋亡基因Bcl-2蛋白表达而抑制缺血脑组织神经细胞凋亡，对全脑缺血大鼠海马CA1区神经细胞具有保护作用，可作为一种脑缺血的预处理手段，从而提高脑缺血耐受，减轻缺血后脑神经细胞损伤。华金双探讨艾灸预处理对脑的保护作用，灸百会、大椎、足三里穴，测定SOD活性及MDA含量，结果艾灸预处理组术后SOD活性明显增高，MDA含量下降，说明艾灸通过提高内源性SOD活性而对缺血缺氧脑组织起保护作用。易受乡观察艾灸预处理对应激性溃疡大鼠胃黏膜的影响，灸足三里、梁门穴能降低应激性胃黏膜损伤指数及胃黏膜细胞凋亡指数，诱导HSP70表达，增加胃黏膜血流量，刺激胃黏膜细胞增殖，抗细胞凋亡，从而起到保护胃黏膜的作用。教有光在艾灸原发性肝细胞肝癌（HCC）癌前病变的相关研究中，对足三里穴行麦粒灸，结果发现艾灸能明显抑制相关细胞周期调控基因CyclinD1、CDK4的过度表达，提示艾灸对原发性肝细胞肝癌的发生有预防作用。

（3）艾灸的延年益寿作用：在抗衰老方面，崔云华以艾灸老年人肾俞、关元穴观察外周血单核细胞周期，结果细胞有丝分裂和合成DNA的能力增加，细胞进入S期，从而发挥抗细胞衰老作用。在动物实验中，他发现艾灸通过调节组织PKC、PP2A活性，降低G0/G1期细胞比例，升高P1指数，从而达到抗衰老目的。陈波灸臭氧衰老模型小鼠足三里穴，结果显示小鼠外周血淋巴细胞DNA的拖尾率显著下降，尾长显著减短，提示艾灸能够提高机体抗自由基氧化损伤的能力，减轻淋巴细胞DNA的损伤程度，达到抗衰老目的。杜艳军以艾灸百会、肾俞观察老年鼠脑内胆碱能系统功能在衰老过程中的变化，利用HPLC分析技术观察乙酰胆碱（Ach）、胆碱乙酰转移酶（ChAT）、胆碱酯酶（AChE）的含量及活性，结果Ach含量及ChAT活性增高，AChE活性降低，提示艾灸能通过对中枢胆碱能损害的修复，延缓大脑老化。

（4）艾灸的升阳固脱作用：在消化系统方面，艾灸能温补脾阳，调整相关脏腑功能，升阳止泻。周惠英以艾灸神阙穴治疗婴幼儿的腹泻，疗效显著。施征探讨隔物灸治疗溃疡性结肠炎的研究，6个疗程后发现艾灸可下调患者结肠黏膜组织IL-8及其mRNA的表达，抑制ICAM-1的表达，减少ICAM-1蛋白分子的合成，从而达到消炎止泻的目的。刘慧荣观察艾灸对大鼠结肠成纤维细胞的影响，研究表明艾灸能抑制结肠成纤维细胞分泌促细胞外基质细胞因子、胰岛素样生长因子Ⅳ、转化生长因子β1，减少细胞外基质的积聚，达到防治肠纤维化的作用。

3.艾灸的"温通"效应　艾灸辛温通络、行气活血，《本草从新》："艾叶通十二经，走三阴，理气血，以之艾火，能透诸经而除百病。"元代罗天益《卫生宝鉴》曰："中风服药，只可扶持。要收全功，艾火为良。盖不惟逐散风邪，宣通血脉，其于回阳益气之功，真有莫能尽述者。"古人重视用艾灸治病，清代吴亦鼎《神灸经论》道："灸者温暖经络，宣通气血，使逆者得顺，滞者得行，诚前圣之妙用，而惠人于无穷也。"艾灸能激活血管的自律运动，改善循环，故能逐痹止痛、消癖散结，明代张景岳《景岳全书》载："凡大结大滞者最不易散……极宜用灸。"

（1）艾灸的行气活血作用：在促循环方面，史恒军观察八邪穴温和灸对人甲皱微循环影响，结果表明灸能改善红细胞聚集程度，改善血流状态，降低外周血管阻力。在整体上，唐照亮在艾灸活血化瘀作用机制的研究中发现，灸寒凝血瘀型大鼠肾俞穴后，其血液流变性、氧自由基、血管内皮分泌功能、细胞因子和中枢神经递质含量等多项指标变化，提示艾灸的作用途径与改善血液循环状态，调节血管的舒缩功能，稳定内环境等密切相关。

（2）艾灸的化瘀止痛作用：罗子华用艾灸三阴交、悬钟和血海穴治疗血栓闭塞性脉管炎疼痛患者，发现艾灸止痛效果优于口服药。冯亚明以艾灸治疗偏头痛患者，重点雀啄灸风池、天柱和阿是穴等穴，采用TCD观察血流速度，结果显示艾灸能改善脑动脉供血，减少脑血流阻力，调节周围血管的舒缩，改善迷路动脉及内耳的血供，从而起到止痛作用。

（3）艾灸的消癖散结作用：艾灸能祛湿逐寒，消肿散结，在对类风湿关节炎（RA）抗炎消肿方面疗效显著。杨露晨研究艾灸肾俞穴对兔RA滑膜细胞的影响，结果表明艾灸可抑制RA滑膜细胞增殖，从而起到消炎作用。高骏研究艾灸对RA大鼠血浆物质的影响，灸肾俞、足三里穴后，运用ELISA双抗体夹心法测定血浆中IL-1β、IL-4含量，发现艾灸能抑制RA血浆中的IL-1β分泌，促进IL-4分泌，调整Th1/Th2细胞因子失衡状态，以治疗RA慢性炎症。杨馨通过艾灸肾俞穴对RA家兔滑膜细胞JAK-STAT信号通路影响的研究，运用基因芯片及生物信息分析技术检测，结果表明艾灸后JAK-STAT通路JAK3、STAT3、C/EBPbeta、INDO等相关信号分子表达下调，IL-22R等信号分子表达上调，提示艾灸具有抗炎消肿作用，并对滑膜细胞JAK-STAT信号通路的异常激活有明显抑制作用。

在消炎抗病毒方面，闫怀士运用艾灸抗小鼠流感病毒性肺炎的实验研究中，以甲型流感病毒（FM）株感染小鼠制作病毒性肺炎模型，灸肺俞、膏肓穴，评价其肺指数、死亡保护率和生命延长率，提示艾灸能保护肺组织，对抗呼吸道病毒感染。曹毅在艾灸阿是穴对多发性跖疣患者细胞免疫功能的观察中，发现患者外周血中TH细胞数、TH/TS比例及IL-2水平提高，说明艾灸可促进IL-2的合成与释放，调整T细胞免疫，从而达到抗病毒的作用。

在对肿瘤相关研究上，张丽束以艾灸观察气虚血瘀型慢性粒细胞白血病（CML）患者CD8$^+$细胞族群，主穴取大椎、膏肓、膈俞和脾俞，灸后发现CD8$^+$细胞族群发生改变，CD16/CD56比例呈下降趋势，而T细胞CD3$^+$、CD4$^+$及B细胞CD19$^+$有上升趋势，提示艾灸能提升气虚血瘀型CML患者的免疫力、改善临床症状。陈云飞以艾灸血清对肿瘤浸润淋巴细胞特异性杀伤活性进行观察，艾灸血清能促进TIL细胞诱生TNF-A和IFN-C，提高TNF-A、IFN-C的水平，提高指数TIL中CTL的杀伤活性起到抗肿瘤的作用。

以上资料表明，艾灸主要是通过良性温热刺激人体穴位的皮肤感受器，部位多选强壮穴如足三里、肾俞、关元和百会等。因穴位具有特异性，应注重选穴，目前有关于艾灸"热敏点（穴）"的相关研究，提高了临床疗效。艾灸物理、药化因子与腧穴特性结合，通过经络的传导传入中枢，经整合调控机体神经、内分泌和免疫等系统，调节整个机体的内环境而起效，这也提示艾灸发挥作用有赖于通路的完整性，在摘除肾上腺及破坏海马后，艾灸效应下降。艾灸作用机制复杂、多样，相关机制、通路研究较少，需进一步探索。需指出艾灸与一般的热疗法不同，其独特之处在于艾绒燃烧的药物效应并未因为燃烧而丧失。施灸过程中，随着时间的延长，热量不断积聚，达45℃时热感转为灼痛感，组织产生轻微烧伤，故认为艾灸是一种具有轻微创伤性的疗法。而其中的瘢痕灸非常强调灸疮在治疗过程中的作用，《针灸易学》载："灸疮必发，去病如把抓。"就现代治疗而言，应尽量减轻灼痛，避免灸后形成瘢痕。此外，有实验研究不同灸治时程（5、15、25分钟）对阴虚型小鼠红细胞免疫功能的影响，灸"后三里"以15分钟效果最好，提示灸治时长并非都取常规灸30分钟，而是存在一定的特异性，与艾灸刺激穴区的面积、强度、渗透度等因素密切相关。有研究表明艾灸过程烟雾可通过呼吸进入机体而起治疗作用，但也有实验指出艾灸烟雾对人体有害，这些都有待进一步研究和对灸法灸具的改进。

第三章　原料及制作

第一节　底粉和药盐

神阙隔药盐灸疗法与普通脐灸最大的不同，就是有二十余种中药底粉及其对应的药盐。此底粉与药盐的配方是欧阳群教授和李静敏老师在长期临床实践中总结和摸索出来的，根据中医辨病辨证选择多味中药按一定的比例配伍，然后混匀研末而成。正是这些配方使得神阙隔物灸法拥有适应证广、针对性强等特点，使中医辨证论治在灸法中得到了充分灵活的运用。现将隔药盐灸配方及其临床应用介绍如下。

1号醒脑开窍方

【组成】藿香25g、石菖蒲15g、皂角刺6g（煨）、冰片0.1g、麝香0.1g、干姜15g、肉桂15g、丁香10g、小茴香15g、苏合香15g、雄黄3g、黄芪10g。

【功效】开窍醒神、回阳救逆。

【主治】各种原因所致晕厥、昏迷或植物状态，也可用于精神分裂症、精神发育迟滞、老年性痴呆等。

【按语】在治疗过程中常配合2号镇静安神方一起使用，以加强醒神、安神的作用。

【方义】麝香味辛，性温，归心、脾经。冰片味辛、苦，性微寒，归心、脾、肺经。用麝香、冰片以引透诸药入五脏六腑之中，大无不入，小无不至，以作开窍醒神之先锋。

石菖蒲味辛、苦，性温，荡涤邪秽，则九窍通灵，而脏气自得其补益，非温燥之物，能补五脏真阴也。苏合香味辛，性温，通窍辟秽，开郁豁痰，主中风、痰厥、气厥之寒闭证。二药共奏开窍辟秽醒神之功。

藿香味辛，性微温，善理中州湿浊痰涎，为醒脾快胃，振动清阳之妙品。

干姜味辛、性热，温中散寒，回阳通脉。合用则阳气生，痰涎消，回阳救逆。

皂角刺味辛，性温，能引诸药上行，为治上焦。肉桂味辛、甘，性大热，补火助阳，引火归原，为治下焦。黄芪味甘，性温，坚守其胃，启饮食之进，以固中气，为治中焦，三药同用，斡旋三焦之气。

小茴香味辛，性温。丁香味辛，性温。升降其气，不致咳嗽。

雄黄味辛，性温，有毒，归肝、大肠经，以削病根。

【现代研究】麝香水剂、混悬剂静脉注射50mg/kg或侧脑室注射2.5mg/kg，可使安静清醒兔皮质脑电图（EEG）短时间去同步，部分动物伴有行为躁动，处于清醒警戒状态，表明其能兴奋大脑皮质，增强皮质电活动；麝香水剂对戊巴比妥钠麻醉兔有明显唤醒作用，侧脑室注射比静脉注射更有效，说明麝香可能通过血脑屏障直接作用于中枢神经系统。

2号镇静安神方

【组成】郁金10g、酸枣仁15g、远志8g、钩藤10g、龙骨30g、牡蛎30g、夜交藤10g、柴胡5g。

【功效】镇静、安神、定志。

【主治】主要用于失眠健忘、烦躁不安、小儿多动症、注意力不集中、小儿惊厥等。

【按语】治疗多动症，小儿惊厥，治疗失眠健忘则与9号失眠方同用。治疗精神分裂症时与1号醒脑开窍方合用。

【方义】酸枣仁味甘、酸，性平，敛气安神，荣筋养髓，和胃运脾。远志味苦、辛，性温，利九窍，益智慧，强志倍力。夜交藤味甘、微苦，性平，善治不寐。三药合用则神安、心宁，志定，无烦躁之虑。

龙骨味甘涩，性平，能引逆上之火、泛滥之水，而归其宅，疗阴阳乖离之病。牡蛎味咸湿，性凉，与龙骨共用为治痰之神品。二药全力补阴，引火归原，有收敛止脱、镇惊安魄之妙。

钩藤味甘，性平，无毒，其性捷利，祛风痰，开气闭，安惊痫于仓忙顷刻之际。

柴胡味苦，性微寒。郁金味辛、苦，性寒。两药合用有和解表里，清心解郁之效。且柴胡开少阳枢机，引诸药透达，而无清阳不升、嗜睡之虑。

【现代研究】给小白鼠口服或腹腔注射酸枣仁煎剂后均表现镇静及嗜睡，与巴比妥类药物表现协同作用。猫口服酸枣仁可使防御性运动条件反射次数显著减少，内抑制扩散，抑制由吗啡引起的躁狂现象。生枣仁与炒枣仁的镇静作用并无区别，但生枣仁作用较弱，久炒油枯后则失效，有人认为其镇静的有效成分可能与油有关，另也有认为与水溶性部分有关者。

3号补虚方

【组成】黄芪20g、党参15g、黄精10g、杜仲10g、胡芦巴10g、五灵脂5g、补骨脂10g、淫羊藿10g、熟附片10g、干姜5g、肉桂10g、当归15g、红参15g、木通8g。

【功效】益气壮阳，温肾补虚。

【主治】用于神疲乏力、形寒肢冷、腰膝酸软、腹痛等肾阳虚证，以及体虚易感、五更泄泻、脑卒中软瘫期、植物状态、痴呆等。

【按语】此方应用较广，无论何种原因导致的气虚阳虚均可运用，尤对虚寒型泄泻效果奇佳。

【禁忌】小儿忌用，热证禁用，不宜久用。

【方义】黄芪味甘，性温，直入中土而行三焦，故能内补中气。党参味甘，性平，健脾运而不燥，滋胃阴而不湿，润肺而不犯寒凉，养血而不偏滋腻，鼓舞清阳，振动中气，而无刚燥之弊。黄精味甘，性平，宽中益气，使五脏调和，肌肉充盛，骨髓强坚，皆是补阴之功。红参味甘、微苦，性温，主五脏气不足，五劳七伤，虚损瘦弱，吐逆不下食，止霍乱、烦闷、呕哕，补五脏六腑，保中守神。四药补虚建中，以后天补先天。

杜仲味甘，性温，入肝而补肾，子能令母实也。葫芦巴味苦，性温，温肾祛寒。补骨脂味辛、苦，性大温，能暖水脏，阴中生阳，壮火益土之要药也。淫羊藿味辛、甘，性温，专壮肾阳。四药补肾壮阳以消阴翳。

熟附片味辛、甘，性大热，有毒，通行十二经纯阳之要药，外则达皮毛而除表寒，里则达下元而温痼冷。干姜味辛，性热，胃中虚冷，元阳欲绝，合以附子同投，则能回阳立效。肉桂味辛、甘，性大热，止固真阳，以辅姜附。三药大补元阳。

五灵脂味甘，性温，通利血脉，有使浊阴归下之功。木通味苦，性凉，泻火行水，通利血脉。当归味甘、辛，性温，补中有动，行中有补，诚血中之气药，亦血中之圣药也。三药行气血则无壅滞之弊，而五灵脂与红参相畏，反促散瘀除痰，尤善除顽痰老痰，引诸药除根。然此方大温大热，不可久用。

【现代研究】附子对阳虚动物模型的作用机制：用高效液相色谱-电化学检测联用，以樟脑磺酸为离子对试剂，测定可的松阳虚模型大鼠及正常大鼠下丘脑单胺类神经递质，观察附子助阳的效果。结果表明：用附子后大鼠下丘脑去甲肾上腺素（NA）、多巴胺（DA）均升高，3,4-二羟基苯乙酸（DOPAC）下降，用药后阳虚及正常大鼠都表现为DA ／DOPAC及5-HT ／5-羟吲哚醋酸（5-HTAA）比值升高，提示附子有抑制下丘脑单胺氧化酶活性的作用。

4号脾胃方

【组成】党参10g、白术15g、怀山药15g、吴茱萸10g、肉桂15g、炮姜15g、香附10g、川椒10g、延胡索5g、赤石脂8g。

【功效】温中散寒，益气健脾。

【主治】用于脾阳虚引起的胃痛、胃胀、消化不良、便溏及四肢不温等。

【按语】作主方多用于脾阳虚型胃痛胃胀，作配方则广泛运用于各种原因引起的食欲不振、消化不良等。

【方义】党参味甘，性平，补助中州而润泽四隅。白术味苦、甘，性温，脾虚不健，术能补之，胃虚不纳，术能助之，消食除痞之要药也。怀山药味甘，性平补虚劳，充五脏。三药共奏补中益气，健运脾胃，筑后天之基。

吴茱萸味辛、苦，性热，有小毒，开郁化滞，温中散寒。肉桂味辛、甘，性大热。合温平药则杀肝而益脾，一治两得。二药肝脾同调，以肝木无犯脾土。

炮姜，为干姜的炮制加工品，味辛，性热，生用逐寒邪而发表，炮则除胃冷而守中。川椒味辛、麻，性温，解郁结，消宿食，通三焦，温脾胃。二药合则脾阳得复，胃寒得温。

赤石脂味甘、酸、涩，性温，功专止血固下，而胃无出血之虑。虽言赤石脂畏肉桂，然此乃外治方，不忌之。

香附味辛、微苦、微甘，性平，以气用事，专治气结为病。延胡索味辛、苦，性温，行血中气滞，气中血滞，故专治一身上下诸痛，用之中的，妙不可言。二药共助中州气运，兼行气止痛，而延胡索作引，脾胃之病无难治矣。

【现代研究】肉桂皮含桂皮油，有强大杀菌作用，对革兰氏染色阳性菌效果更好，因其有刺激性，很少用作口服抗菌药物，但外敷可治疗胃肠胀气绞痛等症。而炮姜对大鼠胃黏膜具有保护作用，与肉桂协同治疗胃病，也是本方配伍的科学内涵。

5号免疫方

【组成】黄芪30g、党参10g、白术15g、防风15g、怀山药10g、当归头10g、黄精15g、蒲公英8g、黄芩10g、肉苁蓉15g、淫羊藿15g。

【功效】益气固表、补肾健脾。

【主治】各种原因导致的免疫力低下、体虚易感，肿瘤放化疗后白细胞下降等。

【按语】此方多用于小儿体虚易感，或肿瘤放化疗引起的各种不良反应。

【方义】黄芪味甘，性温，去皮而用，以温分肉、益皮毛、实腠理，不令汗出，益元气而补三焦。党参味甘，性平，得黄芪而实卫。白术味苦、甘，性温，兼参、芪而补肺。黄精味甘，性平，宽中益气，使五脏调和，肌肉充盛，骨髓强坚。四药补益肺脾，土旺而能健运。

肉苁蓉味甘、咸，性温，养命门，滋肾气，补精血之药也，此乃平补之剂，温而不热，补而不峻，暖而不燥，滑而不泄，故有"从容"之名。淫羊藿味辛、甘，性温，益气力、强志、坚筋骨。怀山药味甘，性平，虽独入手太阴经，然其功亦能强阴，且手太阴为足少阴之上源，源既有滋，流岂无益。三药共补先天肾气。

蒲公英味苦、甘，性寒，能化热毒，解食毒，消肿核，疗疮毒乳痈，皆泻火安土之功。黄芩味苦，性寒，其性清肃，所以除邪，味苦所以燥湿，阴寒所以胜热，故主诸热。二药清热解毒，以治外感热证及体热易感之人。

当归味甘、辛，性温，当归头秉上行之性，以破上焦之血。

防风味辛、甘，性微温，引脾胃药而行。

【现代研究】党参对免疫功能的影响：党参及其多糖可使巨噬细胞的数量增加，细胞体积增大，伪足多，吞噬能力增强；细胞内的DNA、RNA、糖类、ACP酶、ATP酶、酸性酯酶和琥珀脱氢酶活性均显著增强，经显微分光光度计测定，服药后，巨噬细胞内各种化学成分含量明显增加，与对照组呈显著性差异。党参还能明显促进ConA活化的淋巴细胞DNA和蛋白质的生物合成，促进DNA合成的最适浓度为100μg/mL。DNA合成的高峰在48小时，对IL-2产生也有明显的增强作用。

6号关节方

【组成】当归15g、川芎15g、熟附子10g、羌活8g、独活8g、木香15g、肉苁蓉10g、桂枝20g、防风10g、苍术15g、秦艽10g、桑枝10g、杜仲15g、制川乌10g、细辛15g。

【功效】行气活血，舒筋通络。

【主治】各种骨关节炎，类风湿关节炎，关节退行性变；脑血管意外或脑外伤所致偏瘫、小儿脑瘫，尤其出现肢体关节屈伸不利者。

【按语】隔药盐灸对关节炎疗效颇佳正是有赖此方的作用，在脑科疾病多用于偏瘫所致关节肿胀或屈伸不利。

【方义】当归味甘、辛，性温，"佐之以攻则通"，故能祛痛，利筋骨，治拘挛、瘫痪等症。川芎味辛，性温，尝为当归所使，非第治血有功，而治气亦神验也。羌活味辛、苦，性温，治肢节疼痛，手足太阳本经风药也。加川芎透关利节，又治风湿。独活味辛、苦，性微温，气味雄烈，芳香四溢，通筋骨而利机关，凡寒湿邪之痹于肌肉，着于关节者，非利用此气雄味烈之味，不能直达于经脉骨节之间，故为风痹痿软诸证必不可少之药。羌活、独活一上一下，通治全身。四药气血上下无所不治，何惧关节痹痛之苦。

桂枝味辛、甘，性温，舒筋脉之急挛，利关节之壅阻。桑枝味微苦，性平，功专祛风湿拘挛，得桂枝治肩臂痹痛。防风味辛、甘，性微温，散风寒湿痹之药也，主诸风周身不遂，骨节酸痛。秦艽味辛、苦，性平，流利骨节，惟治痹痛挛急之证，为风家润药。四药散风寒，解痉挛，以治屈伸不利。

熟附子味辛、甘，性大热，通关节之猛药也。川乌味辛、苦，性热，有大毒，一治蹉，一治痹，蹉躄拘挛，是筋因寒而收引，阳气柔则能养筋，得川乌何患其不伸。细辛味辛，性温，主治百节拘挛者，风寒依于骨节屈伸泄泽之液。三药大温大热，祛寒通关，顽痹无忧。

肉苁蓉味甘、咸，性温，暖腰膝，健骨肉，滋精血。杜仲味甘，性温，益精气，坚筋骨。二药补肾固本，肾气足则骨坚筋柔。

苍术味辛、苦，性温，回筋骨之痿软。

木香味辛、苦，性温，调诸气要药。

【现代研究】当归抗炎作用的研究表明，其水提物能降低血管通透性，抑制血小板中致炎物质如5-HT的释放，从而产生抗炎作用。

7号头痛方

【组成】柴胡15g、郁金15g、红花15g、赤芍10g、川芎15g、当归15g、白芷10g、生石膏15g、细辛15g、藁本15g。

【功效】活血，祛风，止痛。

【主治】各种原因引起的头痛，如脑外伤后遗症、偏头痛、紧张性头痛等。

【按语】头痛是很多疾病的临床表现，治疗时根据辨证常配合13号活血通络方、10号头晕方等。

【方义】川芎味辛，性温。头痛须用川芎，加各引经药：少阳柴胡，阳明白芷，少阴细辛，太阳藁本。柴胡味苦，性微寒，少阳引经药，善除本经头痛，非此药不能止。白芷味辛，性温，气温力厚，通窍行表，为足阳明经祛风散湿主药，故能治阳明一切头面诸疾。细辛味辛，性温，上达巅顶，治少阴头痛。藁本味辛，性温，太阳经风药，寒气郁于本经头痛必用。五药共奏活血祛风止头痛。

红花味辛，性温，善通利经脉，为血中气药。赤芍味苦，性微寒，破瘀血而止痛。郁金味辛、苦，性寒，清气化痰，散瘀血之药也。当归味甘、辛，性温，治头痛，取其轻浮而上也。四药合用则活血祛瘀，通脉止痛。

生石膏味甘、辛，性大寒，除时气头痛，而兼制方中热药。

【现代研究】川芎、川芎总生物碱和川芎嗪能使麻醉犬血管阻力下降，改善脑血流量。川芎浸膏、水浸液、乙醇浸出液对麻醉动物有显著而持久的降压作用。用3H标记示踪，经小鼠尾静脉注入，在8分钟时，3H-川芎嗪可较多透过血脑屏障，并达到高峰，表明大脑是川芎嗪的重要靶器官之一。

8号妇科炎症方

【组成】黄柏15g、黄芩10g、蒲公英15g、栀子10g、苦参10g、当归尾8g、细辛10g。

【功效】清热解毒，祛风除湿。

【主治】各种妇科炎症，如阴道炎、宫颈炎、子宫内膜炎等。

【按语】主要用于妇科炎症的辅助治疗，可同时配合11号月经不调方、12号补血调经方等，以加强隔药盐灸的消炎消肿作用。

【方义】黄柏味苦，性寒，女子漏下赤白，阴伤蚀疮，皆湿热乘阴虚流客下部而成，黄柏以至阴之气，补至阴之不足，虚则补之，以类相从，故阴回热解，湿燥而诸症自除矣。黄芩味苦，性寒，燥湿清热，配黄柏以治妇人之疾。苦参味苦，性寒，治狐惑蚀于下部者，以肝主筋，前阴者宗筋之聚，土湿木陷，郁而为热，化生虫䘌，蚀于前阴，苦参清热而去湿，疗疮而杀虫也。三药清热解毒，燥湿止痒，治诸妇科炎症。

蒲公英味苦、甘，性寒，解热凉血之要药。栀子味苦，性寒，大能降火，从小便泄去。其性能屈曲下降，入所不知，亦治痞块中火邪。二药降火解热，以治热毒火毒。

当归味甘、辛，性温，当归尾主通，逐瘀可验。

细辛味辛，性温，驱寒湿而荡浊，行孔窍而直透肌肤。

【现代研究】黄柏具有抗滴虫、抗真菌、抗溃疡等作用。①抗滴虫作用：黄柏煎剂，10%浓度与滴虫液1∶1混合培养，对阴道毛滴虫有抑制作用。②抗真菌作用：关黄柏和川黄柏的乙醚浸提物对新型隐球菌和红色发癣菌具有较强的抑菌作用。③抗溃疡作用：黄柏提取物（去小檗碱）100mg/kg皮下注射，100mg/kg、1000mg/kg灌胃或皮内注射，对乙醇、阿司匹林或幽门结扎诱发的大鼠胃溃疡有抑制作用。

9号失眠方

【组成】酸枣仁15g、茯神15g、远志10g、石菖蒲10g、丹参15g、桑椹10g、磁石2g、硫黄2g、大枣6g、甘草6g。

【功效】交通心肾，安神定志。

【主治】各种睡眠障碍。

【按语】睡眠障碍是临床常见的伴随症状，本方主要治疗心肾不交及心脾两虚之失眠，治疗时可与2号镇静安神方配伍使用。

【方义】酸枣仁味甘、酸，性平，血不归脾而睡卧不宁者，宜用酸枣仁大补心脾，则血归脾而五脏安和，睡卧自宁。大枣味甘，性温，补脾益气，养心安神。茯神味甘、性平，其体沉重，重可去怯；其性温补，补可去弱。如心气虚怯，神不守舍，惊悸怔忡，魂魄恍惚，劳怯健忘，俱宜温养心神，非此不能也。石菖蒲味辛、苦，性温，舒心气、畅心神。四药心脾双补，安神助眠。

远志味苦、辛，性温，功专心肾，故可镇心止惊，辟邪安梦，交接水火，强志助力。磁石味咸，性寒，潜阳纳气，镇惊安神。硫黄味酸，性温，有毒，补命门不足，乃欧阳群教授经验用药，失眠者均可用之。三药交通心肾，以保睡卧安宁。

丹参味苦，性微寒。心藏神而主血，心火太动则神不安，丹参清血中之火，故能安神定志。桑椹味甘、酸，性寒，甘寒益血而除热，则肝心无火，故魂安而神自清宁。二药清火除热则魂自安。

甘草味甘，性平。调和诸药，使之不争。

【现代研究】酸枣仁对睡眠的影响：酸枣仁水溶提取物灌胃给药后30分钟，每只小鼠腹腔注射0.2%戊巴比妥钠0.1mL/10g，每5分钟进行一次翻正反射试验直至反射消失，记录30分钟内消失只数，酸枣仁水溶性提取物能加强戊巴比妥钠催眠作用，还能显著延长睡眠时间（P<0.05），但催眠作用不及氯丙嗪（P<0.01）。

10号头晕方

【组成】桃仁15g、当归15g、川芎15g、白芷15g、苍术15g、吴茱萸15g、天麻20g、白蒺藜15g、钩藤20g、石决明15g、菟丝子10g、山茱萸10g。

【功效】活血化瘀，息风止眩。

【主治】梅尼埃病及其他原因引起的头晕眼花、视物模糊、耳鸣耳聋等。

【按语】治疗时以本方底粉及药盐为主，伴头痛者配7号头痛方，有睡眠障碍加2号镇静安神方。

【方义】桃仁味苦、甘，性平，苦以泄滞血，甘以生新血，故治血瘀之头晕。当归味甘、辛，性温，其味甘而重，故专能补血，其气轻而辛，故又能行血，补中有动，行中有补，诚血中之气药。二药补血活血化瘀，乃治风先治血也。

天麻味甘，性平。《素问·至真要大论》云："诸风掉眩，皆属于肝。"故天麻入厥阴之经而治诸病。钩藤味甘，性凉，通心包于肝木，风静火熄，则诸症自除。石决明味咸，性寒，为凉肝镇肝之要药，故善治脑中充血作疼作眩，因此证多系肝气、肝火挟血上冲也。吴茱萸味辛、苦，性热；有小毒，开郁化滞，逐冷降气之药也。四药息风止眩，调肝而治风。

白蒺藜味辛、苦，微温，有小毒，平肝解郁，活血祛风。苍术味辛、苦，性温，散风止眩。辅上药而风证自除。

菟丝子味甘，性温，其功专于益精髓，祛风明目，肝肾气分药也。山茱萸味酸、涩，性微温，益阴生水。二药养肝肾滋阴而无后顾之忧。

川芎味辛，性温，上行头目。白芷味辛，性温，上行头目清窍而升阳。二药引经而开窍，画龙点睛。

【现代研究】天麻对小鼠心脑血流量的影响：腹腔注射本品10g/kg或20g/kg，20分钟后，由尾静脉注入稀释液0.1mL/只，30分钟后，处死动物取出心和脑，算出100mg组织每分钟的脉冲数。结果表明，本品可显著增加小鼠心肌营养性血流量和脑流量。

11号月经不调方

【组成】柴胡15g、白芍15g、川牛膝10g、杜仲10g、丹参15g、山楂10g、木香10g、当归15g、川芎15g、红花15g、乳香5g、没药5g。

【功效】补益肝肾、活血调经。

【主治】经期不调、经量不正常、闭经、痛经、崩漏等。

【按语】本方主要治疗内分泌失调性月经病，若因妇科炎症引起的月经不调，需配合8号妇科炎症方，出现经少、闭经则加12号补血调经方。

【方义】当归味甘、辛，性温，若妇人经期血滞，以此为君。白芍味苦、酸，性微寒，能补复能泻，专行血海，女人调经胎产，悉宜用之调和血气。川芎味辛，性温，血中行气者，而其气升，兼理崩漏。三药专攻补血、调血、行气、调经，以消妇人诸症。

柴胡味苦，性微寒，疏肝郁启血闭。木香味辛、苦，性温，三焦气分要药，以行气郁。二药理气而疏肝，妇人以肝为本，肝气调则月事调。

杜仲味甘，性温，补下焦之虚。川牛膝味苦、酸，性平，疏利泄降，所主皆气血壅滞之病。二药补虚通滞以固元。

红花味辛，性温，破血、行血、和血、调血之药也。丹参味苦，性微寒，降而行血，血热而滞者宜之，故为调经产后要药，有四物之功，不问产前产后，经水多少，皆可通用。山楂味酸、甘，性微温，化瘀血而不伤新血。三药共用达祛瘀活血而不伤新血之效，血和则月事和。

乳香味辛、苦，性温，善治女子月事不以时下，虽为开通之品，不至耗伤气血。没药味苦，性平，推陈致新而能破宿血。皆引经之品，疏达诸药。

【现代研究】当归对在体子宫的作用：当归煎剂、酊剂、水浸液等各种制剂对麻醉动物在体子宫呈兴奋作用。而慢速静滴煎剂，则呈抑制作用，当去除挥发油后再慢速静滴仍呈明显兴奋作用。由此说明当归挥发油具有抑制在体子宫运动的作用。

12号补血调经方

【组成】当归30g、川芎20g、熟地黄30g、白芍20g、阿胶15g、桑寄生15g、白术15g、延胡索15g、益母草15g、艾叶15g、桃仁8g、炙甘草6g。

【功效】补血活血、化瘀通经。

【主治】体质虚弱、气血不足导致的月经后期、经少、经闭等。

【按语】本方以补血为治则，主治冲任空虚，血海不足之月经病。治疗时可配合11号月经不调方、14号益气补血方，若有妇科炎症则加8号妇科炎症方。

【方义】当归味甘、辛，性温。古云"血药不容舍当归"，故四物汤以当归为君，芍药为臣，地黄分生熟为佐，川芎为使。川芎味辛，性温，下行血海。熟地黄味甘，性微温，乃能补益真阴，滋养肝、脾、肾之血，质愈厚重，力愈充足，故能直达下焦，滋津液，益精血。白芍味苦、酸，性微寒。损其肝者缓其中，即调血也。四药合为四物汤，补血调经之主力也。

阿胶味甘，性平。阴不足者，补之以味，阿胶之甘，以补阴血。桑寄生味苦、甘，性平，补肾补血之要剂。二药功专补肾补血，以辅四物。

延胡索味辛、苦，性温，温则能和畅，和畅则气行；辛则能润而走散，走散则血活。血活气行，故能主破血及产后诸病因血所为者。益母草味苦、辛，性微寒，行血养血，行血而不伤新血，养血而不滞血，诚为血家之圣药也。桃仁味苦、甘，性平，走肝经，主破蓄血，逐月水。三药以行血之力，防补血之滞，化瘀而通经。

白术味苦、甘，性温，补脾胃之药，脾胃统摄一身之血，养正则瘀血不敢稽留矣。艾叶味辛、苦，性温，有小毒，暖血温经，行气开郁之药也。二药合用则无碍脾之虞。甘草味甘，性平，以调和诸药。

【现代研究】当归对血液系统的影响：当归对造血功能有明显的促进作用，当归多糖通过增加造血干细胞的增殖分化和改善造血微环境，增加红系造血调控因子的分泌，促进红系造血。研究表明，当归多糖对骨髓造血祖细胞的增殖具有明显的促进作用。

13号活血通络方

【组成】川芎25g、桃仁20g、红花20g、黄芪20g、桑寄生15g、鸡血藤15g、地龙3条、生龙骨10g、龟甲10g（醋制）。

【功效】活血化瘀、通经活络。

【主治】主要用于中风偏瘫、小儿脑瘫或颅脑外伤所致肢体屈伸不利、关节僵硬、肿胀等。

【按语】本方多与其他配方协同使用，如半身不遂配6号关节方，关节僵硬配17号解痉方等。

【方义】黄芪味甘，性温，贼风之疴，偏中血脉，而手足不遂者，可荣筋骨。川芎味辛，性温，畅血中之元气。桃仁味苦、甘，性平，为血瘀血闭之专药。红花味辛，性温，活血。地龙味咸，性寒，通经活络，周行全身。上5药合用即补阳还五汤去当归、赤芍，功善活血化瘀、通经活络。

桑寄生味苦、甘，性平，得桑之余气而生，性专祛风逐湿，通调血脉。鸡血藤味苦，微甘，性温，去瘀血，生新血，流利经脉。龟甲味咸甘，性平，可滋阴潜阳，补肾健骨，治劳倦、四肢无力。

生龙骨味甘、涩，性平，可收敛、固涩，且敛正气而不敛邪气，既能入气海以固元气，更能入肝经以防其疏泄元气，防上述诸药行气活血之太过。

【现代研究】川芎对脑血栓的作用：川芎嗪易透过血脑屏障，对局灶性或全脑缺血-再灌注损伤具有保护作用。研究发现，川芎嗪可促进整体大鼠局灶性脑缺血后皮质和纹状体缺血半暗带神经细胞增殖，从而修复损伤的神经细胞，改善神经症状。此外，川芎生物碱具有抗氧化作用，能降低一氧化氮、丙二醛的含量和一氧化氮合酶活性，提高超氧化物歧化酶活性，减少大鼠神经功能和脑组织的损害。

14号益气补血方

【组成】首乌10g、当归10g、桑寄生10g、枸杞子10g、黄精10g、黄芪20g、党参20g、升麻10g、生晒参10g、苏木10g。

【功效】益气养血，调补肝肾。

【主治】各种大病久病、外伤术后导致的体虚、气短乏力、盗汗自汗等。

【按语】本方多作于辅助用药，常与3号补虚方、5号免疫方、敛汗方等配合使用。

【方义】首乌味苦、甘、涩，性微温，功擅养血滋阴，其白者入气分，赤者入血分，是血中气药。其药性苦能补肾，温能补肝，能收敛精气，所以能养血益肝，固精益肾，健筋骨，乌发，为滋补良药，且不寒不燥。当归味甘、辛，性温；"佐之以补"，故能养营养血，补气生精，安五脏，强形体，益神志，凡有形虚损之病，无所不宜。桑寄生苦、甘，平，补肝肾，强筋骨，为补肾补血要剂。苦入肾，肾得补则筋骨有力；甘补血，血得补则发受其灌荫而不枯脱落矣。黄精味甘如饴，性平质润，补气养阴，健脾润肺益肾，使五脏调和，肌肉充盛，骨髓强坚，皆是补阴之功。上四味药合用，起到补益气血，强筋壮骨之效果。

黄芪、党参味甘，两药均擅补中益气，补气生血。生晒参甘、微苦，平，具有大补元气，益血，养心安神的作用。升麻辛、微甘，微寒，善提清气，可佐参、芪升补中气。

苏木甘、咸，平，活血祛瘀，少用则能和血。本方中少用苏木，使补而不留瘀，以防上述补益之品滋腻之过。

【现代研究】党参对造血功能的影响：研究表明，对X射线辐射造成的造血干细胞衰老小鼠给予灌胃党参多糖（CPPS）治疗，通过免疫印迹法检测，体内促凋亡蛋白p53、Bax的含量降低，阻碍细胞凋亡的Bcl-2蛋白表达增加，说明CPPS能够减轻X射线诱导的小鼠造血干细胞凋亡，改善造血功能障碍。亦有研究发现，党参煎剂能增加血红蛋白量，使血浓度增高。

15号泻热通便方

【组成】大黄20g、厚朴15g、芒硝10g、白术10g、生地黄10g、玄参10g、桃仁15g、柏子仁15g、肉苁蓉15g、牛膝15g、木香10g、甘草6g。

【功效】泻热破结，峻下通便。

【主治】热秘。

【按语】本方适应的便秘为热秘，临床上常与1号醒脑开窍方、5号免疫方合用。

【方义】大黄味苦，性寒。泻热通便，荡涤肠胃。芒硝味咸、苦，性寒。助大黄泻热通便，并能软坚润燥，两药相须为用，峻下热结之力甚强。积滞内阻，则腑气不通，厚朴味苦、辛，性温。故以厚朴行气散结，消痞除满，并助硝、黄推荡积滞以加速热结之排泄，共为佐使。3药合用为大承气汤去积实，共奏泻热破结，峻下通便之效。

生地黄味甘、苦，性寒。玄参味苦、咸，性凉，可滋阴降火。两药禀至阴之性，专主热病，味苦则泄降下行，故能治脏腑热结等证。

桃仁味苦、甘，性平。入大肠，治血枯便闭，血燥便难，以其濡润凉血和血，有开结通滞之力。

白术味苦、甘，性温，健脾益气，燥湿利水，补益中焦以利下焦。木香味辛、苦，性温，有健脾消食的作用。柏子仁味甘，性平。白术、木香之补脾药多燥，柏子仁为润药而香能舒脾，且种仁有润肠通便作用。

肉苁蓉味甘、酸、咸，性温，补肾益精，润燥滑肠，多用治肾虚便秘。

牛膝味苦、酸，性平，补肝肾，强筋骨，逐瘀通经，能引诸药下行。甘草味甘，性平，以调和诸药。

【现代研究】大承气汤泻下的作用机制：研究观察大承气汤对兔离体十二指肠平滑肌活动的影响，给予大承气汤后，十二指肠平滑肌收缩幅度、频率和张力明显增加，提示其有促进肠平滑肌运动作用，能促进胃肠激素分泌和胃肠道平滑肌蠕动，从而调控胃肠运动。

16号止咳化痰方

【组成】杏仁10g、制半夏15g、陈皮10g、桔梗15g、前胡15g、茯苓10g、瓜蒌15g、紫菀10g、石斛10g、黄芩10g、山豆根10g、天花粉15g。

【功效】宣肺止咳，化痰平喘。

【主治】急慢性支气管炎、支气管扩张等所致咳嗽、咳痰、气喘。

【按语】本方主治肺系疾病，包括气管切开导致的肺部感染、咳嗽痰多，也可用于痰涎作祟的癫痫、抑郁症等，治疗时可配合1号醒脑开窍方、2号镇静安神方等。

【方义】制半夏辛温性燥，善能燥湿化痰，且又和胃降逆。陈皮既可理气行滞，又能燥湿化痰。两药相配，不仅相辅相成，增强燥湿化痰之力，而且体现治痰先理气，气顺则痰消之意。此为燥湿化痰的基本结构，有二陈汤之意。茯苓健脾渗湿，渗湿以助化痰之力，健脾以杜生痰之源。鉴于陈皮、茯苓是针对痰因气滞和生痰之源而设，故二药为祛痰剂中理气化痰、健脾渗湿的常用组合。

桔梗味苦、辛，性平，宣肺利咽，祛痰排脓。开肺气之结，宣心气之郁，上焦药也，可载药上行。

前胡味苦、辛，性微寒，宣散风热，下气消痰。其功长于下气，气下则火降，痰亦降矣，所以有推陈致新之绩，为痰气要药。

杏仁味苦，性温，有毒，疏利开通，破壅降逆，调理气分之郁，功专降气，气降则痰消嗽止。瓜蒌味甘、微苦，性寒，清热涤痰，宽胸散结。

山豆根味苦，性寒，有毒。清热解毒，消肿利咽，其虽有毒，但此乃外用药而无过。

天花粉味甘、微苦，性微寒。紫菀味辛、苦，性温。润肺下气，消痰止咳。两药合用取其清热生津，润肺化痰之用。

黄芩味苦，性寒，消痰热者，是以热在胸中，则生痰火，黄芩苦寒、清肃之气盛，则邪气自解，是伐其本也。

石斛味甘，性微寒，气味轻清，合肺之性，性凉而清，得肺之宜，主治肺虚之咳嗽。其清利之功，不特于此，盖肺出气，肾纳气，子母相生，使肺气清则真气旺，顺气下行，以生肾水，强阴益精。且上焦之势，能令肺气委曲下行，无苦寒沉下之弊。

【现代研究】半夏的镇咳作用：半夏与可待因镇咳功效相似但作用稍弱，其机制初步认为生物碱抑制咳嗽中枢。动物实验证明生半夏、姜半夏、明矾半夏的煎剂灌服，对电刺激猫喉上神经或胸腔注入碘液引起的咳嗽具有明显的抑制作用，药后30分钟生效，可维持5小时以上。半夏的祛痰作用：半夏的乙醇提取物给小鼠灌胃，用酚红法测得其有一定的祛痰作用。

17号解痉方

【组成】天麻20g、防风15g、白芷15g、荆芥穗15g、羌活15g、蜈蚣3g、僵蚕5条、辛夷15g、细辛15g、肉豆蔻10g。

【功效】疏风通络，息风止痉。

【主治】各种原因所致肢体抽搐、肌肉强直痉挛、小儿惊厥、面肌痉挛、特发性扭转痉挛等。

【按语】笔者曾用此方治疗数例扭转痉挛，大多5~10次见效，个别可获得痊愈。治疗时常配合6号关节方、13号活血通络方等一起使用。

【方义】防风味辛、甘，性微温，主诸风周身不遂，四肢挛急，瘫痪痛痉等证。羌活味辛、苦，性温，功擅条达肢体，通畅血脉。细辛味辛，性温，旁达百骸，宣络脉而疏通百节。白芷味辛，性温，祛风燥湿，和利血脉。

天麻味甘，性平。肝病则筋急，用此甘和缓其坚劲，乃补肝养胆，为定风神药，治筋骨拘挛瘫痪。

荆芥穗、辛夷味辛，性温，两药均可解表散风，通窍活络。僵蚕、蜈蚣均为虫类药，功专祛风通络。僵蚕味咸、辛，性平，其祛风定惊、化痰散结力强。蜈蚣味辛，性温，有毒，可息风镇痉，攻毒散结，通络止痛。其走窜之力最速，凡气血凝聚之处皆能开之。性有微毒，而转善解毒，凡一切疮疡诸毒皆能消之。其性尤善搜风，内治肝风，外治经络中风，风祛邪除则痉自能缓解。

肉豆蔻味辛，性温，温中涩肠，专理脾胃。脾主肌肉，故肌肉痉挛、关节活动不利之症，辅以肉豆蔻温中健脾。

【现代研究】①肉豆蔻解痉的作用：肉豆蔻水提物能够对抗肠道痉挛，可能是通过M胆碱受体和组胺受体，而不是烟碱受体起效。实验显示，分别用乙酰胆碱、烟碱、组胺诱导豚鼠的离体回肠收缩，通过肉豆蔻水提物治疗能够松弛其离体回肠，减缓乙酰胆碱和组胺诱导的收缩，但是对烟碱所诱发的肠收缩无效。②天麻抗惊厥的作用：其机制主要表现在 γ-氨基丁酸系统调节的作用和抗氧化作用。在天麻提取物中的乙醚萃取部分可以对由戊四氮造成的惊厥起到对抗作用。

18号虚烦方

【组成】生地黄20g、玄参15g、知母20g、天花粉15g、芍药15g、厚朴15g、酸枣仁15g、首乌10g、地骨皮15g、牡丹皮15g、黄连10g、栀子10g。

【功效】滋阴降火，清心除烦。

【主治】神经衰弱、围绝经期综合征、脑外伤或脑血管意外所致精神错乱等，属肝血不足，虚热内扰，心神不安者。

【按语】属神经衰弱、围绝经期综合征配合2号镇静安神方、9号失眠方一起使用，脑外伤或脑血管意外所致精神错乱则配1号醒脑开窍方。

【方义】生地黄味甘，性寒，方中重用甘寒之生地黄，入心能养血，入肾能滋阴，故能滋阴养血，壮水以制虚火。玄参、天花粉味甘、苦、咸，性微寒；知母苦、甘、寒，均可滋阴降火，生津润燥，共助生地黄滋阴补血，并养心安神。

酸枣仁味甘、酸，性平，酸以敛心气，安心神，治虚烦不眠，惊悸怔忡。甘酸而润，养心安神，清心除烦，益阴敛汗。栀子味苦，性寒，体质轻浮，能升能降，清热泻火，凉血解毒，清心除烦。酸枣仁以补为主，栀子以泻为要。二药参合，一补一泻，相互为用，清心凉肝，泻热除烦，增强安心神的作用。

芍药味苦、酸，微寒，养血柔肝，肝平则疏泄有度，气血调和，虚烦自止。

厚朴味苦、辛，性温，可燥湿消痰，下气除满。多用于湿困脾胃、脘腹胀满等证，为温中下气之要药。"胃不和则卧不安"，中焦脾胃安和，则神志调和，心神自宁。

首乌味甘，性平，养血安神，祛风通络。用于失眠多梦，血虚身痛。

黄连味苦，性寒，清中焦之热，擅泻心火，除心中之烦闷。

地骨皮味甘，性寒，凉血除蒸，清肺降火。牡丹皮味苦、辛，性微寒，清热凉血，活血化瘀。善清血，而又活血，使血流畅而不留瘀，血热清而不妄行。牡丹皮能去血中之热，地骨皮能去气中之热，两药合用起到清热除烦的作用。

【现代研究】①酸枣仁抗焦虑、抑郁作用：酸枣仁醇提物中的黄酮类成分是抗焦虑的活性成分。将酸枣仁总黄酮分为低、中、高3个剂量组，连续灌胃给予绝望模型小鼠7天，通过行为学测试，结果表明3个剂量组小鼠强迫游泳和悬尾不动时间均减少。②牡丹皮对中枢的作用：小鼠腹腔注射或口服牡丹酚，具有镇静、催眠、镇痛作用；腹腔注射或灌胃使正常小鼠体温降低；对人工发热小鼠（注射伤寒和副伤寒杆菌所致）也有退热作用；还有抗电休克或药物引起的惊厥的作用。

19号温补通便方

【组成】肉苁蓉20g、肉桂15g、干姜10g、大黄9g、柏子仁15g、火麻仁15g、牛膝10g、硫黄3g。

【功效】温补脾胃，润肠通便。

【主治】冷秘。

【按语】本方适用于老年顽固性便秘、久病卧床导致的便秘，治疗时可配合其他药粉，如3号补虚方或补肾方等。

【方义】肉苁蓉味甘、咸，性温，润肠胃结燥。凡粪粒坚小，形如羊屎，此土湿木郁，下窍闭塞之故。肉苁蓉滋木清风，养血润燥，善滑大肠，而下结粪，其性从容不迫，未至滋湿败脾，非诸润药可比。辅以干姜温中散寒，肉桂温阳化气，硫黄补火壮阳通便。

柏子仁、火麻仁，味甘，性平。有润肠通便作用，同时可防肉苁蓉、肉桂、干姜、硫黄之燥。

牛膝味苦、酸，性平，其性下行，乃滑利之品。

大黄味苦，性寒。泻热通便，荡涤肠胃，佐以上诸药而不至温补太过。

【现代研究】肉苁蓉能显著缩短小鼠的通便时间，具有促进排便作用。实验观察小鼠排出粪便的形态，发现给肉苁蓉各组多为正常或稍大粪粒，个别小鼠有稀水便发生。

20 号口眼方

【组成】石膏10g、人参15g、附子15g、细辛20g、甘草10g、山茱萸30g、防风20g、山药20g。

【功效】聪耳明目，通窍活络。

【主治】主治头面五官疾患，如面瘫、面肌痉挛、眼睑下垂、耳鸣耳聋、视力下降、视物模糊、目赤流泪以及口角流涎等。

【按语】面瘫、面肌痉挛等证可合用17号解痉方，耳部疾患可酌情合用补肾方，久病体虚者可合用14号益气补血方等。

【方义】山茱萸味酸、涩，性微温。补益肝肾，涩精固脱，治寒热头风、鼻塞、面疱者，皆肝肾二经所主，二经虚热，故见前证。此药温能通行，辛能走散，酸能入肝而敛虚热，风邪消散，则头目亦清利而鼻塞、面疱悉愈也。

防风味辛、甘，性微温，治风邪所致目盲无所见。细辛味辛，性温，通利耳目。

山药味甘，性平，能补肾填精，精足则阴强、目明、耳聪。人参味甘、微苦，性平，补气固脱，安神益智。附子味辛、甘，性大热，有毒。回阳救逆，补火助阳，逐一切风寒湿邪，适用于头面邪滞者。

石膏味甘、辛，性大寒，本阳明经药，阳明主肌肉，其甘也，能缓脾益气，以纠口眼㖞斜。

甘草味甘，性平，以调和诸药。上述诸药合用，可治头面五官疾患。

【现代研究】吴茱萸对家兔球结膜微循环的影响：大白兔麻醉后侧卧位固定在保温手术台上，以微循环显微镜放大80倍，冷光源下观察球结膜微循环。耳缘静脉缓缓推注生理盐水0.3mL/kg，5分钟后推注吴茱萸汤注射液0.3g/kg，给药后，微血流速度迅速增快；部分微血流态改善，粒流变成线粒流，线粒流变成线流。

21 号脑梗死方

【组成】黄芪15g、山茱萸15g、当归10g、白芍5g、炙甘草10g、龙骨15g、牡蛎15g、赤芍10g、川芎6g、桂枝6g、桃仁5g、红花15g。

【功效】活血化瘀，通经活络。

【主治】缺血性脑病、脑梗死等。

【按语】脑梗死患者若见意识障碍、精神烦躁等症，配2号镇静安神方，半身不遂配6号关节方，关节僵硬配17号解痉方等。

【方义】黄芪味甘，性温，补气固表，补益元气，意在气旺则血行，瘀去络通，为君药。山茱萸味酸、涩，性微温，补益肝肾之阴。两者一阳一阴，相互为用，滋养肝肾，补气行血。

桂枝味辛、甘，性温，升清阳降浊阴，调和营卫。龙骨味甘、涩，性平。牡蛎味咸，性微寒。方中加龙骨、牡蛎潜镇摄纳，使阳能固摄，阴能内守，而达阴平阳秘之功。与桂枝合用，不仅仍具有温阳散寒，解肌发表，调和营卫之功，还能重镇安神，收敛固涩，可缓解早期脑梗死患者烦躁等症状。

当归味甘、辛，性温，补心血而通脉，活血通络而不伤血。赤芍味苦，性微寒，通顺血脉，散恶血，逐贼血。川芎味辛，性温，行气血而邪自散也。桃仁味苦、甘，性平，善破凝滞之血而通脑络。红花味辛，性温，入心入肝，使恶血下行，则逆上冲心之神昏而晕与口噤自止。上药协同以活血祛瘀。

炙甘草味甘，性平，可益气复脉。白芍味苦、酸，性微寒，敛肝之液，收肝之气，而令气不妄行也。

【现代研究】①红花对心脑血管系统的作用：通过动物实验发现，红花黄色素具有抗血栓和降血脂作用，红花注射液有明显的扩张血管作用。另有研究发现，红花黄色素可能通过抑制血小板激活因子所致的血小板内流，而使血小板活化受到抑制，起到保护心脑血管的作用，是缓解缺血性心脑血管疾病的重要途径。②红花对中枢神经系统的作用：羟基红花黄色素对谷胺酶诱导的氧化性神经损伤有保护作用，对大鼠缺血性神经损伤有保护作用。

22号麻木方

【组成】白芥子10g、半夏10g、胆南星6g、肉桂5g、木香5g、桃仁6g、桂枝8g、赤芍10g、川芎15g。

【功效】化瘀通经，舒筋活络。

【主治】行气活血，祛风通络。

【按语】主治一切四肢麻木、颜面麻木病证。

【方义】半夏味辛，性温，有毒，燥湿化痰，此乃外用药，然有毒而无过。胆南星味苦、微辛，性凉。清热化痰，且有息风之效。两药合用，祛湿通络而治湿邪阻滞之痹证。

白芥子味辛，性温，温中散寒，通行经络。肉桂味辛、甘，大热，补火助阳，引火归原，散寒止痛，活血通经。此二药温通活络而止痹。

木香味辛、苦，性温，达表气。桂枝味辛、甘，性温，透达营卫，温经通脉。

川芎味辛，性温，专在气分，旁达肌肤。

赤芍味苦，性微寒，破凝滞之血而治麻。桃仁味苦、甘，性平，入于血分，破血行瘀，舒经活血以治四肢木痹。

【现代研究】川芎对外周血管的作用：川芎、川芎总生物碱和川芎嗪能使麻醉犬血管阻力下降，使脑、股动脉及下肢血流量增加，有显著而持久的降压作用。川芎嗪对鼠去甲肾上腺素造成的微循环障碍不论在口径、流速、流量及毛细管数等方面均有明显改善，其中对微动脉作用最明显。

23号脑出血方

【组成】代赭石10g、牛膝6g、石决明5g、白芍6g、牡蛎15g、半夏10g、黄芩10g、钩藤8g、车前子6g、玄参10g、胆南星10g、石菖蒲8g、郁金8g、磁石10g。

【功效】涤痰辟秽，凉血止血。

【主治】出血性脑血管疾病。

【按语】临床上证属痰热的中风病人居多，故方中加入胆南星，胆南星有清热化痰功效，配玄参加强清热的力量。

【方义】代赭石味苦甘，性平。平肝镇逆，凉血止血。白芍味苦、酸，性微寒。补血，养肝脾真阴，而收摄脾气之散乱，肝气之恣横。钩藤味甘，性凉。此物轻清而凉，能泻火定风，治肝动生风、气火上燔之病。石决明味咸，性寒。为其能凉肝，兼能镇肝，善治肝风内动为病。出血中风患者，多因肝风内动、血随气逆。上药合用，镇肝息风，育阴潜阳。

磁石味咸，性寒。体重而降，润下以制阳光。可益肾平肝，潜阳安神。石菖蒲味辛、苦，性温，芳香化浊，开心窍而振刷精神，涤痰辟秽而裨助正气。两药伍用，一开一补，启闭开窍，平肝益肾。对于脑出血之窍闭神昏者，起到开窍醒神之效。

半夏味辛，性温，有毒。燥湿化痰，消痞散结。黄芩味苦，性寒，乃上、中二焦药，能降火下行，且除邪热与湿热，导热下行而止血。

胆南星味苦、微辛，性凉，清热化痰，且有息风定惊之效。玄参味甘、苦、咸，性微寒，可滋阴降火，生津润燥，加强胆南星清热的功效。

车前子味甘，性微寒，行肝疏肾，畅郁和阳。郁金味辛、苦，性寒，行气化瘀，清心解郁。郁金本入血分之气药，正所谓"血之上行，皆属于内热火炎"，此药能降气，气降即是火降，而又入血分，故能降下火气，则血不妄行。

牛膝味苦、酸，性平，重用而引气血下行，并能引浮越之火下行，是以能愈因气血随火热上升所致之脑出血，伍以赭石、牡蛎诸重坠收敛之品，莫不随手奏效，治愈者不胜计矣。

【现代研究】黄芩对中枢神经系统的保护作用：研究表明，黄芩苷不仅能降低缺血再灌注后脑梗死病灶体积，改善神经功能状态，而且还能降低脑组织MDA、NO含量，减轻脑水肿程度，提高SOD活性，具有较强的保护脑缺血再灌注损伤的作用。

以上就是全部23种中药底粉的配方，我们按照药盐1∶4的比例，选取1份中药粉与4份精细炒盐，趁热搅拌混匀，配制了23种不同的药盐，编号从1~23号。治疗时先按辨证原则选择主证对应的底粉，同时根据兼证酌加1~2种其他药粉，再选择与主证配方一致的药盐，如此形成了隔药盐灸疗法独特的施药法则。除23种中药底粉与药盐，还有五个单独的专病方，因不常用，故单独列出。

补肾方

【组成】熟附子15g、肉桂8g、山茱萸12g、杜仲10g、鹿角霜10g、丹皮15g、菟丝子15g、淫羊藿15g、泽泻10g、知母10g、黄柏10g、五味子8g、麦冬15g。

【功效】滋阴补肾，温补元阳。

【主治】各种急慢性肾炎、肾病综合征、老年骨质疏松、围绝经期综合征、甲状腺功能障碍等属于肾亏证者；还用于脾肾阳虚型腹痛腹泻，肺肾气虚型咳嗽气喘等。

【按语】本方专治肾虚，不论阳虚阴虚均可运用，一般配合其他药方一起使用，如骨质疏松配6号关节方，腹痛腹泻配4号脾胃方，咳喘配16号止咳化痰方等。

【方义】淫羊藿味辛、甘，性温，专壮肾阳。

杜仲味甘，性温，沉下入肾，以坚肾气。

菟丝子味甘，性温，是补肾养肝，温脾助胃之药也，但补而不峻，温而不燥，故入肾经，虚可以补，实可以利，寒可以温，热可以凉，湿可以燥，燥可以润。

鹿角霜味咸，性温，归肝、肾经。功专温肾助阳，用于脾肾阳痿，食少吐泻，白带，遗尿尿频，崩漏下血，痈疽痰核等肾阳虚衰之证。

肉桂味辛、甘，大热，归肾、脾、心、肝经，补元阳，暖脾胃，除积冷，通血脉。治命门火衰，肢冷脉微，亡阳虚脱及虚阳浮越，上热下寒。可补火助阳，引火归原。

熟附子味辛、甘，性大热，禀雄壮之质，有斩关夺将之气，能引补气药行十二经，以追复散失之元阳。

黄柏味苦，性寒，《素问》谓："无阴则阳无以生，无阳则阴无以化"。"膀胱者，州都之官，津液藏焉，气化则能出矣。"滋阴补肾法当用气味俱厚，阴中之阴药治之，黄柏、知母是也。知母苦寒，气味俱厚，沉而下降，为肾经本药，可清热泻火，滋阴润燥。黄柏清肾中之火，知母泻肾中之热，两药并用，不仅降火，还能助水滋阴。

麦冬味甘、微苦，性微寒，归心、肺、胃经，养阴生津而润燥。

五味子味酸、甘，性温，归肺，心、肾经。主益气，咳逆上气，劳伤羸瘦，补不足，强阴，益男子精。可收敛固涩，益气生津，补肾宁心。

山茱萸味酸、涩，性微温。归肝、肾经。补益肝肾，涩精固脱。

丹皮味苦、辛，性微寒，归心、肝、肾经，除水中之火。盖肾恶燥，燥则水不归元，宜用辛以润之，凉以清之，丹皮为力。

泽泻味甘，性寒。归肾、膀胱经。最善渗泄水道，专能通行小便，行水泻肾。

敛汗方

【组成】黄芪15g、党参20g、麻黄根10g、浮小麦25g、白术10g、五味子15g、龙骨10g、牡蛎10g。

【功效】益气固表，敛阴止汗。

【主治】常用于久病、术后及产后自汗、盗汗，属卫外不固，阴液外泄者。

【按语】治疗时多与3号补虚方、14号益气补血方配合使用。

【方义】白术味苦、甘，性温。阳虚而汗液不收，白术可回阳而敛汗。

黄芪味甘，性温，归肺、脾经。有补气固表，利尿托毒，敛疮生肌功效。主治气虚乏力，食少便溏，中气下陷，久泻脱肛，便血崩漏，表虚自汗，痈疽难溃，久溃不敛等。

党参味甘，性平，归肺、脾经。有补中益气，健脾益肺功效。主治脾肺虚弱，气短心悸，食少便溏，虚喘咳嗽，内热消渴。

麻黄根、浮小麦味甘，性凉，归心经。有除虚热、止汗的功效。主治阴虚发热、盗汗、自汗。

五味子味酸，性温，归肺、肾经。有敛肺收汗、滋肾涩精、生津的功效。主治肺虚喘咳，口干作渴，自汗、盗汗，劳伤羸瘦，梦遗滑精，久泻久痢。

龙骨味甘涩，性平，归心、肝、肾、大肠经。有镇惊安神，敛汗固精，止血涩肠，生肌敛疮功效。主治惊痫癫狂，怔忡健忘，失眠多梦，自汗盗汗，遗精淋浊，吐衄便血，崩漏带下，泻痢脱肛，溃疡久不收口。

牡蛎味咸湿，性凉，归肝、肾经。可潜阳敛阴，涩精止汗。主治自汗、盗汗，遗精，崩漏，带下等。

祛斑方

【组成】山楂20g、葛根20g、白芍30g、桂枝10g、当归15g、川芎20g、丁香20g、细辛10g、鸡血藤20g、冰片10g、甘草10g。

【功效】活血通络，祛斑美容。

【主治】各种原因导致的皮肤色素沉着，如雀斑、黄褐斑、妊娠斑等。

【按语】隔药盐灸祛斑是笔者近几年重点拓展的业务，已在多个美容院得到推广应用，收效良好。治疗时根据辨证配合其他药方一起使用，如脾虚配4号脾胃方，肾阴不足加补肾方等。

【方义】山楂味酸、甘，性微温，活血养阴。白芍味苦、酸，性微寒，行营益阴。川芎味辛，性温，旁达肌肤，亦行血养颜。

细辛味辛，性温，归心、肺、肾经，祛风散寒而和腠理。当归味甘、辛，性温。调营卫而和颜。

桂枝味辛、甘，性温，调和腠理。

葛根味甘、辛，凉，归脾、胃经，解肌退热，生津，透疹，为斑疹必用之药。

冰片味辛、苦，微寒，归心、脾、肺经，清热开窍，散郁火。

丁香味辛，温，归脾、肺、肾经，补肾温中，助阳而养颜。

鸡血藤味苦、甘，温。归肝、肾经，活血通络，补血养血，为补血之要药，补血养颜。

甘草味甘，平，归心、肺、脾、胃经，补脾益气，脾胃调和，则气血生化之源充溢，气血调和，则颜面自荣。且甘草可调和诸药。

上药合用，共奏活血通络、祛斑美容之功效。

癃闭方

【组成】大黄15g、当归尾10g、桃仁12g、虎杖10g、牛膝10g、车前草10g、泽泻10g、黄芪15g、甘草10g。

【功效】行瘀散结，利尿通淋。

【主治】各种原因引起的尿潴留、少尿和无尿症。

【按语】本方功在行瘀散结，对插拔导尿管所致的尿路损伤性尿潴留效果尤佳，可同时配合补肾方、13号活血通络方等一起使用。

【方义】大黄味苦，性寒，归脾、胃、大肠、肝、心包经，有泻热通肠，凉血解毒，逐瘀通经功效。熟大黄泻下力缓，泻火解毒，导热下行，用于火毒疮疡；生大黄，号称将军，气味重浊，直降下行，走而不守，有斩关夺门之功。当归尾味甘、辛，性温。当归尾主通，行下焦瘀血，散结利尿。

车前草味甘，性寒，归肝、肾、肺、小肠经，降火利水，善治淋证。泽泻味甘，性寒，归肾、膀胱经，利小便，清湿热。用于小便不利，水肿胀满，泄泻尿少。车前草、泽泻清热祛湿、通利下焦。

桃仁味苦、甘，性平，归心、肝、大肠经，活血祛瘀，润肠通便。

虎杖味微苦，性微寒，归肝、胆、肺经，祛风利湿，散瘀定痛。

黄芪味甘，性温，归肺、脾经，可补气固表，利尿托毒。

牛膝味苦、酸，性平，方中牛膝走而能补，性善下行，有滑利之功，能通利小便，善治淋痛，并导诸药共趋病所。明代王肯堂《证治准绳》之牛膝汤，治茎中痛，小便不通，独任牛膝为君，佐以当归、黄芩，可见牛膝治疗此病之效不可等闲视之。

甘草调和诸药。此方通中有利，利中有滑，滑可通窍。

尿失禁方

【组成】制附子10g、干姜10g、赤石脂15g、山茱萸20g、龙骨10g、小茴香10g、丁香10g、益智仁15g、五倍子10g。

【功效】温补肾阳，缩尿止遗。

【主治】神经源性膀胱、前列腺术后、盆骨骨折等各种原因引起的遗尿、尿失禁。

【按语】治疗时根据证型分别配合补肾方、3号补虚方或13号活血通络等方一起使用。

【方义】附子味辛、甘，性大热，达下元而温痼冷。制附子、山茱萸、龙骨、益智仁共为君药。制附子味辛、甘，性热，有毒，归心、肾、脾经，有回阳救逆，补火助阳，散寒除湿功效。主治阴盛格阳，大汗亡阳，吐利厥逆，心腹冷痛，脾泄冷痢，脚气水肿，小儿慢惊，风寒湿痹，踒躄拘挛，阳痿，宫冷，阴疽疮漏及一切沉寒痼冷之疾。

山茱萸味酸、涩，性微温，归肝、肾经，有补益肝肾，涩精固脱功效。主治眩晕耳鸣，腰膝酸痛，阳痿遗精，尿频，崩漏带下，大汗虚脱。龙骨味甘、涩，性平，有镇静，敛汗涩精，生肌敛疮功效。主治神经衰弱，心悸，失眠，自汗、盗汗，遗精遗尿，崩漏，带下；外用治疮疡久溃不敛。益智仁味辛，性温，入脾、肾经，有温脾暖肾，固气涩精功效。主治冷气腹痛，中寒吐泻，多唾，遗精，小便余沥，夜尿频多。

干姜、赤石脂为臣药。干姜味辛，性热，归脾、胃、肾、心、肺经，有温中散寒，回阳通脉，燥湿消痰的功效。用于脘腹冷痛，呕吐泄泻，肢冷脉微，痰饮喘咳。赤石脂味甘、酸、涩，性温，归胃、大肠经，有涩肠，止血，生肌敛疮的功效。主治久泻久痢，大便出血，崩漏带下；外治疮疡不敛，湿疹脓水浸淫。

小茴香、丁香为佐药。小茴香味辛，性温，归肝、肾、脾、胃经，有散寒止痛，理气和胃功效。主治寒疝腹痛，睾丸偏坠，痛经，少腹冷痛，脘腹胀痛，食少吐泻。丁香味辛，性温，归脾、胃、肺、肾经，有温中降逆，补肾助阳功效。主治脾胃虚寒，呃逆呕吐，食少吐泻，心腹冷痛，肾虚阳痿。

五倍子为使药，味酸、涩，性寒，归肺、大肠、肾经，有敛肺降火，涩肠止泻，敛汗止血，收湿敛疮功效。主治肺虚久咳，肺热痰嗽，久泻久痢，盗汗，消渴，便血痔血，外伤出血，痈肿疮毒，皮肤湿烂。

第二节　艾　炷

艾炷的制作方法为：取6~8g纯艾绒放在手心，双手对搓，搓成枣核状后，从正中一分为二，制成底面直径约2cm，高约3cm的圆锥形艾炷，做好后依次盛装在治疗盘，每盘20个。

之所以采用这种独特的艾炷制作方法，是因为欧阳群教授和李静敏老师在临床实践中发现，艾条两端的直径相同，从一端点燃后，需经过较长时间才能产生较强的热力；大艾炷通常被捏得非常紧实，燃烧时，起初患者热感不明显，当燃至3/4或4/5时，即感到灼热难耐，需立即更换，更换后又从灼热难耐转变为热度不显。因此，整个施灸过程的温度高低波动，两位认为这不利于火力的渗透。而隔药盐灸特制的艾炷松而不散，炷体内艾绒与空气接触面积较大，燃烧速度快，底部形成一股接一股的热浪，当燃至1/4或1/5时，迅速更换事先点燃的新艾炷，保持火力不波动、不间断。这就如同海水持续击打岩石，保持一股冲劲，海浪外形虽柔弱，也能把岩石击碎。

第三节 原料的保存及规格

药盐用小袋统一按每袋80g盛装密封备用，存放于阴凉处。艾炷现做现用，规格如上所述。

第四章　操作规范

第一节　操作方法

一、材料准备

所需药材、食用盐、硬纸板、中心孔洞与治疗圈相当的棉质孔巾及铝膜隔热布（47.5cm×35cm）、医用镊子、不锈钢治疗盘、不锈钢小碗、粗艾绒、打火机、毛刷、医用透气胶带若干。

二、材料制备

1.制备药盐

（1）初筛药材：筛检所需药材，去除杂质，将块大、质坚的药材切细，并晾置干燥。

（2）分拣药材：将贵重、毒副作用较强、粉末状、易潮湿挥发的几类药材单独分装放置。

（3）烘烤药材：将药材经80℃烘烤12小时，取出晾至室温。粉末状、易潮湿挥发的药材无需烘烤。

（4）研磨药材：将药材放入粉碎机研磨至粗粉末状，用80目筛网过筛，得到粗药粉。将粗药粉再次放入粉碎机研磨，制备成粗细为100目的细粉末，即为细药粉。贵重或毒副作用较强的药材需单独研磨。药方中若含有粉末状药物如冰片、芒硝等，则需先将其以1∶2的比例混入已制成的细药粉，然后再放入粉碎机研磨，以防止药物在研磨过程中因高温而潮湿、结块。

（5）混合药盐：以上所有制成的药粉混合均匀后，将食用精盐炒至干燥无水分，按照精盐与药粉按1∶4的体积比例趁热搅拌混匀，制成药盐。

2.制备引经药粉　引经药粉筛选、分拣、研磨方式与药盐中的药粉一致，需注意的是引经药粉中粉末状、易潮湿挥发类药物占比较大，制备时应注意防止药物挥发、受潮、结块。

3.制备艾炷　每次取6~8g纯艾绒，放置在掌心，双手以先打圈后平搓的方式将艾绒搓成枣核状，从正中一分为二，制得底面直径约2cm，高约3cm的圆锥形艾炷2壮。搓艾炷时用力需轻柔均匀，使艾炷整体松软不散、无硬芯。做好后将艾炷依次放入治疗盘中，成人每次用量为20壮，儿童每次用量为18壮。

4.制备治疗圈、扫灰垫片　将硬纸板裁成条状（45cm×4cm），由一端向内卷成空心的圆环（直径6cm、高4cm），用订书机或胶带固定后即制成治疗圈。另裁出长方形的硬纸板（20cm×15cm），即制得扫灰垫片。

三、治疗操作

1.贴治疗圈　嘱患者取仰卧位，充分暴露腹部。将治疗圈对准并紧贴脐周皮肤，使脐窝位于治疗圈正中心，一手固定治疗圈，另一手用医用透气胶带将治疗圈外缘紧贴于皮肤上固定。普通成人环绕治疗圈贴一层胶带即可，儿童、神志不清、易出汗患者需交错贴2~3层，并扩大皮肤的粘贴面积，以便于固定。

2.铺巾　依次铺上棉质孔巾及隔热布，若孔巾或隔热布与治疗圈的缝隙过大，应用夹子或胶带在孔洞处折叠收口并固定。

3.撒药粉　根据病症选择适量药粉剂约0.2g，用手指以搓撒的方式均匀撒在脐窝及周围皮肤上，以药粉均匀布散于皮肤但不填满脐窝为宜。药方选择以主证为准，可适量增加兼证底粉，但一般不超过3种。

4.倒药盐　选择与主证相应配方的药盐1袋，倒入治疗圈内并轻轻晃动，使药盐平整均匀。若药盐出现少量小结块，需将结块搓散或取出；若药盐内大量结块，需更换药盐。

5.点燃艾炷　用镊子取1壮艾炷放于圈内药盐正中心，点燃艾炷顶端。当艾炷燃至2/3时，点燃治疗盘里另一艾炷。待治疗圈内艾炷燃尽无烟后，将艾灰丢至盛水的钢碗内熄灭，再夹取事前点燃的艾炷放置于治疗圈内，每次放置艾炷的位置应保持一致。如此反复，直至20个艾炷全部燃完。更换艾炷过程中，治疗盘应贴近治疗圈，防止火星掉落引起烫伤，并不时用手触碰治疗圈底部感受温度，以防温度过高。

6.清扫药盐 待最后一壮艾炷完全燃尽，不见火星，用棉质孔巾翻盖住治疗圈，让余温维持1~2分钟。然后取下孔巾与隔热布，除去胶带，一手固定治疗圈并将一端轻轻翘离皮肤，另一手立即将硬纸垫片平铺插入治疗圈及药盐底部，将治疗圈及药盐平挪至垫片上，再用毛刷扫尽多余底粉及药盐。

7.治疗时间 每日1次，每次50分钟左右，15次为1疗程。

8.灸后注意 灸后脐部可能留有少许药粉，可用毛刷或纸巾清理干净，不能用嘴向脐部吹气，以防受寒。灸后需避风寒，忌食生冷，灸处2小时内不宜沾水。

第二节　常见问题的处理及预防

一、特殊人群应对原则

1.孕妇、局部皮肤感染者、局部有疤痕者、严重脐疝者、腹水鼓胀者、腹腔恶性肿瘤患者禁灸。

2.患有严重糖尿病或心、肝、肾功能衰竭者、气管切开未封管患者慎灸；经期患者慎用活血方。

3.肚脐凸出皮肤表面者需用硬纸片将肚脐隔开，以防烫伤。

二、风险预防与处理

1.治疗前积极宣教，做好必要的解释工作，消除患者顾虑，最大限度取得患者的配合。

2.贴圈时应使脐窝位于治疗圈正中，若偏移过多患者易感灼烫。若患者腹部多汗或毛发旺盛，需以毛巾擦干汗液或修剪局部毛发，方能使治疗圈贴固于皮肤而不松动。下腹部皮肤较神阙局部易觉灼烫，若选择关元、中极等下腹部穴位施灸，应适量增添药盐，并密切监测温度。

3.治疗中嘱患者自然放松，不要移动体位。神志不清者或小儿需有家属看管，必要时需使用约束带固定体位，以免身体移动撒落药盐或火星造成烫伤。

4.施灸时要注意局部温度的调节，需不时与患者沟通温热程度，以达到温热舒适感为宜。对昏迷、感觉迟钝、不能言语及多动症患者，需严密观察，用手指接触治疗圈外侧底部以监测温度；对于体寒、高龄、神经损伤、糖尿病等皮肤敏感度低的患者，不能一味追求热感而超剂量使用艾炷，应以灸至局部皮肤红润为度，否则极易造成烫伤。

5.若患者觉温度过高，应先夹掉艾炷，用手轻轻挤捏治疗圈底部松动药盐使热气透出，必要时添加新的药盐，待患者灼烫感缓解时再继续施灸。若患者灼烫感仍未缓解，应立即扫去药盐，结束治疗。若患者灼烫难忍，来不及清扫，应立即夹出火星，让患者侧身倒出药盐再清扫。

6.治疗后局部皮肤出现微红灼热，属正常现象。如出现绿豆大小水泡，可嘱患者勿揉搓局部，避免水泡破裂，任其自然吸收，无须特殊处理；若水泡较大，可用无菌针刺破水泡边缘放出液体，再涂烫伤膏并用无菌纱布包覆，避免沾水。

7.若患者对胶带、药盐过敏而致皮肤红肿、瘙痒等情况，则应及早结束治疗。过敏程度轻者可自行缓解，严重者需至相关科室就医。

8.因艾炷燃烧使局部温度过高造成烫伤。

（1）预防：制备艾炷时注意把握质量，使艾炷匀称松软无硬芯。施灸时多询问患者温度是否合适，患者感到温度较热时应适当延长下一壮艾炷的施灸时间。若患者无法配合回答，应频繁用手指接触治疗圈外侧底部监测温度。若精神异常的患者或小儿突然出现狂躁、哭闹等情况，也提示有温度过热的可能，需立刻夹出艾炷，挤捏治疗圈底部使药盐松动透热，必要时提前结束治疗。

（2）处理：若局部出现灸后红斑，可自行恢复，嘱患者衣着宽松，保持局部透气。如出现绿豆大小水泡，可嘱患者勿揉搓局部，避免水泡破裂，任其自然吸收，无须特殊处理；若水泡较大，可用无菌针刺破水泡边缘放出液体，再涂烫伤膏并用无菌纱布包覆，避免沾水。

9.因不慎接触燃烧的艾炷造成烧伤。

（1）预防：制备艾炷时需检查质量，切勿过于松散。用镊子夹取艾炷时力度需适中，切勿过于用力夹散艾炷。更换艾炷过程中使治疗盘紧贴治疗圈，避免燃烧的艾炷或火星掉落。操作过程中切勿碰触盛有火星的治疗盘底部，避免烫伤。

（2）处理：烫伤后立即用生理盐水冲洗局部5分钟，无明显皮损、出现小水泡者涂抹湿润烧伤膏；出现大水泡者用无菌针刺破水泡边缘放出液体，再涂烫伤膏并用无菌纱布包覆；若烧烫伤严重者需至相关科室就医。

10.因药盐洒落造成烫伤。

（1）预防：神志不清、精神发育异常、多动症患者需有家属严密看管，必要时需使用约束带固定体位。若发现患者身体动作幅度过大，应立刻结束治疗。清扫药盐时，需一只手固定治疗圈，防止患者身体翻动导致药盐洒落。药盐清扫后应立刻远离患者，防止患者不慎打翻。

（2）处理：同上一条。

11.因操作不当致失火。

（1）预防：施灸时将多余的火星及时放入水里熄灭，若使用排烟管，应使艾炷或火星与管口保持一定距离，避免排烟管误吸引发火灾。

（2）处理：若仅火星掉落在床单或隔热布上，立即拍灭即可；若火势较大，立刻转移患者，扑灭火势或报警。

12.灸后上火。

（1）预防：轻度阴虚、实热证患者需谨慎辨证选方后施灸，重度阴虚、实热证患者待调理体质后再灸。

（2）处理：灸后若出现咽喉不适等上火症状，可多饮温水缓解。

下篇 各论

第五章 肺病证

第一节 感 冒

一、概念

感冒是感受触冒风邪，导致邪犯肺卫，卫表不和的常见外感疾病，临床表现以鼻塞、流涕、喷嚏、咳嗽、头痛、恶寒、发热、全身不适、脉浮为其特征。本病四季均可发生，尤以冬春两季为多。病情轻者多为感受当令之气，称为伤风、冒风、冒寒；病情重者多为感受非时之邪，称为重伤风。在一个时期内广泛流行、证候相类似者，称为时行感冒。普通感冒一般不传变，时行感冒少数可传变入里，变生他病。

普通感冒相当于西医学之上呼吸道感染，主要以病毒感染为主，少数由细菌引起，多呈自限性。由甲、乙、丙三型流感病毒分别引起的急性呼吸道传染病，称为流行性感冒，简称流感，是一种季节性传染病，需引起重视。

二、临床表现

本病起病较急，潜伏期1~3天，主要表现为鼻部症状，如喷嚏、鼻塞、流清水样鼻涕，也可表现为咳嗽、咽干、咽痒、咽痛或灼热感，甚至鼻后滴漏感。2~3天后鼻涕变稠，常伴咽痛、流泪、味觉减退、呼吸不畅、声嘶等。一般无发热及全身症状，或仅有低热、不适、轻度畏寒、头痛。病毒性感染时血常规白细胞计数多为正常或偏低，淋巴细胞比例升高；细菌感染时，白细胞总数增多，中性粒细胞比例增多和核左移现象。胸部X线片表现为正常。

三、病因病机

1.**病因** 六淫、时行病邪侵袭人体。

2.**病机**　卫表不和，肺失宣肃。

3.**病位**　在肺卫，主要在卫表。

4.**病性**　多为表实证，根据病邪的性质有风寒、风热和暑湿的不同，也可见虚实相间。

四、辨证施灸

1.**风寒证**　恶寒重，发热轻，无汗，头痛，肢节酸痛，鼻塞声重或鼻痒喷嚏，时流清涕，咽痒，咳嗽，痰吐稀薄色白，口不渴或渴喜热饮，舌苔薄白而润，脉浮或浮紧。

2.**风热证**　身热较著，微恶风，汗泄不畅，头胀痛，面赤，咳嗽，痰黏或黄，咽燥，或咽喉乳蛾红肿疼痛，鼻塞，流黄浊涕，口干欲饮，舌苔薄白微黄，舌边尖红，脉浮数。

3.**暑湿证**　身热，微恶风，汗少，肢体酸重或疼痛，头昏重胀痛，咳嗽痰黏，鼻流浊涕，心烦口渴，或口中黏腻，渴不多饮，胸闷脘痞，纳呆，腹胀，便溏，尿少色黄，舌苔薄黄而腻，脉濡数。

4.**虚体感冒**　体虚之人，卫外不固，感受外邪，常缠绵难愈，或反复不已。临床以肺卫不和与正虚症状并见，分为气虚感冒与阴虚感冒。

【治疗处方】风寒证感冒用4号脾胃方，风热证感冒用5号免疫方进行治疗。虚体感冒治疗以3号补虚方为主，余酌情合方。

五、安全操作

1.**贴治疗圈**　嘱患者取仰卧位，充分暴露腹部。将治疗圈对准并紧贴脐周皮肤，使脐窝位于治疗圈正中心，一只手固定治疗圈，另一只手用医用透气胶带将治疗圈外缘紧贴于皮肤上固定。普通成人环绕治疗圈贴一层胶带即可，儿童、神志不清、易出汗患者需交错贴2~3层，并扩大皮肤的粘贴面积，便于固定。

2.**铺巾**　依次铺上棉质孔巾及隔热布，若孔巾或隔热布与治疗圈的缝隙过大，应用夹子或胶带在孔洞处折叠收口并固定。

3.**撒药粉**　根据病症选择适量药粉剂约0.2g，用手指以搓撒的方式均匀撒在脐窝及周围皮肤上，以药粉均匀布散于皮肤但不填满脐窝为宜。药方选择以主证为准，一般风寒证感冒用4号脾胃方，风热证感冒用5号免疫方进行治疗，虚体感冒不宜发表太过，可采用扶正解表法，以3号补虚方为主。可适量增加兼证底粉，但一般不超过3种。

4. 倒药盐　选择与主证相应配方的药盐1袋，倒入治疗圈内并轻轻晃动，使药盐平整均匀。若药盐出现少量小结块，需将结块搓散或取出；若药盐内大量结块，需更换药盐。

5. 点燃艾炷　用镊子取1壮艾炷放于圈内药盐正中心，点燃艾炷顶端。当艾炷燃至2/3时，点燃治疗盘里另一艾炷。待治疗圈内艾炷燃尽无烟后，将艾灰丢至盛水的钢碗内熄灭，再夹取事前点燃的艾炷放置于治疗圈内，每次放置艾炷的位置应保持一致。如此反复，直至20个艾炷全部燃完。更换艾炷过程中，治疗盘应贴近治疗圈，防止火星掉落引起烫伤，并不时用手触碰治疗圈底部感受温度，以防温度过高。

体虚之人灸感不明显，施灸过程中注意防止烫伤。

6. 清扫药盐　待最后一壮艾炷完全燃尽、不见火星，用棉质孔巾翻盖住治疗圈，让余温维持1~2分钟。然后取下孔巾与隔热布，除去胶带，一手固定治疗圈并将一端轻轻翘离皮肤，另一手立即将硬纸垫片平铺插入治疗圈及药盐底部，将治疗圈及药盐平挪至垫片上，再用毛刷扫尽多余底粉及药盐。

灸后脐部可能留有少许药粉，可用毛刷或纸巾清理干净，不能用嘴向脐部吹气，以防受寒。

7. 灸后注意

（1）灸后需避风寒，注意防寒保暖，灸处2小时内不宜沾水。

（2）一般而言，感冒本属轻浅之疾，只要能及时而恰当的处理，即可较快痊愈。但对老年、婴幼儿、体弱及时行感冒患者，必须加以重视。注意有无特殊情况，防止发生传变，或同时夹杂其他疾病。注意煎药及服药要求，汤药不宜久煎，趁温热服，服后避风覆被取汗，或食热稀饭、米汤以助药力。

（3）适量饮温水，给予易消化食物。饮食上的原则要遵循少量多餐、清淡饮食，忌油腻、生冷食物。

（4）在感冒流行期间，可服药预防。冬春季节，可用紫苏叶、荆芥各10g，甘草3g，水煎顿服，连服3日。夏季可用广藿香、佩兰各5g，薄荷2g后下煎汤代水饮。同时注意防寒保暖，随时增减衣服，避免淋雨及过度疲劳，减少公共场所的活动，防止交叉感染。

8.辅助治疗措施

（1）针刺：

1）主穴：风池、大椎、列缺、合谷、外关。

2）加减：风寒证加风门、肺俞；风热证加曲池、尺泽；暑湿证加中脘、足三里；邪盛体虚加肺俞、足三里扶正祛邪；鼻塞流涕加迎香宣肺通窍；头痛加印堂、太阳祛风止痛；咽喉肿痛加少商清热利咽。

3）操作：风寒者大椎、风门、肺俞、足三里针灸并用；风热者大椎、少商三棱针点刺出血；其他腧穴常规针刺。伤风每日1次，重伤风和时行感冒每日1~2次。

（2）三棱针：取耳尖、委中、尺泽、太阳、少商。每次选1~2穴，点刺出血。适用于风热证。

（3）拔罐：取肺俞、风门、大椎、身柱。每次选2~3穴，留罐10分钟，或于背部膀胱经走罐。适用于风寒证。

（4）耳针：取肺、内鼻、气管、咽喉、额、肾上腺。每次选2~3穴，毫针浅刺，留针30分钟，也可用王不留行籽贴压。

六、医案精选

【案例一】吴某，女，2岁半，于2016年3月31日初诊。

主诉：汗出恶风伴鼻塞流涕4天余。

病史：患儿4天前不慎受凉出现汗出恶风，伴鼻塞，流清涕，夜间啼哭，于当地诊所抗感染治疗3天，具体药物不详，未见明显好转，遂来诊，刻下症：神志清，精神一般，汗出恶风，鼻塞，流清涕，咳嗽，痰多色白，无发热，无头晕头痛，无腹痛腹泻，纳眠一般，二便尚调。

查体：患儿急性病容，面色青暗，精神一般，咳声低微，呼吸短促，舌淡白，苔薄白，指纹淡紫。双肺满布湿啰音。

中医诊断：感冒（风寒证）

西医诊断：小儿肺炎

治疗原则：疏风散寒。

治疗经过：选择4号脾胃方进行治疗。辅以中药内服，以桂枝加厚朴杏子汤为主方加减，具体方药为：桂枝6g、白芍6g、厚朴6g、杏仁6g、生姜6g、大枣3g、甘草3g。第2天，症状明显改善，继以隔药盐灸4号方治疗，中药内服予六君子汤善后，3天后痊愈。

按语： 本案运用隔药盐灸配合经方治疗感冒（小儿肺炎），5天痊愈，可见隔药盐灸、经方在儿科应用之妙。本案患儿营卫不和，故汗出恶风；风寒犯肺，故鼻塞，流清涕，咳嗽，痰多色白；舌淡白，苔薄白，指纹淡紫为佐证。治疗的前提是辨证准确。因证属风寒，故选用4号脾胃方，全方药性偏温，含肉桂、炮姜等散寒之品，与经方同用，收效满意。

小儿脏腑娇嫩、形气未充，为稚阴稚阳之体，隔药盐灸灸量宜轻，发汗不宜太过，以免耗损津液。其脏气清灵、易趋康复，疗程不宜过长，对于单纯感冒可中病即止。另外小儿感冒发病容易发生传变，易寒从热化，或热为寒闭，形成寒热夹杂之证，单用辛凉汗出不透，单用辛温恐助热化火，常取辛凉辛温并用。反复呼吸道感染患儿应在感冒之后及时调理，改善体质，增强免疫力。

【案例二】 陈某，女，28岁，文员，于2016年3月21日初诊。

主诉：发热伴头痛、咽痛2天。

病史：患者2天前无明显诱因下出现恶寒发热，伴头痛，鼻流浊涕，咽痛，神疲乏力，四肢酸软。外院胸片检查未见明显异常，诊断为"上呼吸道感染"、"咽炎"，予静滴抗生素、口服中成药（具体不详）后未见明显好转，遂来我院就诊，刻下症：神志清，精神一般，发热，稍恶寒，伴头痛，鼻流浊涕，咽痛，口干，无视物不清，无胸闷心悸，无腹痛腹泻，纳眠差，小便黄，大便硬。

查体：面色微红，体温38.5℃，咽部充血，心肺未见明显异常，腹软，肝脾未扪及，舌红，苔薄黄腻，脉浮数。

中医诊断：感冒（风热犯肺证）

西医诊断：上呼吸道感染

治疗原则：疏风散热。

治疗经过：选择5号免疫方进行治疗。辅以针刺，选穴：少商、大椎、合谷、曲池、风池、孔最，针用泻法，少商用三棱针速刺出血少许。三诊过后，患者诸症均明显好转，嘱注意合理生活作息，清淡饮食。

按语： 隔药盐灸治疗感冒，一般以4号脾胃方和5号免疫方为主。此两方均含解表的中药，区别在于，4号脾胃方偏温热，5号免疫方偏寒凉。在治疗时应辨明寒热虚实，酌情选方。若单用解表法易汗出后复热，应据证情合用清热解毒、清暑化湿、化痰消食、镇惊息风等治法。感冒的治疗还需注意因地制宜，南方感冒以风热为主，可由寒转热，治疗时需注意即时辨证，若寒热表现不明显，可从少阳治之，解表散热，和解少阳。

本案患者风热犯肺，故发热重，恶寒轻，鼻流浊涕；热邪作祟，则见面色微红，咽痛，口干；热邪伤津，则见小便黄，大便硬；舌红，苔薄黄腻，脉浮数亦为佐证，故选择5号免疫方进行治疗，方中蒲公英、金银花等助散热之效，配合针刺放血，收效迅速。需注意，对于此类急性感冒伴有咽痛不适症状者，尽量少用悬灸等过于温燥的治疗方法，可选取具有下行特性的腧穴或下肢腧穴进行辅助施灸。

本案相当于西医之普通感冒，其症状轻，病程短而易愈。需注意与时行感冒相鉴别，时行感冒主要表现在一个时期内广泛流行，证候多相类似者，传染性强、传播速度快，易于变生他病。若出现高热持续不退、咳嗽加剧、咯吐血痰等症时，宜尽快采取综合治疗措施。

第二节　咳　嗽

一、概念

咳嗽是指肺失宣降，肺气上逆作声，咯吐痰液而言，为肺系疾病的主要证候之一。有声无痰为咳，无声有痰为嗽，一般多为痰声并见，难以截然分开，故以咳嗽并称。根据病因可分为外感、内伤两大类。常见于西医学的上呼吸道感染，急、慢性支气管炎，支气管扩张等。

二、临床表现

咳嗽因原发疾病不同，表现亦有差异。可有发热、胸痛、咳痰、咯血、打喷嚏、流涕、咽部不适、气促等。咳嗽伴发高热的患者，多考虑急性感染性疾病、急性渗出性胸膜炎或脓胸等；咳嗽伴发明显胸痛者应考虑胸膜疾患，或者肺部脏器实质疾患，如肺癌、肺炎及肺梗死等。咳嗽伴发咳黄痰者多考虑支气管炎、肺炎等；如果咳大量脓痰多考虑肺脓肿、支气管扩张、肺囊肿继发感染等；如果咳嗽伴发咳果酱色痰考虑肺阿米巴病和肺吸虫病等；咳嗽伴发咯血大量者应考虑支气管扩张或空洞性肺结核，小量咯血或痰中带血考虑肺癌、肺结核等。

三、病因病机

1.**病因**　外感咳嗽多因外感风寒、风热之邪，侵袭肺系；内伤咳嗽总由脏腑功能失调、内邪干肺所致。

2.**病机**　邪犯于肺，肺气上逆。

3.**病位**　主脏在肺，与肝、脾相关，久则及肾。

4.**病性**　外感咳嗽属邪实，内伤咳嗽邪实与正虚并见。

四、辨证施灸

1.**外感咳嗽**

（1）风寒袭肺证：咳嗽声重，气急，咽痒，咳痰稀薄色白，常伴鼻塞，流清涕，头痛，肢体酸楚，或见恶寒发热，无汗等表证，舌苔薄白，脉浮或浮紧。

（2）风热犯肺证：咳嗽频剧，气粗或咳声嘶哑，喉燥咽痛，咳痰不爽，痰黏稠或黄，咳时汗出，常伴鼻流黄涕，口渴，头痛，身楚，或见恶风、身热等表证，舌苔薄黄，脉浮数或浮滑。

（3）风燥伤肺证：干咳，连声做呛，喉痒，咽喉干痛，唇鼻干燥，无痰或痰少而黏连成丝，不宜咯出，或痰中带血丝，口干，初起或伴鼻塞、头痛、微恶风寒、身热等表证，舌质红干而少津，苔薄白或薄黄，脉浮数。

2.**内伤咳嗽**

（1）痰湿蕴肺证：咳嗽反复发作，咳声重浊，痰多，因痰而嗽，痰出咳平，痰黏腻或稠厚成块，色白或带灰色，每于早晨或食后则咳甚痰多，进甘甜油腻食物加重，胸闷脘痞，呕恶食少，体倦，大便时溏，舌苔白腻，脉濡滑。

（2）痰热郁肺证：咳嗽，气息粗促，或喉中有痰声，痰多质黏厚或稠黄，咳吐不爽，或有热腥味，或咳血痰，胸胁胀满，咳时引痛，面赤，或有身热，口干而黏，欲饮水，舌质红，舌苔薄黄腻，脉滑数。

（3）肝火犯肺证：上气咳逆阵作，咳时面赤，咽干口苦，常感痰滞咽喉而咯之难出，量少质黏，或如絮条，胸胁胀痛，咳时引痛，症状可随情绪波动而增减，舌质红或舌边红，舌苔薄黄少津，脉弦数。

（4）肺阴亏耗证：干咳，咳声短促，痰少黏白，或痰中带血丝，或声音逐渐嘶哑，口干咽燥，或午后潮热，颧红，盗汗，口干，日渐消瘦，神疲，舌红少苔，脉细数。

【治疗处方】以16号止咳化痰方为主，余酌情合方。

五、安全操作

1.**贴治疗圈** 嘱患者取仰卧位，充分暴露腹部。将治疗圈对准并紧贴脐周皮肤，使脐窝位于治疗圈正中心，一只手固定治疗圈，另一只手用医用透气胶带将治疗圈外缘紧贴于皮肤上固定。普通成人环绕治疗圈贴一层胶带即可，咳嗽频繁者以及儿童、神志不清、易出汗患者需交错贴2~3层，并扩大皮肤的粘贴面积，便于固定。对于躁动的患者需尤为注意安全，可用粗布条固定四肢，防止患者烫伤。

2.**铺巾** 依次铺上棉质孔巾及隔热布，若孔巾或隔热布与治疗圈的缝隙过大，用夹子或胶带在孔洞处折叠收口并固定。

3.**撒药粉** 选择适量药粉剂约0.2g，用手指以搓撒的方式均匀撒在脐窝及周围皮肤上，以药粉均匀布散于皮肤但不填满脐窝为宜。药方选择以16号止咳化痰方为准，可合用4号脾胃方健脾化痰，标本同治。酌情增加兼证底粉，但一般不超过3种。

4.**倒药盐** 选择16号止咳化痰方药盐1袋，倒入治疗圈内并轻轻晃动，使药盐平整均匀。若药盐出现少量小结块，需将结块搓散或取出；若药盐内大量结块，需更换药盐。

5.**点燃艾炷** 用镊子取1壮艾炷放于圈内药盐正中心，点燃艾炷顶端。当艾炷燃至2/3时，点燃治疗盘里另一艾炷。待治疗圈内艾炷燃尽无烟后，将艾灰丢至盛水的钢碗内熄灭，再夹取事前点燃的艾炷放置于治疗圈内，每次放置艾炷的位置应保持一致。如此反复，直至20个艾炷全部燃完。更换艾炷过程中，治疗盘应贴近治疗圈，防止火星掉落引起烫伤，并不时用手触碰治疗圈底部感受温度，以防温度过高。

患者咳嗽时，胸腹起伏明显，治疗过程中，需留人在旁看护，严防艾灰掉落造成烫伤。

6.清扫药盐 待最后一壮艾炷完全燃尽、不见火星，用棉质孔巾翻盖住治疗圈，让余温维持1~2分钟。然后取下孔巾与隔热布，除去胶带，一手固定治疗圈并将一端轻轻翘离皮肤，另一手立即将硬纸垫片平铺插入治疗圈及药盐底部，将治疗圈及药盐平挪至垫片上，再用毛刷扫尽多余底粉及药盐。此时肚脐内可能残留少许药粉，用毛刷或纸巾清理干净，不能用嘴向脐部吹气，以防受寒。

7.注意事项

（1）对于气管切开术后咳嗽的患者，若咳嗽剧烈者，不建议予以隔药盐灸治疗，防止施灸过程中产生的烟雾吸入呼吸道加重咳嗽。

（2）小儿脏腑娇嫩，禀赋不足，若外感咳嗽日久不愈，可耗伤气阴，发展为肺阴耗伤或肺脾气虚之证，表现为咳嗽反复不愈，在治疗时，需标本同治，清补兼施。

（3）注意气候变化，做好防寒保暖，避免受凉；饮食不宜肥甘、辛辣及过咸，戒烟酒等滋腻之品；适当锻炼，增强体质。

8.辅助治疗措施

（1）针刺：

1）主穴：以手太阴肺经腧穴和肺的俞、募穴为主。取肺俞、中府、列缺、太渊。

2）加减：风寒犯肺加风门、合谷；风热犯肺加大椎、曲池、尺泽；燥热伤肺加太溪、照海；痰湿阻肺加足三里、丰隆；肝火灼肺加行间、鱼际；肺肾阴虚加肾俞、膏肓、太溪；脾肾阳虚加脾俞、肾俞、关元、足三里。

3）操作：针刺太渊注意避开桡动脉；中府、风门、肺俞、肾俞等穴不可直刺、深刺，以免伤及内脏，其他腧穴常规操作。外感咳嗽者每日1~2次；内伤咳嗽者每日或隔日1次。

（2）皮肤针：取项后、背部第1胸椎至第2腰椎两侧足太阳膀胱经、颈前喉结两侧足阳明胃经。外感咳嗽者叩至皮肤隐隐出血，每日1~2次；内伤咳嗽者叩至皮肤潮红，每日或隔日1次。

（3）拔罐：取肺俞、风门、膏肓等穴。留罐5~10分钟。适用于外感风寒咳嗽者。

（4）穴位敷贴：取肺俞、膏肓、大椎、大杼、身柱、定喘、天突、中府、膻中。用白芥子、甘遂、细辛、延胡索、肉桂、天南星等制成膏药，每次敷贴3~4穴，每3日换药1次。适用于内伤咳嗽。

（5）耳针：取肺、脾、肾、气管、神门、肾上腺、皮质下。每次选2~3穴，毫针针刺，外感咳嗽者用强刺激；内伤咳嗽者用中等刺激。留针30分钟。也可用王不留行籽贴压。

（6）电针：按针灸处方或酌情加减，每次选2~3对穴。外感咳嗽者用密波，内伤咳嗽者用疏密波，每次通电20~30分钟。

（7）穴位注射：取肺俞、天突、定喘、胸$_1$~胸$_7$夹脊。每次选2~3穴。外感咳嗽者可选用板蓝根、鱼腥草注射液；内伤咳嗽者可选用复方当归注射液、黄芪注射液、胎盘组织注射液，每穴0.5~1mL。外感咳嗽者每日或隔日治疗1次；内伤咳嗽者每隔3日治疗1次。

六、医案精选

【案例一】朱某，男，68岁，于2016年4月2日初诊。

主诉：咳嗽伴咯吐黏白痰2月余，加重2天。

病史：患者2月余前不慎受凉感冒后出现发热，咳嗽，经治热退，咳嗽未愈，反复不断，缠绵至今。2天前无明显诱因咳嗽加重，经药物治疗无明显好转（具体不详），为求进一步治疗，来我院就诊，刻下症：神志清，精神一般，咳嗽咯痰，痰质黏色白，甚则胸闷，体倦，纳差食少，眠一般，大便时溏，小便可。

查体：双肺满布湿啰音，舌淡紫，苔浊腻，脉弦滑。

辅助检查：胸片检查未见明显异常。

中医诊断：咳嗽（痰湿蕴肺证）

西医诊断：上呼吸道感染

治疗原则：燥湿化痰，理气止咳。

治疗经过：以16号止咳化痰方为主方，加4号脾胃方进行治疗。2诊：患者诉咳嗽、胸闷较前稍减轻，仍有体倦，纳差，便溏，舌淡，苔薄腻，脉弦滑。在上方的基础上，隔药盐灸加理中汤进行治疗，嘱避风寒，防劳累，清淡饮食。3诊：患者精神较前转佳，诉胸闷缓解，咳嗽明显改善，仍有少许黏白痰，夜能安睡。效不更方。4诊：诉咳嗽明显缓解，呼吸通畅，食欲转佳。舌质淡红，苔薄白，脉弦滑。5诊：诸症基本消失，舌淡红，苔薄白，脉滑。依上方再灸2次巩固疗效。1个月后随访，诉病情稳定。

按语： 本案之久咳乃外感与内伤兼夹，起于外感风寒犯肺，外邪尚未除尽，又因久病久咳而内伤脏腑，加之患者年老体虚，若治疗不当可缠绵多年，甚则发为哮喘。咳嗽初起治疗以祛邪利肺为主。咳嗽日久，转为内伤咳嗽，多属邪实正虚，治当祛邪止咳，扶正补虚，标本兼顾，分清虚实主次处理。

《素问》中指出："五脏六腑皆令人咳，非独肺也。"强调外邪犯肺或脏腑功能失调，病及于肺，皆能致咳。他脏及肺的咳嗽，可因情志刺激，肝失调达，气郁化火，循经上逆犯肺；或由饮食不当，过食肥厚辛辣，嗜烟好酒，致脾失健运，痰浊内生，上干于肺致咳。若久延脾肺两虚，气不化津，则痰浊更易滋生，致痰湿蕴肺，湿痰难化。

外邪滞肺，肺气宣降不利，津液不布则凝为痰，痰白而黏是为寒性，舌淡紫，苔浊腻亦为佐证。故以16号止咳化痰方为主方。方中半夏、紫菀温化寒痰，共为君药；杏仁止咳平喘，陈皮、茯苓健脾祛湿，桔梗宣肺止咳，前胡降气化痰，瓜蒌皮利气宽胸，石斛益胃生津、培土生金，俱为臣药；佐以黄芩、山豆根、天花粉清热化痰，寒热相配，使全方不至于温热太过；诸药合用，共奏止咳化痰之功。配合4号脾胃方，方中党参、白术、山药加强培土生金之效。2诊时症状好转，但仍有脾虚不能化痰之象，因"肺为贮痰之器，脾为生痰之源"，故加理中汤以增强健脾温化寒痰之功。

对于反复发作或日久不愈的咳嗽，需注意与肺痨相鉴别。肺痨也有咳嗽的症状，其主要病变也在肺。肺痨以阴虚火旺为病理特点，以咳嗽、咯血、潮热、盗汗、消瘦为主要临床症状，且具有传染性。

【案例二】王某，女，35岁，于2015年6月23日初诊。

主诉：咳嗽伴咽痒3天余。

病史：患者自诉3天前吹空调后出现鼻咽部不适感，伴流涕，咳嗽，咽痒。自服感冒灵后鼻咽部不适感、流涕症状消失，仍有咳嗽、咽痒。为求进一步治疗来诊，刻下症：神志清，精神可，咳嗽，有痰难咯，伴咽痒，自觉唇鼻干燥，口干欲饮，无恶寒发热，无头晕头痛，无胸闷心悸，纳眠可，小便少，大便硬。

查体：舌红少津，苔薄黄，脉浮数。

辅助检查：胸片检查未见明显异常。

中医诊断：咳嗽（风燥伤肺证）

西医诊断：上呼吸道感染

治疗原则：疏风清肺，润燥止咳。

治疗经过：选择16号止咳化痰方进行治疗，3次而愈。

按语：本案属外感咳嗽。燥邪伤肺，故有痰难咯；燥易伤津，故唇鼻干燥，口干欲饮，小便少，大便硬；风邪作祟，故咽痒；舌红少津，苔薄黄，脉浮数亦为佐证。故选用16号止咳化痰方进行治疗，取其止咳之功。方中更有石斛益胃生津，培土生金，天花粉清热润肺，止咳的同时又有润燥之效。

第三节　哮　喘

一、概念

哮喘是一种以发作性喉中哮鸣、呼吸困难甚则喘息不得平卧为特点的症状，常见于西医学的支气管哮喘、喘息性支气管炎和阻塞性肺气肿等疾病。"哮"为喉中痰鸣有声，"喘"为气短不足以息。可发生于任何年龄和季节，尤以寒冷季节和气候骤变时多发。

二、临床表现

哮喘表现为发作性咳嗽、胸闷及呼吸困难。部分患者咳痰，如无合并感染，常为白黏痰，质韧，有时呈米粒状或黏液柱状。发作时的严重程度和持续时间个体差异很大，轻者仅有胸部紧迫感，持续数分钟；重者极度呼吸困难，持续数周或更长时间。症状的特点是可逆性，即经治疗后可在较短时间内缓解，部分自然缓解，当然，少部分不缓解而呈持续状态。发作常有一定的诱发因素，不少患者发作有明显的生物规律，每天凌晨2~6点发作或加重，一般好发于春夏交接时或冬天，部分女性（约20%）在月经前或月经期间哮喘发作或加重。要注意非典型哮喘病人。有的哮喘病人常以发作性咳嗽作为唯一的症状，临床上常被误诊为支气管炎；有的青少年病人则以运动时出现胸闷、气紧为唯一的临床表现。

三、病因病机

1.**病因**　痰饮伏肺而引发。

2.**病机**　痰壅气道，肺气宣降功能失常。

3.**病位**　病初在肺，可累及脾、肾、心诸脏。

4.**病性**　初起多为实证，久而致虚。

四、辨证施灸

1.**寒饮伏肺证**　遇寒触发，胸膈满闷，呼吸急促，喉中痰鸣，咯痰稀白，初起多兼恶寒发热，头痛无汗，鼻流清涕，舌淡，苔白滑，脉浮紧。

2.**痰热壅肺证**　喘急胸闷，喉中哮鸣，声高息涌，痰黄质稠，咯吐不爽，发热口渴，舌质红，苔黄腻，脉滑数。

3.**肺脾气虚证**　咳喘气短，动则加剧，咳声低怯，痰液清稀，畏风自汗，神疲倦怠，食少便溏，舌淡，苔薄白，脉濡细。

4.**肺肾阴虚证**　短气而喘，咳嗽痰少，头晕耳鸣，腰膝酸软，潮热盗汗，舌红少苔，脉细数。

5.**心肾阳虚证**　喘促短气，呼多吸少，气不得续，畏寒肢冷，尿少浮肿，甚则喘急烦躁，心悸神昧，冷汗淋漓，唇甲青紫，舌质紫暗或有瘀点、瘀斑，苔薄白，脉沉细或微弱而结代。

【治疗处方】以16号止咳化痰方为主，余酌情合方。

五、安全操作

1.**治疗时间的选择**　哮喘的隔药盐灸治疗宜在缓解期，急性发作时应尽快进行解痉平喘、抗感染等治疗，在缓解期进行治疗，帮助扶阳助气，从而达到减缓发作的效果。

2.贴治疗圈　嘱患者取仰卧位，充分暴露腹部。将治疗圈对准并紧贴脐周皮肤，使脐窝位于治疗圈正中心，一只手固定治疗圈，另一只手用医用透气胶带将治疗圈外缘紧贴于皮肤上固定。普通成人环绕治疗圈贴一层胶带即可，喘咳频繁者以及儿童、神志不清、易出汗患者需交错贴2~3层，并扩大皮肤的粘贴面积，便于固定。

3.铺巾　依次铺上棉质孔巾及隔热布，若孔巾或隔热布与治疗圈的缝隙过大，应用夹子或胶带在孔洞处折叠收口并固定。

4.撒药粉　选择16号止咳化痰方药粉剂约0.2g，用手指以搓撒的方式均匀撒在脐窝及周围皮肤上，以药粉均匀布散于皮肤但不填满脐窝为宜。酌情增加兼证底粉，但一般不超过3种。

5.倒药盐　选择16号止咳化痰方药盐1袋，倒入治疗圈内并轻轻晃动，使药盐平整均匀。若药盐出现少量小结块，需将结块搓散或取出；若药盐内大量结块，需更换药盐。

6.点燃艾炷　用镊子取1壮艾炷放于圈内药盐正中心，点燃艾炷顶端。当艾炷燃至2/3时，点燃治疗盘里另一艾炷。待治疗圈内艾炷燃尽无烟后，将艾灰丢至盛水的钢碗内熄灭，再夹取事前点燃的艾炷放置于治疗圈内，每次放置艾炷的位置应保持一致。如此反复，直至20个艾炷全部燃完。更换艾炷过程中，治疗盘应贴近治疗圈，防止火星掉落引起烫伤，并不时用手触碰治疗圈底部感受温度，以防温度过高。

治疗过程中，需留人在旁看护，注意心率、脉象变化，防止哮喘大发作发生。

7.清扫药盐　待最后一壮艾炷完全燃尽、不见火星，用棉质孔巾翻盖住治疗圈，让余温维持1~2分钟。然后取下孔巾与隔热布，除去胶带，一手固定治疗圈并将一端轻轻翘离皮肤，另一手立即将硬纸垫片平铺插入治疗圈及药盐底部，将治疗圈及药盐平挪至垫片上，再用毛刷扫尽多余底粉及药盐。

8.灸后注意

（1）本病发作有明显的季节性，以冬季及气温多变季节发作为主，95%的发病诱因为呼吸道感染。故应注意气候变化，做好防寒保暖工作，冬季外出应戴口罩，避免各种诱发因素，预防感冒诱发哮喘，有外感病证要及时治疗。平时适当进行体育锻炼，增强体质。

（2）居室宜空气流通，阳光充足。冬季要保暖，夏季要凉爽通风；避免接触特殊气味；饮食宜清淡而富有营养，忌进生冷油腻、辛辣酸甜以及海鲜鱼虾等可能引起过敏的食物，以免诱发哮喘。

9.辅助治疗措施

（1）针刺：

1）主穴：以手太阴肺经腧穴和肺的俞、募穴为主。取肺俞、中府、天突、膻中、孔最、定喘、丰隆。

2）加减：寒饮伏肺加风门、太渊；痰热壅肺加大椎、曲池、太白；肺脾气虚加脾俞、足三里；肺肾阴虚加肾俞、关元、太溪；心肾阳虚加心俞、肾俞、气海、关元、内关；潮热盗汗加阴郄、复溜。

3）操作：风门、肺俞、脾俞、肾俞、心俞等穴不可直刺、深刺，以免伤及内脏；心肾阳虚气海、关元加灸；其他腧穴常规针刺。严重发作者每日针治2次或数次，缓解期每隔1~2日治疗1次。

（2）皮肤针：取两侧胸锁乳突肌、第7颈椎至第2腰椎旁开1.5寸处足太阳膀胱经、鱼际至尺泽穴手太阴肺经。每个部位循序叩刺，以皮肤潮红或微渗血为度。适用于发作期。

（3）穴位敷贴：取肺俞、膏肓、膻中、脾俞、肾俞。用白芥子、甘遂、细辛、肉桂、天南星等药制成膏药，在"三伏"期间贴敷，适用于缓解期。

（4）耳针：取对屏尖、肾上腺、气管、肺、皮质下、交感。每次选3穴，毫针强刺激，留针30分钟。发作期每日治疗1~2次；缓解期用弱刺激，每周治疗2次。

（5）电针：按针刺处方每次选2~3对穴，针刺得气后接电针仪，用疏密波刺激30~40分钟，哮喘持续者可适当延长刺激时间，多用于发作期。

（6）穴位注射：发作期选天突、定喘，每穴注入0.1%肾上腺素0.2mL，每日1次；缓解期选胸1~胸7夹脊、肺俞、膏肓、脾俞、肾俞，每次选用2~3穴，可选用胎盘组织液、黄芪注射液，每穴注入0.5~1mL，每周2~3次。

六、医案精选

【案例】秦某，男，58岁，于2015年12月28日初诊。

主诉：发作性喘息、呼吸困难10年余，加重1年。

病史：患者10余年前每于冬季发作性喘息、呼吸困难，于外院确诊为慢性阻塞性肺气肿，多次住院治疗。今年年初起发作持续不已，遂来诊。刻下症：呼吸困难，喘息气促，动则喘甚，稍有咳嗽，痰少，喉中少有痰鸣，腰膝酸软，偶有盗汗，声音低微，纳可，眠一般，二便调。

查体：患者慢性病容，面色潮红，精神一般，呼吸短促，呼多吸少，语声低微，舌红少苔，脉细数。双肺底哮鸣音。

中医诊断：哮喘（肺肾阴虚证）

西医诊断：慢性阻塞性肺气肿

治疗原则：补肺纳肾，降气平喘。

治疗经过：选择16号止咳化痰方合补肾方进行治疗。辅以苏子降气汤内服，具体方药为：肉桂2.5g（后下）、炙黄芪12g、当归10g、钟乳石10g、炒苏子10g、法半夏10g、胡桃肉10g、橘皮5g、沉香2.5g（后下）、生姜2片。经10天治疗后，患者病情缓解，持续4个月气喘未作，次年冬季共轻度发作2次。

按语： 哮喘在发作时，痰阻气道，肺失宣肃，表现邪实之证；如反复久发，气阴耗损，肺、脾、肾渐虚，以正虚为主。辨治原则根据已发、未发，分虚实施治。发时当攻邪治标，分别寒热，予以温化宣肺或清化肃肺。平时当扶正治本，审查阴阳，分别采用补肺、健脾、益肾等法。

本案运用隔药盐灸配合经方治疗哮喘，患者症状明显缓解，病情得到控制，可见隔药盐灸、经方在肺系疾病中疗效确切。本案患者久病肺虚，气失所主，气阴亏耗，不能下济于肾，肾不纳气而喘促气短、呼吸困难，颜面潮红，偶有盗汗，舌红少苔，脉细数，皆为阴虚之象，故辨证为肺肾阴虚证。治疗上从补益肺肾，降气平喘入手，故选用止咳化痰方合补肾方。补肾方全方益肾固气，含淫羊藿、熟附子、杜仲、黄柏、菟丝子，入肾经，坚肾气，补而不竣。16号止咳化痰方，性偏寒，防补肾方过于温燥，两者寒温共济，共奏补肺纳肾，降气平喘之功效，与经方同用，疗效满意。

由于哮喘的临床表现并非哮喘特有，所以，在诊治时，需除外其他疾病所引起的喘息、胸闷和咳嗽，如心源性哮喘、中央型肺癌、气管内膜病变、变态反应性肺浸润等。

此外，哮喘的病因复杂，治疗时需采用多种疗法综合治疗，除口服药外，可选用雾化吸入、敷贴、针灸疗法，配合环境疗法、心身疗法可增强疗效。

附：小儿哮喘

小儿哮喘的发生，与小儿脏腑特点密切相关，小儿脾常不足，肾常虚。脾虚不运，生湿酿痰，上贮于肺；肾气虚弱，不能蒸化水液而为清津，上泛为痰，聚液成饮。痰饮留伏，复加外感、饮食、情志、劳倦等因素刺激，引动伏痰，痰阻气道，肺失肃降，气逆痰动而发哮喘。

第六章　心脑病证

第一节　中　风

一、概念

中风是以猝然昏仆，不省人事，半身不遂，口眼㖞斜，语言不利为主症的病证。病轻者可无昏仆而仅见半身不遂及口眼㖞斜等症状。根据病程长短，分为3期。急性期为发病后2周以内，中脏腑可至1个月；恢复期指发病2周后或1个月至半年内；后遗症期指发病半年以上，且遗留功能障碍的时期。相当于西医学的急性脑血管病，如脑梗死、脑出血、蛛网膜下腔出血等。总体上可分为出血性和缺血性两类。

二、临床表现

一般无神志改变，表现为不经昏仆而突然发生口眼㖞斜、语言不利、半身不遂等症，属中风中经络；伴随意识障碍者为中脏腑。颅脑CT、MRI检查对本病有确切的诊断意义。

三、病因病机

1.**病因**　内伤积损，劳欲过度，饮食不节，情志所伤或气虚邪中。

2.**病机**　阴阳失调，气血逆乱。

3.**病位**　在心脑，与肝肾密切相关。

4.**病性**　本虚标实，以肝肾阴虚为本，可归纳为虚（阴虚、气虚）、火（肝火、心火）、风（肝风、外风）、痰（风痰、湿痰）、气（气逆）、血（血瘀）六端。

四、辨证施灸

1.中经络

（1）风痰入络证：肌肤不仁，手足麻木，突然发生口眼㖞斜，语言不利，口角流涎，舌强言謇，甚则半身不遂，或兼见手足拘挛，关节酸痛等症，舌苔薄白，脉浮数。

（2）风阳上扰证：平素头晕头痛，耳鸣目眩，突然发生口眼㖞斜，舌强言謇，或手足重滞，甚则半身不遂等症，舌质红苔黄，脉弦。

（3）阴虚风动证：平素头晕耳鸣，腰酸，突然发生口眼㖞斜，言语不利，手指瞤动，甚或半身不遂，舌质红，苔腻，脉弦细数。

【治疗处方】21号脑梗死方、23号脑出血方为主方，余酌情合方。

2.中脏腑

（1）闭证：

1）痰热腑实证：素有头痛眩晕，心烦易怒，突然发病，半身不遂，口舌㖞斜，舌强言謇或不语，神识欠清或昏蒙，肢体强痉，痰多而黏，伴腹胀，便秘，舌质暗红，或有瘀点瘀斑，苔黄腻，脉弦滑或弦涩。

2）痰火瘀闭证：突然昏仆，不省人事，牙关紧闭，口噤不开，两手握固，大小便闭，肢体强痉，面赤身热，气粗口臭，躁扰不宁，苔黄腻，脉弦滑而数。

3）痰浊瘀闭证：突然昏仆，不省人事，牙关紧闭，口噤不开，两手握固，肢体强痉，大小便闭，面白唇暗，静卧不烦，四肢不温，痰涎壅盛，苔白腻，脉沉滑缓。

（2）脱证（阴竭阳亡）：突然昏仆，不省人事，目合口张，鼻鼾息微，手撒肢冷，汗多，大小便自遗，肢体软瘫，舌痿，脉细弱或脉微欲绝。

【治疗处方】1号醒脑开窍方为主方，余酌情合方。

五、安全操作

1.贴治疗圈　嘱患者取仰卧位，充分暴露腹部。将治疗圈对准并紧贴脐周皮肤，使脐窝位于治疗圈正中心，一只手固定治疗圈，另一只手用医用透气胶带将治疗圈外缘紧贴于皮肤上固定。普通成人环绕治疗圈贴一层胶带即可，神志不清、易出汗患者需交错贴2~3层，并扩大皮肤的粘贴面积，便于固定。

2.铺巾 依次铺上棉质孔巾及隔热布，若孔巾或隔热布与治疗圈的缝隙过大，应用夹子或胶带在孔洞处折叠收口并固定。

3.撒药粉 选择适量药粉剂约0.2g，用手指以搓撒的方式均匀撒在脐窝及周围皮肤上，以药粉均匀布散于皮肤但不填满脐窝为宜。中经络之脑梗死患者药方选择以21号脑梗死方为主方；脑出血患者以23号脑出血方为主方；中脏腑者以1号醒脑开窍方为主方。酌情增加兼证底粉，但一般不超过3种。

4.倒药盐 选择与主证相应配方的1袋，倒入治疗圈内并轻轻晃动，使药盐平整均匀。若药盐出现少量小结块，需将结块搓散或取出；若药盐内大量结块，需更换药盐。

5.点燃艾炷 用镊子取1壮艾炷放于圈内药盐正中心，点燃艾炷顶端，当艾炷燃至2/3时，点燃治疗盘里另一艾炷。待治疗圈内艾炷燃尽无烟后，将艾灰丢至盛水的钢碗内熄灭，再夹取事前点燃的艾炷放置于治疗圈内，每次放置艾炷的位置应保持一致。如此反复，直至20个艾炷全部燃完。更换艾炷过程中，治疗盘应贴近治疗圈，防止火星掉落引起烫伤。

中风偏瘫患者，往往存在感觉功能减退，施灸法应谨防烫伤，需不时用手触碰治疗圈底部感受温度，以防温度过高。

6.清扫药盐 待最后一壮艾炷完全燃尽、不见火星，用棉质孔巾翻盖住治疗圈，让余温维持1~2分钟。然后取下孔巾与隔热布，除去胶带，一手固定治疗圈并将一端轻轻翘离皮肤，另一手立即将硬纸垫片平铺插入治疗圈及药盐底部，将治疗圈及药盐平挪至垫片上，再用毛刷扫尽多余底粉及药盐。此时肚脐内可能残留少许药粉，用毛刷或纸巾清理干净，不能用嘴向脐部吹气，以防受寒。

7.灸后注意

（1）密切观察病情和患者情绪变化，注意神志、瞳孔、呼吸、脉搏、血压的情况，对中风后情绪低落或情绪波动的患者及时发现和治疗。

（2）平时注意生活调摄，适当锻炼，增强体质，提高防治效果。

（3）对中风的病人要做到"未病先防"和"既病防变"，防止复中。若患者在中风期间再次出现眩晕、头痛、肢体麻木等症状时，应予以平肝息风治疗，可选用镇肝熄风汤。

8.辅助治疗措施

（1）针刺：

1）中经络：

主穴：水沟、百会、内关、极泉、尺泽、委中、三阴交、足三里。

加减：肝阳暴亢加太冲、太溪；风痰阻络加丰隆、合谷；痰热腑实加曲池、内庭、丰隆；气虚血瘀加气海、血海；阴虚风动加太溪、风池。

操作：水沟用雀啄术，百会、内关用捻转泻法，持续运针1~3分钟；三阴交、足三里用提插补法；刺极泉时，在原穴位置下2寸心经上取穴，避开腋毛，直刺进针，用提插泻法，以患者上肢有麻胀和抽动感为度；尺泽、委中直刺，提插泻法，使肢体有抽动感。

2）中脏腑：

主穴：以督脉腧穴为主。取水沟、素髎、百会、内关。

加减：闭证加刺十宣、合谷、太冲；脱证加灸关元、气海、神阙。

操作：内关、素髎用捻转泻法，持续运针1~3分钟；水沟用雀啄法，以患者面部表情出现反应为度；十宣用三棱针点刺出血；合谷、太冲用泻法，强刺激；关元、气海用大艾炷灸法；神阙用隔盐灸法，直至四肢转温为止。

（2）电针：在患侧上、下肢体各选2个穴位，针刺得气后接通电针仪，用断续波或疏密波中度刺激，以肌肉出现规律性收缩为佳。

（3）头针：选顶颞前斜线、顶旁1线及顶旁2线，毫针平刺入头皮下，快速捻转2~3分钟，每次留针30分钟，留针期间反复捻转2~3次。行针后鼓励患者活动肢体。

六、医案精选

【案例一】王某，男，58岁，于2012年5月10日初诊。

主诉：右侧肢体活动不利2个月。

病史：患者于2个月前无明显诱因感右侧肢体麻木，活动不利，伴头晕，无意识丧失，于当地医院查头颅MR示：左侧基底节新发梗死灶。经溶栓、活血等治疗（具体不详）后病情稍有好转。为求进一步康复来本院就诊，刻下症：神志清，精神可，右侧肢体活动不利，伴麻木感，时有头晕，右侧口角稍㖞斜，无视物旋转，无恶心呕吐，纳眠一般，二便尚调。

查体：右侧鼻唇沟变浅，伸舌基本居中，悬雍垂基本居中，言语无明显障碍。偏瘫步态，左侧肌力5级，右上肢肌力3级，右下肢肌力4-级。肌张力未见明显异常。右膝腱反射亢进，右侧巴宾斯基征（+）。舌淡，苔白腻，脉弦。

中医诊断：中风 中经络（风痰入络证）

西医诊断：脑梗死

治疗原则：祛风化痰通络。

治疗经过：以21号脑梗死方为主方，加4号脾胃方、22号麻木方，辅以针刺、推拿进行治疗。针刺以对侧颞三针和患侧手足三针为主，推拿在脊柱两侧（以患侧为主）按揉，患肢肌肉以揉捏法为主，配合四肢关节屈伸等运动，并用擦法刺激手足阳明经筋皮部，手法宜轻柔，隔天一次。患者2诊时诉右侧肢体麻木稍缓解，3诊时诉头晕时间减少，继续治疗1周，肢体麻木感、头晕症状基本消失，仍有右侧口角㖞斜，肢体乏力，活动不利，舌红，苔薄白，脉弦。连续治疗3个月后患者右侧口角㖞斜，肢体乏力明显改善，右上肢肌力4级，右下肢肌力4+级。

按语： 本案患者素体脾虚而生痰，加之风邪入侵，而成中风。痰阻脉络，故见肢体乏力；痰浊上扰，故见头晕；风邪作祟，故见肢体麻木，口角㖞斜。以21号脑梗死方活血通络，配合22号麻木方祛风通络，4号脾胃方健脾化痰，诸方合用，共奏祛风化痰通络之效。

临证时对于四旬以上，经常出现头晕痛、肢麻以及一时性言语不利等症状的患者，应警惕是否有中风先兆，需引起重视。

【案例二】段某，女，77岁，于2012年10月18日就诊。

主诉：右侧肢体乏力27天。

病史：患者27天前做饭时无明显诱因感眩晕，遂卧床休息，5分钟后起床接电话时出现言语不利，右侧肢体乏力。家属急送当地医院，途中出现意识不清，小便失禁。急查头颅CT示：脑出血，出血量约20mL（未见具体报告单），予脱水降颅压等对症治疗（具体不详）后，病情好转，遗留右侧肢体乏力。为求进一步康复来我院就诊。刻下症：神志清，精神差，右侧口角㖞斜，言语欠清晰，饮水呛咳，右侧肢体乏力，无头晕头痛，无心慌胸闷，无腹痛腹泻，纳眠差，大便7日未解，小便可。

查体：被动体位，右侧鼻唇沟变浅，言语欠清晰，咽反射减弱。右上肢肌力1级，右下肢肌力3级，右侧肢体肌张力减弱，腱反射稍亢进，浅感觉减退。舌质淡红，苔黄腻，脉弦滑。

中医诊断：中风　恢复期（痰热腑实证）

西医诊断：脑出血恢复期

治疗原则：通腑泻热，息风化痰。

治疗经过：以23号脑出血方为主方，加15号泻热通便方，配合针刺进行治疗。针刺以阳明经和少阳经经穴为主，取穴如下：焦氏头皮针之运动区、廉泉、手三里、外关、合谷、血海、阴陵泉、足三里、丰隆。头针取左侧，体针取右侧，留针30分钟，日1次，15次为1个疗程。4个疗程后，患者诉可自行行走，上肢稍可上举，活动欠灵活。查体：右上肢肌力3–级，右下肢肌力4级。

按语：本病多见于年迈之人，年逾四旬，阴气自半，气血渐衰，偶因将息失宜，或情志所伤诱发，一旦发病，大多难于治疗。往往不能短期恢复，常有后遗症，且有复中的可能。

本案患者急性起病，病机为痰热上犯清窍，气机升降失常，肢体失养，故见口角㖞斜，肢体乏力；患者大便7日未解，结合舌质淡红，苔黄腻，脉弦滑，辨为"痰热腑实"之证。以23号脑出血方为主方，加15号泻热通便方，从而通腑泻热，息风化痰。

【案例三】王某，男，58岁，于2015年5月10日初诊。

主诉：意识丧失6小时。

病史：患者约6小时前在低头时出现剧烈头痛、头晕，后出现意识丧失，四肢冰冷，呕吐胃内容物，家属急呼120送至当地医院，经急诊抢救后，生命体征尚平稳，为进一步诊治转至我院。刻下症：神志欠清，精神差，自汗出，目合口张，四肢乏力，无自主运动，留置鼻饲管及尿管，大便失禁。

查体：血压205/154mmHg。神志欠清，精神差，双侧瞳孔散大，直径6mm，对光反射消失。口角无㖞斜，伸舌不合作，口唇无发绀，颈软。呼吸机辅助呼吸，两肺呼吸音粗，未闻及明显干湿啰音。心率100次/分，律齐。肌力检查不配合，肌张力低下。颈强直，Kernig征（+），Brudzinski征（+）。脉细弱。

辅助检查：头颅CT示蛛网膜下腔出血。

中医诊断：中风　中脏腑（脱证，阴竭阳亡）

西医诊断：蛛网膜下腔出血

治疗原则：回阳救逆。

治疗经过：以1号醒脑开窍方为主方，加3号补虚方，配合中药鼻饲及针刺促醒。中药以参附汤合生脉散加减；针刺以素髎、水沟及足底反应点为主，强刺激捻转。以上治疗日1次，15次为1个疗程。经3个疗程的治疗后，患者清醒，遗留四肢乏力。查体：神志清，精神可，双上肢肌力2级，双下肢肌力3级，四肢肌张力增高。

按语：本案患者突然起病，发时意识丧失，四肢厥冷，并见呕吐，症见自汗，目合口张，四肢乏力，大便失禁，属中脏腑之脱证。此时阳浮于上，阴竭于下，阴阳有离决之势，正气虚脱，心神颓败，故见昏仆、不省人事、目合口张、汗出、大便失禁等五脏败绝的危症。治以回阳救逆，方用1号醒脑开窍方，加3号补虚方，配合中药鼻饲及针刺促醒，收效较好。

中风之中脏腑起病时可见昏迷、意识不清，故需注意与痫证、厥证相鉴别。痫证：昏迷时四肢抽搐，多吐涎沫，或发出异常叫声，醒后如常人。厥证：昏迷时多见面色苍白，四肢厥冷，无口眼㖞斜、手足偏废，亦无四肢抽搐等症。

第二节　眩　晕

一、概念

眩晕是以头晕眼花、视物旋转为主症的一类病证。眩即目昏眼花，眼前发黑，或星光闪烁，晃动缥缈；晕即头晕，失衡欲倾。临床上因常同时出现，故统称为"眩晕"。轻者发作短暂，平卧闭目片刻即安；重者如坐舟车，旋转起伏不定，以致站立不稳，或伴有恶心、呕吐、汗出、面色苍白等症状，严重者可突然跌倒。相当于西医学的梅尼埃病、颈椎病、椎–底动脉系统血管病以及贫血、高血压病、脑血管病等疾病，可分为周围性及中枢性两类。

二、临床表现

1.周围性眩晕　由内耳迷路或前庭部分、前庭神经颅外段（在内听道内）病变引起的眩晕为周围性眩晕，包括急性迷路炎、梅尼埃病等。其特点为：

（1）眩晕为剧烈旋转性：持续时间短，头位或体位改变可使眩晕加重明显。

（2）眼球震颤：眼震与眩晕发作同时存在，多为水平性或水平加旋转性眼震。通常无垂直性眼震，振幅可以改变，数小时或数日后眼震可减退或消失，向健侧注视时眼震更明显。头位诱发眼震多为疲劳性，温度诱发眼震多见于半规管麻痹。

（3）平衡障碍：多为旋转性或上下左右摇摆性运动感，站立不稳，自发倾倒，静态直立试验多向眼震慢相方向倾倒。

（4）自主神经症状：如恶心、呕吐、出汗及面色苍白等。

（5）常伴耳鸣、听觉障碍：无脑功能损害。

2.中枢性眩晕　是指前庭神经核、脑干、小脑和大脑颞叶病变引起的眩晕。特点：

（1）眩晕程度相对较轻：持续时间长，为旋转性或向一侧运动感，闭目后可减轻，与头部或体位改变无关。

（2）眼球震颤粗大：可以为单一的垂直眼震和（或）水平、旋转型，可以长期存在且强度不变。眼震方向和病灶侧别不一致，自发倾倒和静态直立试验倾倒方向不一致。

（3）平衡障碍：表现为旋转性或向一侧运动感，站立不稳，多数眩晕和平衡障碍程度不一致。

（4）自主神经症状不如周围性明显。

（5）无半规管麻痹、听觉障碍等。

（6）可伴脑功能损害：如脑神经损害、眼外肌麻痹、面舌瘫、延髓性麻痹、肢体瘫痪、高颅压等。

三、病因病机

1.病因　情志不遂，年高肾亏，病后体虚，饮食不节，跌扑损伤、瘀血内阻。

2.**病机**　虚者为髓海不足，或气血亏虚，清窍失养；实者为风、火、痰、瘀扰乱清空。

3.**病位**　在头窍，与肝、脾、肾相关。

4.**病性**　分虚实两端，以虚者居多。

四、辨证施灸

1.**肝阳上亢证**　眩晕，耳鸣，头目胀痛，口苦，失眠多梦，遇烦劳郁怒而加重，甚则仆倒，颜面潮红，急躁易怒，肢麻震颤，舌红苔黄，脉弦或数。

2.**痰湿中阻证**　眩晕，头重昏蒙，或伴视物旋转，胸闷恶心，呕吐痰涎，食少多寐，舌苔白腻，脉濡滑。

3.**瘀血阻窍证**　眩晕，头痛，兼见健忘，失眠，心悸，精神不振，耳鸣耳聋，面唇紫暗，舌暗有瘀斑，脉涩或细涩。

4.**气血亏虚证**　眩晕动则加剧，劳累即发，面色㿠白，神疲乏力，倦怠懒言，唇甲不华，发色不泽，心悸少寐，纳少腹胀，舌淡苔薄白，脉细弱。

5.**肾精不足证**　眩晕日久不愈，精神萎靡，腰酸膝软，少寐多梦，健忘，两目干涩，视力减退；或遗精滑泄，耳鸣齿摇；或颧红咽干，五心烦热，舌红少苔，脉细数；或面色㿠白，形寒肢冷，舌淡嫩，苔白，脉弱尺甚。

【治疗处方】以10号头晕方为主方，余酌情合方。

五、安全操作

1.**贴治疗圈**　嘱患者取仰卧位，充分暴露腹部。将治疗圈对准并紧贴脐周皮肤，使脐窝位于治疗圈正中心，一只手固定治疗圈，另一只手用医用透气胶带将治疗圈外缘紧贴于皮肤上固定。普通成人环绕治疗圈贴一层胶带即可，神志不清、易出汗患者需交错贴2~3层，并扩大皮肤的粘贴面积，便于固定。

2.**铺巾**　依次铺上棉质孔巾及隔热布，若孔巾或隔热布与治疗圈的缝隙过大，应用夹子或胶带在孔洞处折叠收口并固定。

3.**撒药粉**　选择10号头晕方药粉剂约0.2g，用手指以搓撒的方式均匀撒在脐窝及周围皮肤上，以药粉均匀布散于皮肤但不填满脐窝为宜。根据患者具体情况，酌情增加兼证底粉，但一般不超过3种。

4. 倒药盐 选择10号头晕方药盐1袋，倒入治疗圈内并轻轻晃动，使药盐平整均匀。若药盐出现少量小结块，需将结块搓散或取出；若药盐内大量结块，需更换药盐。

5. 点燃艾炷 用镊子取1壮艾炷放于圈内药盐正中心，点燃艾炷顶端。当艾炷燃至2/3时，点燃治疗盘里另一艾炷。待治疗圈内艾炷燃尽无烟后，将艾灰丢至盛水的钢碗内熄灭，再夹取事前点燃的艾炷放置于治疗圈内，每次放置艾炷的位置应保持一致。如此反复，直至20个艾炷全部燃完。更换艾炷过程中，治疗盘应贴近治疗圈，防止火星掉落引起烫伤。本病以虚证居多，虚证之人灸感常不明显，需不时用手触碰治疗圈底部感受温度，以防温度过高。

6. 清扫药盐 待最后一壮艾炷完全燃尽、不见火星，用棉质孔巾翻盖住治疗圈，让余温维持1~2分钟。然后取下孔巾与隔热布，除去胶带，一手固定治疗圈并将一端轻轻翘离皮肤，另一手立即将硬纸垫片平铺插入治疗圈及药盐底部，将治疗圈及药盐平挪至垫片上，再用毛刷扫尽多余底粉及药盐。此时肚脐内可能残留少许药粉，用毛刷或纸巾清理干净，不能用嘴向脐部吹气，以防受寒。

7. 灸后注意

（1）坚持适当的体育锻炼，练习太极拳、八段锦等对预防和治疗眩晕均有良好的作用；保持心情舒畅、乐观，防止七情内伤；注意劳逸结合，体力和脑力的过度劳累；节制房事；饮食尽可能定时定量，忌暴饮暴食及过食肥甘厚味，或过咸；戒除烟酒；避免突然、强力的主动或被动的头部运动。

（2）眩晕发作时要及时治疗，注意适当休息，症状严重者一定要卧床休息及有人陪伴，或住院治疗，以免发生意外。

8. 辅助治疗措施

（1）针刺：

1）主穴：百会、风池、头维、太阳、悬钟。

2）加减：肝阳上亢加行间、太冲；痰湿中阻加内关、中脘、丰隆；气血亏虚加气海、血海、足三里；肝肾阴虚加肝俞、肾俞、太溪。

3）操作：针刺风池应正确把握进针的方向、角度和深浅；其他腧穴常规针刺；痰浊上蒙者可在百会加灸。重症每日治疗2次，每次留针30~60分钟。

（2）三棱针：眩晕剧烈时可取印堂、太阳、百会、头维等穴，三棱针点刺出血1~2滴。

（3）耳针：取肾上腺、皮质下、枕、脑、神门、额、内耳；风阳上扰加肝、胆；痰浊上蒙加脾、缘中；气血不足加脾、胃；肝肾阴虚加肝、肾。每次取一侧3~5穴，毫针中等刺激，留针20~30分钟；还可用王不留行籽贴压。

（4）头针：取顶中线、枕下旁线。中等刺激，留针20~30分钟。每日1次。

（5）穴位注射：选针灸处方中2~3穴，注入5%葡萄糖溶液或维生素B_1注射液、维生素B_{12}注射液、当归注射液，每穴0.5mL。

六、医案精选

【**案例一**】朱某，女，72岁，于2011年12月28日初诊。

主诉：反复眩晕6年余，加重伴恶心、呕吐1天。

病史：患者6年前无明显诱因出现头晕，呈持续性，视物旋转，以中午、下午时明显，感疲倦，无晕厥、昏迷等症状。于当地医院就诊，诊断为"高血压病"，予口服降压药后症状缓解（具体不详），但症状反复，3年前于当地医院查头颅CT示：脑梗死，经治疗后好转出院。1天前患者再次出现头晕症状，较前加重，伴视物旋转，头顶部胀痛，感恶心并呕吐胃内容物2次，未见喷射性呕吐。今为求系统治疗来我院就诊，刻下症：神志清，精神一般，头晕，呈持续性，视物旋转，恶心欲呕，口干，无口苦，无耳鸣耳聋，无腰膝酸软，纳差，眠可，二便尚调。

查体：血压180/100mmHg，随机血糖6.8mmol/L。舌淡，苔白腻，脉弦滑。

中医诊断：眩晕（痰浊上蒙证）

西医诊断：①高血压病3级极高危组；②脑梗死后遗症期

治疗原则：祛痰化浊，醒脑开窍。

治疗经过：以16号止咳化痰方为主方，加1号醒脑开窍方、4号脾胃方进行治疗，日1次，15次为1个疗程。经2个疗程的治疗后，患者诉无眩晕，无恶心欲呕等不适。随访3个月未见复发。

按语：患者素体脾虚，年老体弱，脾胃运化无力而生痰浊。痰浊蒙蔽清窍则见头晕、视物旋转；弥漫中焦则见恶心呕吐、纳差；痰浊困脾，津液无法上乘则见口干。治疗此症应以祛痰化浊为主，故以止咳化痰方为主方。中医有"脾为生痰之源"之说，故配合脾胃方来治疗。患者有脑梗死病史，故辅以醒脑开窍方。

【案例二】陈某，男，58岁，于2012年4月12日初诊。

主诉：头晕目眩7天，加重2天。

病史：患者近7天来渐觉头晕，继而目眩，时觉右侧手麻、肢体乏力，劳作后加重。于当地医院就诊（用药不详）后症状未见明显缓解，遂来我院就诊。刻下症：神志清，精神一般，头晕目眩，伴头痛，时有惊悸，自觉右侧肢体麻木、乏力，平素易感疲乏，纳可，眠差，二便尚调。

查体：舌淡，边有瘀斑，苔薄白，脉弦细滑。

辅助检查：颅脑MR示脑梗死。

中医诊断：眩晕（瘀血阻窍证）

西医诊断：脑梗死

治疗原则：活血通窍。

治疗经过：以13号活血通络方为主方，配合1号醒脑开窍方进行治疗，日1次，15日为1个疗程。5个疗程后，患者诉诸症好转。

按语：患者脉络空虚，风邪入中，气血运行不畅，血脉阻滞，不能荣养于脑，宁济于心，则头晕目眩、失眠惊悸、精神不振、神疲乏力并见；不通则痛，故见头痛；气血不荣于肢体，则见肢体麻木乏力；舌淡，边有瘀斑，苔薄白，脉弦细滑亦为佐证。辨病为"眩晕"，辨证为"瘀血阻窍"，故以13号活血通络方为主方，配合1号醒脑开窍方，取活血通窍之效。

眩晕发作时常与头痛并见，需注意鉴别。头痛病因有外感、内伤，眩晕则以内伤为主；在辨证方面，头痛以实证居多，而眩晕则偏于虚证。

【案例三】杨某，女，60岁，于2014年12月6日初诊。

主诉：头晕乏力1周，加重2天。

病史：患者自诉1周前因与他人吵架出现头晕乏力，自觉天旋地转，闭目缓解，伴双侧头部及巅顶胀痛，自测血压180/115mmHg。既往高血压病史12年，平素服用洛丁新，血压控制在160/105mmHg左右。2天前症状加重，遂来我院就诊，刻下症：神志清，精神倦怠，头晕，自觉天旋地转，全身乏力，恶心欲呕，耳中有轰轰如潮水之声，口苦，平素易躁易怒，纳一般，眠差多梦，二便尚调。

查体：共济失调。舌红苔黄，脉弦细数。

辅助检查：颅脑CT示小脑多发腔隙性梗死。

中医诊断：眩晕（肝阳上亢证）

西医诊断：小脑多发腔隙性梗死

治疗原则：平肝潜阳。

治疗经过：以10号头晕方为主方，配合7号头痛方进行治疗，日1次，15日为1个疗程。经3个疗程治疗后，患者诉诸症好转。

按语：《素问·至真要大论》曰："诸风掉眩，皆属于肝。"中医认为，肝为风木之脏，主动主升。忧郁恼怒，可致肝气不调，气郁化火，肝阳上亢，肝风内动，上扰清窍，发为眩晕。此型眩晕症的临床表现为头晕目眩，头胀或痛，心烦易怒，失眠多梦，耳鸣口苦等，多由情志刺激而诱发。治疗应以平肝潜阳为主，以10号头晕方为主方，方中天麻、钩藤、生决明等平肝潜阳力效，辅以7号头痛方，效果显著。

本病在治疗上需详察病情，治法上有从本从标之异，急者多偏实，可选息风、潜阳、清火、化痰等法以治标；缓者多偏虚，当用补养气血、益肾、养肝、健脾等法以治本为主。中年以上患者出现肝阳引起的眩晕，若肝阳上亢，化为肝风，病情严重时有发为中风的风险，故眩晕需及时治疗。

第三节 头 痛

一、概念

头痛是指外感六淫或内伤杂病致使头部脉络拘急或失养，清窍不利所引起的，以自觉头痛为临床特征的一种常见病证。既可单独出现，亦可见于多种疾病的过程中。西医学中的偏头痛、紧张性头痛、丛集性头痛、三叉神经性头痛以及其他原发性头痛，可参照本节内容辨证施治。部分继发性头痛，如脑神经痛、中枢和原发性颜面痛及其他头痛，酌情参考本节内容辨证施治。

二、临床表现

头痛程度有轻有重，疼痛时间有长有短，疼痛形式多种多样，常见胀痛、闷痛、撕裂样痛、电击样疼痛、针刺样痛，部分伴有血管搏动感及头部紧箍感，以及恶心、呕吐、头晕等症状。继发性头痛还可伴有其他系统性疾病症状或体征，如感染性疾病常伴有发热，血管病变常伴偏瘫、失语等神经功能缺损症状等。头痛因程度不同产生不同危害，病情严重可使患者丧失生活和工作能力。适时恰当地选用神经影像学或腰穿脑脊液等辅助检查，能为颅内器质性病变提供诊断及鉴别诊断的依据。

三、病因病机

1.病因 感受外邪、情志失调、饮食劳倦及体虚久病、先天不足或房事不节、头部外伤或久病入络。

2.病机 外感头痛为外邪上扰清空，壅滞经络，络脉不通。内伤头痛与肝、脾、肾三脏的功能失调有关。可分为不通则痛和不荣则痛。

3.病位 在头，与肝、脾、肾相关。

4.病性 分虚实两端，以实者居多。

四、辨证施灸

1.外感头痛

（1）风寒头痛：头痛连及项背，常有拘急收紧感，或伴恶风畏寒，遇风尤剧，常喜裹头，口不渴，苔薄白，脉浮紧。

（2）风热头痛：头痛而胀，甚则头胀如裂，发热或恶风，面红目赤，口渴喜饮，大便不畅或便秘，尿赤，舌尖红，苔薄黄，脉浮数。

（3）风湿头痛：头痛如裹，肢体困重，胸闷纳呆，大便或溏，舌苔白腻，脉濡。

2.内伤头痛

（1）肝阳头痛：头胀痛而眩，两侧为重，心烦易怒，夜寐不宁，口苦面红，或兼胁痛，舌红苔黄，脉弦数。

（2）血虚头痛：头痛隐隐，时时昏晕，遇劳加重，心悸失眠，面色少华，神疲乏力，舌质淡，苔薄白，脉细弱。

（3）气虚头痛：头痛隐隐，时发时止，遇劳加重，纳食减少，神疲乏力，气短懒言，舌质淡，苔薄白，脉细弱。

（4）痰浊头痛：头痛昏蒙，胸脘满闷，纳呆呕恶，舌苔白腻，脉滑或弦滑。

（5）肾虚头痛：头痛且空，眩晕耳鸣，腰膝酸软，神疲乏力，滑精带下，舌红，少苔，脉细无力。

（6）瘀血头痛：头痛经久不愈，痛处固定不移，痛如锥刺，日轻夜重，或有头部外伤史，舌紫暗，或有瘀斑、瘀点，苔薄白，脉细或细涩。

【治疗处方】以7号头痛方为主方，余酌情合方。

五、安全操作

1.**贴治疗圈**　嘱患者取仰卧位，充分暴露腹部。将治疗圈对准并紧贴脐周皮肤，使脐窝位于治疗圈正中心，一只手固定治疗圈，另一只手用医用透气胶带将治疗圈外缘紧贴于皮肤上固定。普通成人环绕治疗圈贴1层胶带即可，神志不清、易出汗患者需交错贴2~3层，并扩大皮肤的粘贴面积，便于固定。

2.**铺巾**　依次铺上棉质孔巾及隔热布，若孔巾或隔热布与治疗圈的缝隙过大，应用夹子或胶带在孔洞处折叠收口并固定。

3.**撒药粉**　选择7号头痛方药粉剂约0.2g，用手指以搓撒的方式均匀撒在脐窝及周围皮肤上，药粉布散均匀，但不填满脐窝。

4.**倒药盐**　选择7号头痛方药盐1袋，倒入治疗圈内并轻轻晃动，使药盐平整均匀。若药盐出现少量小结块，需将结块搓散或取出；若药盐内大量结块，需更换药盐。

5.**点燃艾炷**　用镊子取1壮艾炷放于圈内药盐正中心，点燃艾炷顶端。当艾炷燃至2/3时，点燃治疗盘里另一艾炷。待治疗圈内艾炷燃尽无烟后，将艾灰丢至盛水的钢碗内熄灭，再夹取事前点燃的艾炷放置于治疗圈内，每次放置艾炷的位置应保持一致。如此反复，直至20个艾炷全部燃完。更换艾炷过程中，治疗盘应贴近治疗圈，防止火星掉落引起烫伤，并不时用手触碰治疗圈底部感受温度，以防温度过高。

6.清扫药盐　待最后一壮艾炷完全燃尽、不见火星，用棉质孔巾翻盖住治疗圈，让余温维持1~2分钟。然后取下孔巾与隔热布，除去胶带，一手固定治疗圈并将一端轻轻翘离皮肤，另一手立即将硬纸垫片平铺插入治疗圈及药盐底部，将治疗圈及药盐平挪至垫片上，再用毛刷扫尽多余底粉及药盐。此时肚脐内可能残留少许药粉，用毛刷或纸巾清理干净，不能用嘴向脐部吹气，以防受寒。

7.灸后注意

（1）做好情志疏导工作，避免暴怒和郁闷不乐，以免头痛加重。头痛发作时要设法分散病人的注意力，指导病人放松紧张情绪；居住环境宜安静整洁，空气流通，光线柔和或偏暗，温度、湿度适宜，床铺要清洁干燥、平软；减少陪护及探视者，避免一切外界不良刺激。

（2）应戒烟酒，饮食宜清淡，少食肥甘厚味，饮食定时定量，少食多餐。

8.辅助治疗措施

（1）针刺：

1）主穴：以局部取穴为主，配合循经远端取穴。阳明头痛取印堂、上星、阳白、攒竹、鱼腰、丝竹空、合谷、内庭；少阳头痛取太阳、丝竹空、角孙、率谷、风池、外关、足临泣；太阳头痛取天柱、风池、后溪、申脉、昆仑；厥阴头痛取百会、通天、太冲、行间、太溪、涌泉；全头痛取百会、印堂、太阳、头维、阳白、合谷、风池、外关。

2）加减：外感风邪加风池、风门，风寒加灸大椎，风热针泻曲池，风湿针泻三阴交；痰浊上扰加丰隆、足三里；气滞血瘀加合谷、太冲、膈俞；气血不足加气海、血海、足三里；肝阳上亢治同厥阴头痛。

3）操作：头部腧穴大多应平刺，少数腧穴如太阳、天柱、风池可直刺，但风池穴应严格注意针刺的方向和深度，防止伤及延髓。急性头痛每日治疗1~2次，每次留针30~60分钟；慢性头痛每日或隔日1次。

（2）皮肤针：重叩印堂、太阳、阿是穴，每次5~10分钟，直至出血。适用于风寒湿邪侵袭或肝阳上亢型头痛。

（3）三棱针：头痛剧烈时，取印堂、太阳、百会、大椎、攒竹等穴，以三棱针刺血，每穴放血3~5滴。

（4）电针：取合谷、风池、太阳、阿是穴等，针刺得气后接电针仪，用连续波中强度刺激。适用于气滞血瘀型或顽固性头痛。

（5）耳针：取枕、颞、额、皮质下、肝、神门。每次选2~3穴，毫针强刺激，留针时间视头痛缓解情况而定；也可用王不留行籽贴压；顽固性头痛还可取耳背静脉刺血。

（6）穴位注射：根据中医证型，分别选用柴胡注射液、当归注射液、丹参注射液、川芎注射液、维生素B_1注射液、维生素B_{12}注射液，常规取2~3穴，每穴0.5mL。

六、医案精选

【案例一】刘某，女，45岁，于2012年12月9日初诊。

主诉：反复头痛1年余，加重伴睡眠障碍1周。

病史：患者近1年余因工作压力大、精神紧张而致头痛反复发作，时轻时重，发作时呈刺痛，患者描述严重时自觉脑内轰响，头痛剧烈，曾在其他医院就诊，服用过清空膏、牛黄上清丸等方加减的药物等，均未效。近1周，患者因年底工作量大，经常加班，感头痛加重，夜间痛甚，入睡困难。今为求系统治疗来我院就诊。刻下症：神志清，精神一般，头痛呈间歇性刺痛，全身倦怠乏力，纳一般，眠差，二便尚调。

查体：无明显阳性体征。舌紫暗，有瘀斑，苔薄白，脉细涩。

中医诊断：内伤头痛（瘀血头痛）

西医诊断：紧张性头痛

治疗原则：活血化瘀、通窍止痛。

治疗经过：以7号头痛方为主方，配合13号活血通络方治疗，日1次，10次为1个疗程。经1个疗程的治疗后，患者诉头痛发作频率减少，睡眠情况明显好转。连续治疗3个疗程，未再发头痛。

按语： 患者因工作劳累、压力大，情绪紧张，致肝失疏泄，气血运行不畅，滞涩阻塞脑络，不通则通。治疗此症应以活血化瘀、通窍止痛为主，故以7号头痛方为主方，配合13号活血通络方。

真头痛与一般头痛的鉴别：真头痛为头痛的一种特殊重症，呈突发性剧烈头痛，持续不解，阵发加重，常伴有喷射性呕吐，肢厥，抽搐。本病凶险，应与一般头痛区别。真头痛常见于西医学中高血压危象、蛛网膜下腔出血、硬膜下出血等危重病证。一旦出现上述表现，应行头颅CT、MRI或脑脊液检查，以免延误诊断治疗。

【案例二】赵某，男，28岁，于2012年1月17日初诊。

主诉：头痛伴鼻塞3天。

病史：患者诉3天前夜间着凉后出现头痛，呈收紧感，流清涕，遇风加重，自觉全身发冷，测体温无发热（37℃左右，具体不详），自服抗病毒口服液未见明显好转，今来我院就诊。刻下症：神清，精神一般，头痛，有紧箍感，颈项酸胀，恶风，鼻流清涕，遇风加剧，口不渴，纳一般，寐欠安，二便调。

查体：体温37.5℃，余无阳性体征。舌淡红，苔薄白，脉浮紧。

中医诊断：外感头痛（风寒头痛）

西医诊断：上呼吸道感染

治疗原则：疏风散寒，通窍止痛

治疗经过：以7号头痛方为主方。日1次，共治疗5天，患者诉诸症愈。

按语：头痛的辨证要点首先辨外感与内伤。外感头痛多有起居不慎，感受外邪的病史；一般病程较短，预后较好。内伤头痛大多起病较缓，病程较长，病机较为复杂。

《素问·风论》曰："风气循风府而上，则为脑风。"患者因起居不慎，感受风邪后，邪气上犯头部清窍，清阳之气受阻，气血不畅，而发为头痛。结合患者舌脉，舌淡红，苔薄白，脉浮紧，皆为风寒之征象。辨病为"外感头痛"，辨证为"风寒证"，故以7号头痛方为主方，取疏风散寒，通窍止痛之效，运用活血药如川芎、红花、赤芍活血通窍，同时配合引经药如阳明白芷、少阳柴胡、少阴细辛等，共奏引经通络、祛风散寒通窍之效。

头痛部位与经络密切相关，如：太阳头痛，在头后部，下连于项；阳明头痛，在前额部及眉棱骨等处；少阳头痛，在头之两侧，并连及于耳；厥阴头痛则在巅顶部位，或连目系。治疗头痛应重视循经用药：如太阳头痛选用羌活、蔓荆子、川芎；阳明头痛选用葛根、白芷、知母；少阳头痛选用柴胡、黄芩、川芎；厥阴头痛选用吴茱萸、藁本；少阴头痛选用细辛；太阴头痛选用苍术。

第四节　不　寐

一、概念

不寐是以经常不能获得正常睡眠为特征的一类病证，主要表现为睡眠时间、深度的不足，轻者入睡困难，或寐而不酣，时寐时醒，或醒后不能再寐，重则彻夜不寐。

二、临床表现

患者不能获得整夜睡眠，表现为入睡困难、睡眠质量下降或睡眠时间减少。因白天困倦，工作能力下降，在停止工作时容易出现日间嗜睡现象，常伴有记忆功能下降、注意功能下降。还可伴随大脑边缘系统及其周围的自主神经功能紊乱症状；心血管系统表现为胸闷、心悸、血压不稳定，周围血管收缩扩展障碍；消化系统表现为便秘或腹泻、胃部闷胀；运动系统表现为颈肩部肌肉紧张、头痛和腰痛，情绪控制能力减低，容易生气或不开心；男性容易出现阳痿，女性常出现性功能减低等表现。容易出现短期内体重减低，免疫功能下降和内分泌功能紊乱。

三、病因病机

1.**病因**　饮食不节、情志失常、劳逸失调、病后体虚等。

2.**病机**　阳盛阴衰，阴阳失交。

3.**病位**　在心，与肝、脾、肾相关。

4.**病性**　分虚实两端，虚多实少。

四、辨证施灸

1.**肝火扰心证**　不寐多梦，甚则彻夜不眠，急躁易怒，伴有头晕头胀，目赤耳鸣，口干而苦，便秘溲赤，舌红苔黄，脉弦而数。

2.**痰热扰神证**　心烦不寐，胸闷脘痞，泛恶嗳气，口苦，头重，目眩，舌偏红，苔黄腻，脉滑数。

3.**心脾两虚证** 不寐，多梦易醒，心悸健忘，神疲食少，头晕目眩，四肢倦怠，腹胀便溏，面色少华，舌淡苔薄，脉细无力。

4.**心肾不交证** 心烦不寐，入睡困难，心悸多梦，伴头晕耳鸣，腰膝酸软，潮热盗汗，五心烦热，咽干少津，男子遗精，女子月经不调，舌红少苔，脉细数。

5.**心胆气虚证** 不寐，多噩梦，易于惊醒，触事易惊，终日惕惕，胆怯心悸，伴气短自汗，倦怠乏力，舌淡，脉弦细。

【**治疗处方**】以9号失眠方为主，余酌情合方。

五、安全操作

1.**贴治疗圈** 嘱患者取仰卧位，充分暴露腹部。将治疗圈对准并紧贴脐周皮肤，使脐窝位于治疗圈正中心，一只手固定治疗圈，另一只手用医用透气胶带将治疗圈外缘紧贴于皮肤上固定。普通成人环绕治疗圈贴一层胶带即可，儿童、神志不清、易出汗患者需交错贴2~3层，并扩大皮肤的粘贴面积，以便固定。

2.**铺巾** 依次铺上棉质孔巾及隔热布，若孔巾或隔热布与治疗圈的缝隙过大，应用夹子或胶带在孔洞处折叠收口并固定。

3.**撒药粉** 选择9号失眠方药粉剂约0.2g，用手指以搓撒的方式均匀撒在脐窝及周围皮肤上，以药粉均匀布散于皮肤但不填满脐窝为宜。可适量增加兼证底粉，但一般不超过3种。

4.**倒药盐** 将9号失眠方药盐倒入治疗圈内并轻轻晃动，使药盐平整均匀。若药盐出现少量小结块，需将结块搓散或取出；若药盐内大量结块，需更换药盐。

5.**点燃艾炷** 用镊子取1壮艾炷放于圈内药盐正中心，点燃艾炷顶端，当艾炷燃至2/3时，点燃治疗盘里另一艾炷。待治疗圈内艾炷燃尽无烟后，将艾灰丢至盛水的钢碗内熄灭，再夹取事前点燃的艾炷放置于治疗圈内，每次放置艾炷的位置应保持一致。如此反复，直至20个艾炷全部燃完。更换艾炷过程中，治疗盘应贴近治疗圈，防止火星掉落引起烫伤，并不时用手触碰治疗圈底部感受温度，以防温度过高。

6.清扫药盐　待最后一壮艾炷完全燃尽、不见火星，用棉质孔巾翻盖住治疗圈，让余温维持1~2分钟。然后取下孔巾与隔热布，除去胶带，一手固定治疗圈并将一端轻轻翘离皮肤，另一手立即将硬纸垫片平铺插入治疗圈及药盐底部，将治疗圈及药盐平挪至垫片上，再用毛刷扫尽多余底粉及药盐。此时肚脐内可能残留少许药粉，用毛刷或纸巾清理干净，不能用嘴向脐部吹气，以防受寒。

7.灸后注意

（1）需注意精神调摄，清除思想顾虑，克服过度的紧张、兴奋、焦虑、抑郁、惊恐、愤怒等不良情绪，保持心情舒畅。

（2）适当体育锻炼，增强体质，养成良好的生活习惯。

（3）养成良好的睡眠习惯。晚饭宜有营养、易消化，适量，忌过饱；睡前半小时不吸烟，不饮酒、浓茶和咖啡等；睡眠环境宜安静、舒适，不宜穿紧身衣服睡觉；睡前避免从事紧张和兴奋的活动，可睡前听较舒缓的轻音乐，以放松精神，还可配合心理治疗协助入寐。

8.辅助治疗措施

（1）针刺：

1）主穴：神门、内关、百会、安眠。

2）加减：心脾两虚加心俞、脾俞、三阴交；心胆气虚加心俞、胆俞、丘墟；肝火扰心加行间、太冲、风池；痰热扰心加中脘、丰隆、内庭；心肾不交加心俞、肾俞、三阴交。

3）操作：所有腧穴常规针刺；背俞穴注意针刺的方向、角度和深度。以睡前2小时、病人处于安静状态下治疗为佳。

（2）皮肤针：用皮肤针轻叩印堂、百会、颈项部及腰背部背俞穴，每次5~10分钟，以局部皮肤潮红为度。每日1次。

（3）耳针：取心、脾、神门、皮质下、交感。每次选2~3穴，轻刺激，留针30分钟。每日1次。

六、医案精选

【案例一】王某，女，49岁，于2014年3月12日初诊。

主诉：夜间入睡困难6个月。

病史：患者6个月前无明显诱因下出现夜间入睡困难，勉强入睡后常于夜间2点左右醒来，曾服用"安定"等药物，未见明显好转，现来我院就诊。刻下症：神志清，精神一般，夜间难入睡，多梦易醒，伴头晕头痛，心烦易怒，口干口苦，纳差，大便黏腻，小便尚可。

查体：舌红，苔薄黄，脉弦。

中医诊断：不寐（肝火扰心证）

西医诊断：睡眠障碍

治疗原则：疏肝泻火，镇心安神。

治疗经过：以18号虚烦方为主方，配合9号失眠方进行治疗，日1次。2诊：仍有入睡困难，多梦，但醒来次数减少，余症基本同前，续前方治疗。3诊：入睡困难较前好转，余症基本同前，效不更方。4诊：入睡困难明显改善，多梦易醒较前缓解，偶有头晕头痛，口稍干不苦，自觉心情舒畅，加2号镇静安神方，增强疗效。5诊：精神可，胃纳尚可，大便黏腻较前好转，续前方治疗。6诊：精神佳，夜间能较快入睡，并安睡6~8小时，无头晕头痛、心烦易怒、口干口苦等症状，胃纳可，二便调，舌红，苔薄白，脉弦滑。随访半年未见复发。

按语：本例患者性情急躁易怒，口干口苦，肝失调达，气郁不舒，郁而化火，火性上炎，清阳不升，故见头晕痛；舌红、苔黄，均为热象；肝阳上亢，扰动心神，神不安宁以致不寐，故治以疏肝泻火，镇心安神。

不寐的治疗当补虚泻实，调整阴阳。虚者补其不足，益气养血，滋补肝肾；实者泻其有余，消导和中，清火化痰。实证日久，耗伤气血，亦可转为虚证。虚实夹杂者，应补泻兼顾。

【案例二】王某，男，35岁，于2014年4月23日初诊。

主诉：眠差3月余，加重1周。

病史：患者自诉3月余前因工作压力大开始出现入睡困难，睡后易惊醒，未予系统诊治。近1周症状加重，每夜睡眠时间不到1小时，遂来我院就诊。刻下症：入睡困难，甚则彻夜未眠，白天精神萎靡，少气懒言，伴头晕，耳鸣，心悸，腰膝酸软，纳一般，二便调。

查体：舌质淡，苔薄，脉沉细。

中医诊断：不寐（心肾不交证）

西医诊断：睡眠障碍

治疗原则：交通心肾。

治疗经过：以9号失眠方为主方，加2号镇静安神方，辅以耳穴疗法，用王不留行籽于耳穴"心""肾""神门""皮质下"贴压；嘱患者畅情志，勿忧虑过度。2诊：患者精神转佳，喜诉昨夜睡眠较前好转，头晕症状减轻，舌质淡，苔薄，脉沉细，效不更方。3~5诊：患者神清气爽，面露喜色，诉失眠症状基本消失，精神较前好转，仍有少许腰膝酸软，无头晕、耳鸣、心悸等不适，纳可，二便调。舌淡红，苔薄白，脉缓。气血渐生，心神得养，故睡眠好转，诸恙渐平，继续治疗2周，巩固疗效。

按语：不寐的病因很多，与心脾肝肾及阴血不足有关，其病理变化，总属阳盛阴衰，阴阳失交。本例患者劳心过度，心主神志、主血，伤心耗血，故见失眠、心悸等症；肾主藏精，肾气亏损则见头晕、耳鸣、腰膝酸软之症；脾藏意、主思，思虑过度易致气机阻滞不畅，脾胃运化无力，故见精神萎靡、少气懒言、纳差之象。故本病辨证属"心肾不交"，治以交通心肾为法。

第五节　癫　狂

一、概念

癫狂是临床常见的精神失常疾病。癫病以精神抑郁、表情淡漠、沉默痴呆、语无伦次、静而多喜为特征。狂病以精神亢奋、狂躁不安、喧扰不宁、骂詈毁物、动而多怒为特征。两者均以青壮年罹患者居多，因在临床症状上不能截然分开，又能相互转化，故以癫狂并称。

二、临床表现

癫证初期以情感障碍为主，表现情感淡漠，生活懒散，少与人交往，喜静恶动。若病情进一步发展，可出现思维障碍，情绪低下，沉默寡言，学习成绩下降，直至丧失生活和工作能力。进一步发展，病情更甚者，可出现淡漠不知，喃喃自语，终日闭户，不知饥饱。

狂证初期以情绪高涨为主，多见兴奋话多，夜不寐，好外走，喜冷饮，喜动恶静。病情进一步发展，渐至频繁外走，气力倍增，刚暴易怒，登高而歌，自高贤，自尊贵，部分患者亦可出现呼号骂詈，不避水火，不避亲疏的严重症状。

三、病因病机

1.病因 七情内伤、饮食失节、先天不足。

2.病机 癫为痰气郁结，蒙蔽神机；狂为痰火上扰，神明失主。两者常可相互转化。

3.病位 主要在心肝，涉及脾胃，久而伤肾。

4.病性 初起多为实证，久则虚实夹杂。

四、辨证施灸

1.癫证

（1）痰气郁结证：精神抑郁，表情淡漠，沉默痴呆，时时太息，语无伦次，或喃喃独语，多疑多虑，喜怒无常，不思饮食，舌苔白腻，脉弦滑。

（2）心脾两虚证：神思恍惚，魂梦颠倒，心悸易惊，善悲欲哭，肢体困乏，言语无序，面色苍白，舌淡，苔薄白，脉细弱无力。

2.狂证

（1）痰火扰神证：起病常先有性情急躁，头痛失眠，两目怒视，面红目赤，突然狂暴无知，逾垣上屋，骂詈叫号，不避亲疏，或毁物伤人，或哭笑无常，登高而歌，弃衣而走，不食不眠，舌质红绛，苔多黄腻，脉弦滑数。

（2）火盛伤阴证：狂证日久，病势较缓，时作时止，精神疲惫，情绪焦虑，烦躁不眠，形瘦面红，五心烦热，舌质红，少苔或无苔，脉细数。

（3）痰热瘀结证：癫狂日久不愈，面色晦滞而秽，情绪躁动不安，多言无序，恼怒不休，甚至登高而歌，弃衣而走，妄见妄闻，妄思离奇，头痛，心悸而烦，舌质紫暗，或有瘀斑，苔少或薄黄而干，脉弦细或细涩。

【治疗处方】 癫证以1号醒脑开窍方为主方，狂证以2号镇静安神方为主方。

五、安全操作

1.贴治疗圈　嘱患者取仰卧位，充分暴露腹部。为防止患者隔药盐灸施灸过程中躁动，予以粗布绳固定四肢，以防躁动时艾灰掉落烫伤皮肤。将治疗圈对准并紧贴脐周皮肤，使脐窝位于治疗圈正中心，一手固定治疗圈，另一手用医用透气胶带将治疗圈外缘紧贴于皮肤上固定。需交错贴2~3层，并扩大皮肤的粘贴面积，便于固定。

2.铺巾　依次铺上棉质孔巾及隔热布，若孔巾或隔热布与治疗圈的缝隙过大，应用夹子或胶带在孔洞处折叠收口并固定。

3.撒药粉　根据病症选择适量药粉剂约0.2g，癫证用1号醒脑开窍方为主方，狂证用2号镇静安神方，用手指以搓撒的方式均匀撒在脐窝及周围皮肤上，以药粉均匀布散于皮肤但不填满脐窝为宜。可适量增加兼证底粉，但一般不超过3种。

4.倒药盐　选择与主证相应配方的药盐1袋，倒入治疗圈内并轻轻晃动，使药盐平整均匀。若药盐出现少量小结块，需将结块搓散或取出；若药盐内大量结块，需更换药盐。

5.点燃艾炷　用镊子取1壮艾炷放于圈内药盐正中心，点燃艾炷顶端，当艾炷燃至2/3时，点燃治疗盘里另一艾炷。待治疗圈内艾炷燃尽无烟后，将艾灰丢至盛水的钢碗内熄灭，再夹取事前点燃的艾炷放置于治疗圈内，每次放置艾炷的位置应保持一致。如此反复，直至20个艾炷全部燃完。更换艾炷过程中，治疗盘应贴近治疗圈，防止火星掉落引起烫伤，并不时用手触碰治疗圈底部感受温度，以防温度过高。

6.清扫药盐　待最后一壮艾炷完全燃尽、不见火星，用棉质孔巾翻盖住治疗圈，让余温维持1~2分钟。然后取下孔巾与隔热布，除去胶带，一手固定治疗圈并将一端轻轻翘离皮肤，另一手立即将硬纸垫片平铺插入治疗圈及药盐底部，将治疗圈及药盐平挪至垫片上，再用毛刷扫尽多余底粉及药盐。此时肚脐内可能残留少许药粉，用毛刷或纸巾清理干净，不能用嘴向脐部吹气，以防受寒。

7.灸后注意

（1）重视精神调护，避免精神刺激。防止环境的恶性刺激，保持光线明亮，增加社会接触，这有益于稳定患者情绪，消除被隔离感。

（2）加强护理，包括情志和谐，起居、饮食、劳逸调摄规律。正确对待病人的各种病态表现，不应讥笑、讽刺，要关心、体贴、照顾病人。

（3）对重症病人的打人、骂人、自伤等症状，要采取防护措施，注意安全，防止意外，必要时行约束性保护，并由专人照顾。

8.辅助治疗措施

（1）癫证

1）针刺：

主穴：神门、丰隆、心俞、脾俞。

加减：痰气郁结加中脘、太冲；心脾两虚加足三里、三阴交。

操作：所有腧穴均常规针刺；背俞穴注意针刺的方向、角度和深度，以防伤及内脏。

2）耳针：取心、皮质下、肾、枕、神门。每次选用3~5穴，毫针浅刺、轻刺激，留针30分钟；也可用王不留行籽贴压。

3）电针：取百会、水沟、通里、丰隆。针刺得气后在四肢穴位接电针仪，用疏密波强刺激15~30分钟。

4）穴位注射：取心俞、膈俞、间使、足三里、三阴交。每次选1~2穴，用25~50mg氯丙嗪注入，每天注射1次。

（2）狂证

1）针刺：

主穴：以督脉、心包经腧穴为主。取水沟、大椎、风池、劳宫、大陵、丰隆。

加减：痰火扰神加中脘、神门；火盛伤阴加神门、大钟、三阴交；痰热瘀结加合谷、太冲、膈俞、丰隆。

操作：所有腧穴常规针刺（针大椎、风池二穴时需控制病人乱动，以免发生意外）。急性发作时针刺可不留针，并可配合刺血治疗。

2）三棱针：取大椎、水沟、百会、中冲（十宣或十二井），点刺出血。

3）耳针：取心、皮质下、肾、枕、神门。每次选用3~4穴，强刺激，留针30分钟。

4）电针：取百会、水沟、通里、丰隆。针后在四肢穴位通以脉冲电流，用连续波作时间较长的刺激。

5）穴位注射：取心俞、膈俞、间使、足三里、三阴交。每次选1~2穴，用25~50mg氯丙嗪，每穴注入0.5~1mL。每日1次。

六、医案精选

【案例一】柯某，女，35岁，于2006年1月30日初诊。

主诉：语无伦次、不知劳作1年余。

病史：其夫代诉，患者1年余前与亲戚吵架后，觉胸胁满痛、纳呆呕恶，未予处理，之后逐渐出现语无伦次、不知劳作，日常起居需家人帮助督促，于当地医院就诊，予口服多虑平，未见明显好转，遂来我院就诊。刻下症：神识恍惚，目光呆滞，反应迟钝，语无伦次，不知劳作，时有独语嬉笑，形体消瘦，面色萎黄，月经2~3个月1行，量少色暗，无血块，纳眠差，二便尚调。舌暗淡，苔白腻，脉细无力。

中医诊断：癫证（心脾两虚证）

西医诊断：精神分裂症

治疗原则：养心健脾，醒脑开窍。

治疗经过：隔药盐灸以1号醒脑开窍方为主方进行治疗，日1次。10诊：神识恍惚好转，反应较前灵敏，诉语无伦次逐渐减少，偶有独语嬉笑，面色萎黄好转，形体消瘦，纳眠仍差，在前方基础上配合9号失眠方继续治疗。20诊：无神识恍惚、目光呆滞、语无伦次、独语嬉笑等症状，但表情仍较为淡漠，与家人交流较少，面色稍红润，续前法治疗。30诊：生活起居能自理，能与他人正常交流，形体仍偏瘦，但面色红润，月经量适中，色鲜红。舌淡红，苔薄白，脉缓。随访1年，未见复发。

按语：癫证在初期多属实证，宜清热涤痰，疏肝理气，或以安神定志为主。本病常见气血凝滞，可根据不同证候，适当予以活血化瘀之品。若病久不愈，正气渐衰，应根据气血阴阳亏损的不同，予以健脾益气，滋阴养血等法治之。

本案患者癫病日久，心血内亏，心神失养，故见神识恍惚，神无所主，语无伦次、独语嬉笑等症；血少气衰，脾失健运，脾主气血生化，故见体瘦面黄；脾虚血少，故经血色暗不畅；心脾不足，心神失养，则寐差。治疗应养心健脾，醒脑开窍。

【案例二】艾某，男，23岁，于2012年7月4日初诊。

主诉：精神失常1周。

病史：家属代诉，患者平素与父母关系不和谐，性情急躁，时有头晕头痛，1周前与同事发生口角后头痛加重，夜不能寐，言多语乱，打人毁物，遂至我院就诊。刻下症：语无伦次，声音高亢，笑骂自伤，扬手掷足，面赤目睁，膂力过人，不寐不食，大便1周未解，小便色黄。舌红苔黄燥，脉弦数。

中医诊断：狂证（气郁化火证）

西医诊断：躁狂抑郁症

治疗原则：清热化火，疏肝理气。

治疗经过：患者初诊配合较差，家属以布条约束于治疗床上，以便熏灸。隔药盐灸以2号镇静安神方为主方，配合15号泻热通便方进行治疗，日1次。2诊：患者已能配合治疗，无须约束，续前法治疗。4诊：大便通，效不更方。7诊：患者已能答医者问，头痛而胀，夜不能寐，胸闷心烦，口干口苦，加予18号虚烦方进行治疗。10诊：面色不红，纳眠转佳，二便调，舌红苔微黄，脉弦。随访半年，未见复发。

按语：本案患者为狂证，气郁化火，经气逆乱，枢机不利，循肝胆之经上行而扰清空及心窍。治以清热化火，疏肝理气。方用2号镇静安神方获良效。

癫与狂的鉴别：癫为气郁、痰阻、血瘀，久延则脾气心血亏耗。狂为火郁、痰壅、痰热，久延心肾阴伤，水不济火，而致阴虚火旺。两种均属精神失常，癫者静，狂者动；癫者多喜，狂者多怒。癫证平素如常人，发则眩仆倒地，昏不识人。两者临床表现上有所不同，但又难以截然分开，可以相互转化。

第六节　痴　呆

一、概念

痴呆是由髓减脑消或痰瘀痹阻脑络，神机失用而导致的一种神志异常疾病，以呆傻愚笨、智能低下、善忘等为主要临床表现。轻者可见神情淡漠，寡言少语，反应迟钝，善忘；重则表现为终日不语，或闭门独居，或口中喃喃，言辞颠倒，行为失常，忽笑忽哭，或不欲食，数日不知饥饿等。唐代孙思邈在《华佗神医秘传》中首倡"痴呆"病名。明代张景岳《景岳全书》中有"癫狂痴呆"篇，对痴呆病因病机进行了详细论述。清代叶天士《临证指南医案》："初起神呆遗溺，老人厥中显然。"是中医学较早涉及血管性痴呆的记载。

西医学中老年性痴呆、血管性痴呆、混合性痴呆以及脑叶萎缩症、正压性脑积水、脑淀粉样血管病、代谢性脑病、中毒性脑病等疾病均可参照本节辨证论治。

二、临床表现

痴呆的发生多缓慢隐匿，记忆减退是主要的核心症状。早期出现近记忆障碍，学习新事物的能力明显减退，严重者甚至找不到回家的路。随着病情的进一步发展，远记忆也受损。思维缓慢、贫乏，对一般事物的理解力和判断力越来越差，注意力日渐受损，可出现时间、地点和人物定向障碍，有时出现不能写字，不能识别人物的情况，常昼夜不分，不识归途或无目的漫游。

情绪方面，患者早期可出现情绪不稳，在疾病演进中逐渐变性淡漠及迟钝。有时情感失去控制能力，变得浮浅而多变。表现焦虑不安，抑郁消极，或无动于衷，或勃然大怒，易哭易笑，不能自制。

部分患者可首先出现人格改变。通常表现为兴趣减少、主动性差、社会性退缩，但亦可表现为脱抑制行为，如冲动、幼稚行为等。患者的社会功能受损，对自己熟悉的工作不能完成。晚期生活不能自理，运动功能逐渐丧失，甚至穿衣、洗澡、进食以及大小便均需他人协助。甚至出现躁狂，幻觉等。

三、病因病机

1.病因 以内因为主，年迈体虚、七情内伤、久病耗损等原因。

2.病机 髓减脑消，神机失用。基本病机不外虚、痰、瘀、火四端。虚，指肾精、气血亏虚，髓海失充；痰，指痰瘀之邪蕴结，蒙蔽清窍；瘀，指瘀血内阻，脑脉不通；火，指心肝火旺或痰郁化火，上扰神明。

3.病位 在脑，与心、肝、脾、肾功能失调有关，尤其与肾虚关系密切。

4.病性 属本虚标实。本虚为肾精不足、气血亏虚；标实为痰浊、瘀血痹阻脑络。

四、辨证施灸

1.髓海不足证 智能减退，计算力、记忆力、定向力、判断力明显减退，神情呆钝，词不达意，头晕耳鸣，懈惰思卧，齿枯发焦，腰酸骨软，步履艰难，舌瘦色淡，苔薄白，脉沉细弱。

2.脾肾两虚证 表情呆滞，沉默寡言，记忆减退，失认失算，口齿含糊，词不达意，伴腰膝酸软，肌肉萎缩，食少纳呆，气短懒言，口涎外溢，或四肢不温，腹痛喜按，鸡鸣泄泻，舌质淡白，舌体胖大，苔白，或舌红，苔少或无苔，脉沉细弱。

3.痰浊蒙窍证 表情呆钝，智力衰退，或哭笑无常，喃喃自语，或终日无语，呆若木鸡，伴不思饮食，脘腹胀痛，痞满不适，口多涎沫，头重如裹，舌质淡，苔白腻，脉滑。

4.瘀血内阻证 表情迟钝，语言不利，善忘，易惊恐，或思维异常，行为古怪，伴肌肤甲错，口干不欲饮，面色晦暗，舌质暗或有瘀点瘀斑，脉细涩。

5.心肝火旺证 急躁易怒，善忘，言行颠倒，伴眩晕头痛，面红目赤，心烦失眠，口干咽燥，口臭生疮，尿黄便秘，舌红苔黄，脉弦数。

【治疗处方】以1号醒脑开窍方为主，虚证者可用补肾方治疗，余酌情调整。

五、安全操作

1.贴治疗圈 嘱患者取仰卧位，充分暴露腹部。若患者无法配合治疗，防止患者施灸过程中乱动，可先用粗布条固定四肢，再进行贴治疗圈。

将治疗圈对准并紧贴脐周皮肤，使脐窝位于治疗圈正中心，一手固定治疗圈，另一手用医用透气胶带将治疗圈外缘紧贴于皮肤上固定。本病患者理解力差，治疗圈胶带需交错贴2~3层，并扩大皮肤的粘贴面积，便于固定。

2.铺巾 依次铺上棉质孔巾及隔热布，若孔巾或隔热布与治疗圈的缝隙过大，应用夹子或胶带在孔洞处折叠收口并固定。

3.撒药粉　选择1号醒脑开窍方药粉剂约0.2g，用手指以搓撒的方式均匀撒在脐窝及周围皮肤上，以药粉均匀布散于皮肤但不填满脐窝为宜。虚证者合用补肾方治疗，可适量增加兼证底粉，但一般不超过3种。

4.倒药盐　选择1号醒脑开窍方药盐1袋，倒入治疗圈内并轻轻晃动，使药盐平整均匀。若药盐出现少量小结块，需将结块搓散或取出；若药盐内大量结块，需更换药盐。

5.点燃艾炷　用镊子取1壮艾炷放于圈内药盐正中心，点燃艾炷顶端，当艾炷燃至2/3时，点燃治疗盘里另一艾炷。待治疗圈内艾炷燃尽无烟后，将艾灰丢至盛水的钢碗内熄灭，再夹取事前点燃的艾炷放置于治疗圈内，每次放置艾炷的位置应保持一致。如此反复，直至20个艾炷全部燃完。更换艾炷过程中，治疗盘应贴近治疗圈，防止火星掉落引起烫伤，并不时用手触碰治疗圈底部感受温度，以防温度过高。

6.清扫药盐　待最后一壮艾炷完全燃尽、不见火星，用棉质孔巾翻盖住治疗圈，让余温维持1~2分钟。然后取下孔巾与隔热布，除去胶带，一手固定治疗圈并将一端轻轻翘离皮肤，另一手立即将硬纸垫片平铺插入治疗圈及药盐底部，将治疗圈及药盐平挪至垫片上，再用毛刷扫尽多余底粉及药盐。此时肚脐内可能残留少许药粉，用毛刷或纸巾清理干净，不能用嘴向脐部吹气，以防受寒。

7.灸后注意　重视畅调情志，同时移情易性、智力训练与功能锻炼亦有助于本病的康复。注意保持大脑的活力，尤为中老年人要多用脑，多同外界环境接触。进行适当的体育锻炼，如经常活动手和肢体等，并多进行户外活动等。

8.辅助治疗措施

（1）针刺：

1）主穴：百会、四神聪、太溪、大钟、悬钟、足三里。

2）加减：脾肾两虚加肝俞、肾俞、三阴交；痰浊蒙窍加丰隆、中脘；瘀血内阻加膈俞、委中；心肝火旺证加合谷、太冲。

3）操作：各腧穴均常规针刺；四神聪刺向百会；百会针后加灸20分钟以上，每天或隔天治疗1次。

（2）头针：取顶中线、额中线、颞前线、颞后线。每次选2~3穴，毫针强刺激；还可配合使用电针，疏密波中强度刺激。

（3）耳针：取心、肝、肾、枕、脑点、神门、肾上腺。每次选用3~5穴，毫针浅刺、轻刺，留针30分钟；也可用王不留行籽贴压。

六、医案精选

【案例一】吴某，男，68岁，于2009年9月14日初诊。

主诉：智力下降、健忘1年余。

病史：1年来智力下降，健忘，不识路径，不能辨红绿灯，不能继续开车。继之言语减少，答非所问。常呆坐，看电视不能记忆和理解电视节目内容。今为求治疗来我院就诊。刻下症：患者智力下降，计算力、理解力下降，言语减少，答非所问，不识家人，不识路，食欲差，不思饮食，口吐涎沫，夜寐安，二便可。

既往史：腔隙性脑梗死2次。

查体：意识清楚，言语欠流利，近记忆力、远记忆力减退，计算力减退，时间定向力减退，地点定向力减退。面色晦暗，舌暗红，有瘀点，苔白腻，脉涩。

中医诊断：痴呆（痰瘀互结证）

西医诊断：阿尔茨海默病

治疗原则：活血化痰、醒脑开窍。

治疗经过：隔药盐灸予以1号醒脑开窍方为主，日1次，10天为1个疗程。1个疗程后：患者反应较前稍灵敏，食欲较前改善，智力及记忆力方面未见明显好转。2个疗程后：患者家属诉患者讲话较前增多，可进行简单对话。3个疗程后：患者能简单算数，可识其大女儿，可帮助料理简单家务。随访1年，病情控制较稳定。

按语：本案患者脾虚湿盛，痰浊内生，痰浊上蒙，清窍被阻，神机失用，脑失所养，脑为元神之府，故见智力、记忆减退。痰浊内阻，中焦气机升降失职，阻碍脾胃，故食欲减退。《石室秘录·呆病》有"呆病如痴，而默默不言也，如饥而悠悠如失也……实亦胸腹之中，无非痰气。故治呆无奇法，治痰即治呆也"；"怪病多痰，久病多瘀"等记载，痰瘀在本病的发病机制中具有重要作用，既是病理产物，又是致病因素。因而化痰活血是治疗本病的常用方法。1号醒脑开窍方中，麝香、菖蒲开窍醒神，菖蒲、藿香化痰祛湿，黄芪、肉桂补益，从而达到调理脑之神机，化痰醒神之效。

痴呆需注意与以下疾病相鉴别：

1. 癫证属精神失常性疾患，以沉默寡言、情感淡漠、语无伦次、静而多喜为特征。而痴呆则属智能活动性障碍，是以神清呆滞、愚笨迟钝为主要临床表现的神志异常疾病，以老年人多见。另一方面，痴呆的部分症状可自制，治疗后有不同程度的恢复。

2. 健忘是以记忆力减退、遇事善忘为主症的一种病症。而痴呆则以呆傻愚笨、智能低下、善忘等为主要临床表现。二者均有记忆力下降表现，但痴呆不知前事或问事不知等表现，与健忘"善忘前事"有根本区别。痴呆根本不晓前事，而健忘则晓其事却易忘。健忘可以是痴呆的早期临床表现，日久可转化为痴呆。

【案例二】张某，男，69岁，2013年10月18日初诊。

主诉：进行性智力减退4年，加重6个月。

病史：患者于2009年下半年开始出现记忆力下降，神清呆滞，表现为间歇性近事遗忘，不会看时间，不会写字，不能打牌。并出现懒怠思卧，不注意仪表。伴有腰膝酸软，头晕耳鸣。后病情缓慢加重，逐渐出现行为异常，不认识自家，执意外出等。曾至当地医院就诊，查头颅MRI示：以颞叶为主的脑萎缩。6个月前开始出现言语不流利，答非所问，不能自行穿衣、进食。无意识丧失，无癫痫发作，遂来就诊。刻下症：患者智力减退，记忆力下降明显，生活不能自理，不能独立完成穿衣、刷牙、进食等日常活动，易疲劳，腰膝酸软，头晕耳鸣，纳一般，小便正常，大便费力，夜寐尚可。

查体：意识清楚，言语欠流利，近记忆力减退，远记忆力减退，计算力减退，时间定向力减退，地点定向力减退。四肢肌张力铅管样增高。共济运动不能完成。舌瘦质淡红，脉沉弱。

中医诊断：痴呆（髓海不足证）

西医诊断：阿尔茨海默病

治疗原则：补肾填髓，养神益智。

治疗经过：隔药盐灸选择1号醒脑开窍方合补肾方，配合中药汤剂七福饮加减。经治疗2个月后，患者能独立穿衣、进食，可进行简单算术，日常生活能力方面较前进步。

按语：脑为髓海、元神之府，而肾主骨生髓而通于脑。患者年近七旬，肾精渐亏，不能生髓，髓海空虚，髓减脑消，则神机失用而成痴呆。痴呆的治疗原则是补虚泻实，补虚常用补肾填髓、补益气血等为治其本；泻实常用开郁逐痰、活血通窍、平肝泻火以治其标。所以本案选择1号醒脑开窍方调神醒脑，合用补肾方补肾填髓，两方合用，起到补肾填髓、调神益智之效。

中药方面，补虚时常酌加血肉有情之品如鹿角胶、龟甲胶、阿胶等以增强滋补功效，但切忌滋腻太过，以免损伤脾胃，酿生痰浊。在扶正补虚、填补肾精的同时，应注意培补后天脾胃，以冀脑髓得充，化源得滋。

第七章　脾胃肠病证

第一节　胃　痛

一、概念

胃痛，又称胃脘痛，是以上腹胃脘部近心窝处疼痛为主症的病证。在古代中医文献中，胃痛又称为"心痛"，但与"真心痛"不同，临床上应加以区分。西医学中的胃及十二指肠溃疡、急慢性胃炎、功能性消化不良、胃痉挛等疾病以上腹胃脘部疼痛为主要症状者，可参照本节辨治。

二、临床表现

上腹胃脘部近心窝处发生疼痛，其疼痛有胀痛、刺痛、隐痛、剧痛等性质的不同。常伴食欲不振，恶心呕吐，嘈杂泛酸，嗳气吐腐等上胃肠道症状。发病以中青年居多，多有反复发作病史，发病前多有明显的诱因，如天气变化、恼怒、劳累、暴饮暴食、饥饿、饮食生冷干硬、辛辣烟酒或服用有损脾胃的药物等。

三、病因病机

1. **病因**　外邪犯胃，饮食伤胃，情志不畅，素体脾虚。
2. **病机**　胃气阻滞，胃失和降，不通则痛。
3. **病位**　在胃，与肝、脾关系极为密切。
4. **病性**　初发多为实证，久病常见虚证，亦有虚实夹杂者。

四、辨证施灸

1. **寒邪客胃证**　胃痛暴作，甚则拘急作痛，得热痛减，遇寒痛增，口淡不渴，或喜热饮，苔薄白，脉弦紧。

2.饮食停滞证 暴饮暴食后，胃脘疼痛，胀满不消，疼痛拒按，得食更甚，嗳腐吞酸，或呕吐不消化食物，其味腐臭，吐后痛减，不思饮食或厌食，大便不爽，得矢气及便后稍舒，舌苔厚腻，脉滑有力。

3.肝气犯胃证 胃脘胀满，攻撑作痛，脘痛连胁，胸闷嗳气，喜长叹息，大便不畅，得嗳气、矢气则舒，遇烦恼郁怒则痛作或痛甚，苔薄白，脉弦。

4.肝胃郁热证 胃脘灼痛，痛势急迫，喜冷恶热，得凉则舒，心烦易怒，泛酸嘈杂，口干口苦，舌红少苔，脉弦数。

5.瘀血停滞证 胃脘疼痛，痛如针刺刀割，痛有定处，按之痛甚，食后加剧，入夜尤甚，或见吐血、黑便，舌质紫暗或有瘀斑，脉涩。

6.脾胃湿热证 胃脘灼热疼痛，嘈杂泛酸，口干口苦，渴不欲饮，口甜黏浊，食甜食则冒酸水，纳呆恶心，身重肢倦，小便色黄，大便不畅，舌苔黄腻，脉滑数。

7.胃阴亏虚证 胃脘隐隐灼痛，似饥而不欲食，口燥咽干，口渴思饮，消瘦乏力，大便干结，舌红少津或光剥无苔，脉细数。

8.脾胃虚寒证 胃痛隐隐，绵绵不休，冷痛不适，喜温喜按，空腹痛甚，得食则缓，劳累或食冷或受凉后疼痛发作或加重，泛吐清水，食少，神疲乏力，手足不温，大便溏薄，舌淡苔白，脉虚弱。

【治疗处方】以4号脾胃方为主，余酌情合方。

五、安全操作

1.贴治疗圈 嘱患者取仰卧位，充分暴露腹部。将治疗圈对准并紧贴脐周皮肤，使脐窝位于治疗圈正中心，一手固定治疗圈，另一手用医用透气胶带将治疗圈外缘紧贴于皮肤上固定。普通成人环绕治疗圈贴一层胶带即可，小儿、神志不清、易出汗患者需交错贴2~3层，并扩大皮肤的粘贴面积，便于固定。若患者躁动，可先用粗布绳固定四肢，再贴治疗圈，以防躁动时艾灰掉落烫伤皮肤。

2.铺巾 依次铺上棉质孔巾及隔热布，若孔巾或隔热布与治疗圈的缝隙过大，应用夹子或胶带在孔洞处折叠收口并固定。

3.撒药粉 选择4号脾胃方药粉剂约0.2g，用手指以搓撒的方式均匀撒在脐窝及周围皮肤上，以药粉均匀布散于皮肤但不填满脐窝为宜。可适量增加兼证底粉，但一般不超过3种。

4.倒药盐 选择4号脾胃方药盐1袋，倒入治疗圈内并轻轻晃动，使药盐平整均匀。若药盐出现少量小结块，需将结块搓散或取出；若药盐内大量结块，需更换药盐。

5.点燃艾炷 用镊子取1壮艾炷放于圈内药盐正中心，点燃艾炷顶端，当艾炷燃至2/3时，点燃治疗盘里另一艾炷。待治疗圈内艾炷燃尽无烟后，将艾灰丢至盛水的钢碗内熄灭，再夹取事前点燃的艾炷放置于治疗圈内，每次放置艾炷的位置应保持一致。如此反复，直至20个艾炷全部燃完。更换艾炷过程中，治疗盘应贴近治疗圈，防止火星掉落引起烫伤，并不时用手触碰治疗圈底部感受温度，以防温度过高。

6.清扫药盐 待最后一壮艾炷完全燃尽、不见火星，用棉质孔巾翻盖住治疗圈，让余温维持1~2分钟。然后取下孔巾与隔热布，除去胶带，一手固定治疗圈并将一端轻轻翘离皮肤，另一手立即将硬纸垫片平铺插入治疗圈及药盐底部，将治疗圈及药盐平挪至垫片上，再用毛刷扫尽多余底粉及药盐。此时肚脐内可能残留少许药粉，用毛刷或纸巾清理干净，不能用嘴向脐部吹气，以防受寒。

7.灸后注意

（1）胃为燥土，喜润恶燥，因而饮食上应避免过食醇酒辛辣、肥甘厚味、生冷之品。宜少食多餐，禁酒忌辣，不宜暴饮暴食。

（2）同时调畅情志，保持精神愉快，注意劳逸结合，避免忧思郁怒等不良精神因素的刺激。

（3）适寒温，避免外邪入侵。居室要整洁通风，光线柔和，环境安静；保证睡眠时间；适当锻炼身体以增强体质，提高机体免疫力。

8.辅助治疗措施

（1）针刺：

1）主穴：中脘、足三里、内关、公孙。

2）加减：寒邪客胃加神阙、梁丘；饮食停滞加梁门、建里；肝气犯胃加期门、太冲；胃阴亏虚加胃俞、太溪、三阴交；脾胃虚寒加神阙、气海、脾俞、胃俞；肝胃郁热加合谷、内庭；瘀血停滞加膈俞、阿是穴。

3）操作：寒邪犯胃和脾胃虚寒者，中脘、气海、神阙、足三里、脾俞、胃俞施行艾条灸法或隔姜灸（中脘、气海、足三里还可施行温针灸），并可加拔火罐；期门、膈俞等穴不可直刺、深刺，以免伤及内脏；其他腧穴常规针刺。急性胃痛每日1~2次，慢性胃痛每日或隔日1次。

（2）指针：取中脘、至阳、足三里等穴，用双手拇指或中指点压、按揉，力度以患者能耐受并感觉舒适为度。同时令病人行缓慢腹式呼吸。连续按揉3~5分钟即可止痛。

（3）耳针：取胃、十二指肠、脾、肝、神门、交感。每次选用3~5穴，毫针浅刺，留针30分钟；也可用王不留行籽贴压。

（4）穴位注射：根据中医辨证，分别选用当归注射液、丹参注射液、参附注射液或生脉注射液等，也可选用维生素B_1或维生素B_{12}注射液，按常规取2~3穴，每穴注入药液1~2mL。

（5）兜肚法：取艾叶30g、荜茇15g、干姜15g、甘松10g、山柰10g、细辛10g、肉桂10g、吴茱萸10g、延胡索10g、白芷10g、大茴香6g，共研为细末，用柔软的棉布折成15cm直径的肚兜形状，将上药末均匀放入，紧密缝好，日夜兜于中脘穴或疼痛处。适用于脾胃虚寒胃痛。

六、医案精选

【案例一】刘某，男，36岁，于2013年10月6日初诊。

主诉：上腹部疼痛2小时。

病史：患者自诉晨起空腹饮一杯约200mL的冰水后，腹痛暴痛难耐，遂来我院就诊。刻下症见神志清，精神差，面色青，喜暖恶寒，得温痛减，口淡不渴，二便可。

查体：胃脘部扪之肤凉，四肢清冷。舌淡，苔薄白，脉弦紧。

中医诊断：胃痛（寒邪客胃证）

西医诊断：胃痉挛

治疗原则：温胃散寒，理气止痛。

治疗经过：以4号脾胃方为主方，加5号免疫方进行治疗。经治4壮，腹部渐暖，胃痛渐轻，12壮后胃痛渐止，面色由青转红润，四肢回暖。20壮，胃痛止，舌淡苔白，脉和缓。继续治疗10次以祛余寒。随访半年未见复发。

按语：寒主收引，寒邪内客于胃，阳气被寒邪所遏，致气机阻滞，胃痛暴作。寒邪得阳则散，遇阴则凝，故得温痛减，口淡不渴。热能胜寒，故喜暖恶寒。舌淡，苔薄白为寒象佐证，脉弦主痛，紧主寒，均为寒邪内侵之象。《素问·举痛论》："寒气客于肠胃之间，膜原之下，血不得散，小络急引故痛，按之则血气散，故按之痛止……寒气客于肠胃，厥逆上出，故痛而呕也。"故以4号脾胃方为主方，方中吴茱萸、延胡索、香附、肉桂、炮姜、川椒温中散寒理气止痛；党参、怀山药、白术健脾益气燥湿，共奏温中散寒、理气止痛之效。

胃痛需注意与真心痛、胁痛、腹痛等病证进行鉴别。真心痛系心经病变所引起的心痛证，心居胸中，疼痛剧烈，与胃痛有明显区别；胁痛以两胁胀痛为主证，肝气犯胃的胃痛有时亦可攻痛连胁，但仍以胃脘部疼痛为主，两者有明显区别；腹痛指胃脘部以下，耻骨毛际以上部位疼痛。胃处腹中，与肠相连，在特殊病证中，胃痛可及肠，腹痛亦可牵连于胃。总之，必须根据临床具体证候而辨，细心询问，详审病情，是不难分辨的。

【**案例二**】赵某，男，2岁3个月，于2015年2月21日初诊。

主诉：上腹痛1天。

病史：其母代诉，患儿昨日中午进食大量水果后，不思饮食，时时手捧胃脘部哭闹，遂来我院就诊。刻下症：上腹部疼痛，烦躁不安，嗳腐吞酸，伴恶心呕吐胃内容物（量不详），吐后或矢气后痛减哭停，无恶寒发热，无鼻塞流涕，眠一般，大便不爽，小便可。

查体：脘腹胀满，上腹部压痛，肠鸣音亢进。舌淡红，苔厚腻，脉滑。

辅助检查：末梢血白细胞计数 12.2×10^9/L，中性粒细胞比例78.6%。

中医诊断：胃痛（饮食停滞证）

西医诊断：急性单纯性胃炎

治疗原则：消食导滞。

治疗过程：以4号脾胃方为主方进行治疗，辅以保和丸内服。

治疗结果：经治6壮，胃痛渐轻，哭闹停止；12壮痛止；20壮，患儿安静，逗之嬉笑。施灸完毕后，解烂便1次，量多。次日复诊，效不更方。3次后诸症除，再灸两次巩固疗效。随访半年未见复发。

按语：患儿年幼形体未充，易虚易实。暴饮暴食，饮食停滞，致胃中气机壅滞，故胃脘胀满疼痛。胃失通降，脾失健运，谷食之气不得下行反而上逆，故嗳腐吞酸，呕吐不消化食物。呕吐则使宿食上行而出，矢气则使浊气从下而出，故吐后或矢气后痛减。中焦饮食停滞，致大肠传导失司，故大便不爽。舌苔厚腻，脉滑，为宿食停滞之象。故治以消食导滞、和胃而止痛。

胃痛总的治疗原则以理气和胃止痛为主，再分虚实施治，如寒邪客胃、饮食伤胃、肝气犯胃、瘀血停胃等，多属实证；胃阴不足、脾胃虚弱，多属虚证；若久病因虚致气滞血瘀者，属本虚标实。实证胃痛治疗较易收效，虚证则多缠绵难愈，需注意补虚固本。

【案例三】朱某，男，62岁，于2013年6月12日初诊。

主诉：反复胃痛4年，加重2天。

病史：患者自诉4年前与家人吵架后出现胃脘部灼痛，伴嗳气吞酸，自服达喜后有所缓解，但症状反复，2天前生气后症状加重，遂来我院就诊。刻下症：胃脘部灼痛，痛势急迫，泛酸嘈杂，伴巅顶胀痛，口干口苦，平素性情急躁，无恶寒发热，无耳鸣耳聋，无胸闷心悸，纳眠差，大便干，小便尚可。

查体：舌红苔黄，脉弦数。

辅助检查：胃镜示十二指肠球部后壁出现1cm×1.2cm大小的溃疡。

中医诊断：胃痛（肝胃郁热证）

西医诊断：十二指肠球部溃疡

治疗原则：疏肝泻热，和胃止痛。

治疗经过：以4号脾胃方为主方，加2号镇静安神方和7号头痛方进行治疗。辅以丹栀逍遥散加减内服。日1次，15次为1个疗程。首诊后诉胃痛减轻，效不更方，继续治疗2个疗程后胃痛消失，无泛酸嘈杂、巅顶胀痛、口干口苦等症状，情绪较前明显改善。随访1年未见复发。

按语：患者平素性情急躁，肝气郁滞横逆犯胃，日久化热，郁热伤胃，故见胃脘灼痛，痛势急迫。胃失和降，故泛酸嘈杂。肝胆互为表里，胆火上炎，故口干口苦。舌红苔黄，脉弦数亦为佐证。治疗以理气和胃止痛为主。

胃痛的隔药盐灸治疗效果明显，但胃痛可衍生变证，如胃热炽盛，迫血妄行；或瘀血阻滞，血不循经；或脾气虚弱，不能统血，均可致便血、呕血等急性病症，危及生命，此时尽快进行止血等综合治疗。

第二节 腹 痛

一、概念

腹痛是指胃脘以下、耻骨毛际以上部位发生疼痛为主症的病症。腹部分为大腹、小腹和少腹。脐以上为大腹，属脾胃，是足太阴、足阳明经脉所主；脐以下为小腹，属肾、大小肠、膀胱、胞宫，为足少阴、手阳明、手足太阳经脉及冲、任、带脉所主；小腹两侧为少腹，属肝、胆，为足厥阴、足少阳经脉所过。腹痛可见于内科、妇科、外科等多种疾病中，以肠道疾病和妇科疾病引起的腹痛较为多见。

二、临床表现

腹痛的性质与病变所在脏器及病变的性质有关，如绞痛常表示空腔脏器梗阻；胀痛常为内脏包膜张力增大，系膜的牵拉或空腔器官胀气扩张所致。其体表位置常和脊髓的节段性分布有关。通常情况下疼痛所在部位即为病变所在部位，但有一些病变引起的疼痛放射至固定的区域，如急性胆囊炎可放射至右肩胛部和背部，阑尾炎引起的疼痛可由脐周转移至右下腹。

腹痛伴随发热提示炎症、结缔组织病、恶性肿瘤等；伴呕吐提示食管、胃或胆道疾病；呕吐量多提示有胃肠梗阻；伴腹泻提示肠道炎症、吸收不良、胰腺疾病；伴休克，同时有贫血提示腹腔脏器破裂（如肝、脾破裂或异位妊娠破裂），心肌梗死、肺炎也可有腹痛伴休克，应特别警惕；伴尿急、尿频、尿痛、血尿等，表明可能有泌尿系感染或结石；伴消化道出血，如为柏油样便或呕血提示消化性溃疡或胃炎等；如为鲜血便或暗红色血便，常提示溃疡性结肠炎、结肠癌、肠结核等。

三、病因病机

1.**病因** 外感时邪，饮食不节，情志失调，阳气素虚。

2.**病机** 脏腑气机阻滞，气血运行不畅，经脉痹阻，"不通则痛"，或脏腑经脉失养，不荣则痛。

3.病位 与肝、胆、脾、肾、大小肠、膀胱、胞宫等有关。

4.病性 分寒、热、虚、实四端。

四、辨证施灸

1.寒邪内阻证 腹痛急起，剧烈拘急，得温痛减，遇寒尤甚，恶寒身蜷，手足不温，口淡不渴，小便清长，大便自可，苔薄白，脉沉紧。

2.湿热积滞证 腹部胀痛，痞满拒按，得热痛增，遇冷则减，胸闷不舒，烦渴喜冷饮，大便秘结，或溏滞不爽，身热自汗，小便短赤，苔黄燥或黄腻，脉滑数。

3.饮食停滞证 脘腹胀痛，疼痛拒按，嗳腐吞酸，厌食，痛而欲泻，泻后痛减，粪便奇臭，或大便秘结，舌苔厚腻，脉滑。多有伤食史。

4.气机郁滞证 脘腹疼痛，胀满不舒，痛引两胁，时聚时散，攻窜不定，得嗳气矢气则舒，遇忧思恼怒则剧，苔薄白，脉弦。

5.瘀血阻滞证 腹痛如锥如刺，痛势较剧，腹内或有结块，痛处固定而拒按，经久不愈，舌质紫暗或有瘀斑，脉细涩。

6.中虚脏寒证 腹痛绵绵，时作时止，痛时喜按，喜热恶冷，得温则舒，饥饿劳累后加重，得食或休息后减轻，神疲乏力，气短懒言，形寒肢冷，胃纳不佳，大便溏薄，面色不华，舌质淡，苔薄白，脉沉细。

【治疗处方】以4号脾胃方为主，余酌情合方。

五、安全操作

1.贴治疗圈 嘱患者取仰卧位，充分暴露腹部。若患者躁动，可先用粗布绳固定四肢，再贴治疗圈，以免施灸过程中艾灰掉落烫伤皮肤。将治疗圈对准并紧贴脐周皮肤，使脐窝位于治疗圈正中心，一手固定治疗圈，另一手用医用透气胶带将治疗圈外缘紧贴于皮肤上固定。普通成人环绕治疗圈贴1层胶带即可，小儿、神志不清、易出汗患者需交错贴2~3层，并扩大皮肤的粘贴面积，便于固定。

2.铺巾 依次铺上棉质孔巾及隔热布，若孔巾或隔热布与治疗圈的缝隙过大，应用夹子或胶带在孔洞处折叠收口并固定。

3.撒药粉 选择4号脾胃方药粉剂约0.2g，用手指以搓撒的方式均匀撒在脐窝及周围皮肤上，以药粉均匀布散于皮肤但不填满脐窝为宜。可适量增加兼证底粉，但一般不超过3种。

4.倒药盐 选择4号脾胃方药盐1袋，倒入治疗圈内并轻轻晃动，使药盐平整均匀。若药盐出现少量小结块，需将结块搓散或取出；若药盐内大量结块，需更换药盐。

5.点燃艾炷 用镊子取1壮艾炷放于圈内药盐正中心，点燃艾炷顶端，当艾炷燃至2/3时，点燃治疗盘里另一艾炷。待治疗圈内艾炷燃尽无烟后，将艾灰丢至盛水的钢碗内熄灭，再夹取事前点燃的艾炷放置于治疗圈内，每次放置艾炷的位置应保持一致。如此反复，直至20个艾炷全部燃完。更换艾炷过程中，治疗盘应贴近治疗圈，防止火星掉落引起烫伤，并不时用手触碰治疗圈底部感受温度，以防温度过高。

6.清扫药盐 待最后一壮艾炷完全燃尽、不见火星，用棉质孔巾翻盖住治疗圈，让余温维持1~2分钟。然后取下孔巾与隔热布，除去胶带，一手固定治疗圈并将一端轻轻翘离皮肤，另一手立即将硬纸垫片平铺插入治疗圈及药盐底部，将治疗圈及药盐平挪至垫片上，再用毛刷扫尽多余底粉及药盐。此时肚脐内可能残留少许药粉，用毛刷或纸巾清理干净，不能用嘴向脐部吹气，以防受寒。

7.灸后注意

（1）注意腹部保暖，避免外邪侵袭。

（2）节制饮食并注意饮食卫生，避免暴饮暴食，不食生冷食物及瓜果，不贪食辛辣之品。

（3）若腹痛甚者，应先排除肠梗阻、急性阑尾炎等急症，如发生急性病症应尽快进行消炎止痛、手术等综合治疗。

8.辅助治疗措施

（1）针刺：

1）主穴：以任脉和足阳明胃经腧穴为主。取中脘、天枢、关元、足三里。

2）加减：饮食停滞加内庭；气机郁滞加太冲；寒邪内阻加神阙、气海；中虚脏寒加神阙、脾俞；湿热积滞加内庭、阴陵泉。

3）操作：诸穴均常规针刺；寒邪内阻和中虚脏寒者可用灸法或温针灸。

（2）耳针：取腹、大肠、小肠、神门、脾、肝、交感。每次选用3~5穴，毫针强刺激；也可用耳针埋藏或贴压王不留行籽。

（3）穴位注射：取异丙嗪和阿托品各50mg混合，注入天枢、足三里穴，每穴0.5mL。

（4）药熨：取麦麸50g，葱白（切碎）、生姜（切碎）各30g，食盐15g，白酒30mL，食醋15mL。混匀，放铁锅内炒热，布包，趁热熨疼痛处。药凉后再炒热再熨。适用于虚寒腹痛。

六、医案精选

【案例一】吴某，男，10岁，于2011年11月2日初诊。

主诉：腹部冷痛2小时。

病史：患儿因昨晚天气骤冷，今晨脐周剧痛而醒，发现无被覆身，遂来我院就诊。刻下症：腹部冷痛，得温痛减，遇冷痛剧，无发热，无鼻塞流涕，无腹泻，纳差，眠可，大便清稀，小便清长。

查体：面色苍白，四肢清冷，脐腹触之冰凉。舌淡红，苔薄白，脉沉紧。

辅助检查：血常规与大便常规未见明显异常。

中医诊断：腹痛（寒邪内阻证）

西医诊断：肠痉挛

治疗原则：温中散寒止痛。

治疗过程：以4号脾胃方为主方进行治疗，辅以良附丸合正气天香散加减内服，日1次。首诊经治4壮，腹部渐暖，疼痛渐轻；12壮腹痛渐止，面色由苍白转红润，四肢回暖；20壮，腹痛止，舌淡红，苔薄白，脉和缓。原法继续治疗4天以巩固疗效。

按语：寒主收引，主凝滞。寒邪入侵，阳气不运，气血受阻，故腹痛拘急，得温则寒散而痛减，遇冷则寒凝而痛甚。中阳受寒，运化失健，则大便清稀，小便清长；舌淡红，苔薄白，脉沉紧均为佐证。正如《诸病源候论》曰："凡腹急痛，此里之有病。"以4号脾胃方为主方，方中吴茱萸、延胡索、香附、肉桂、炮姜、川椒温中散寒理气止痛，白术、党参、怀山药健脾益气燥湿，共奏温中散寒、理气止痛之效。

　　腹痛的治疗要点首先要辨清寒、热、虚、实，在气、在血，在脏、在腑。其虚实寒热之征象可相互转化，互相兼夹，在辨证施治时，须抓住主要矛盾，分辨寒热的轻重，虚实的多少，气血的浅深，然后进行用药，则可收效。实痛拒按，虚痛喜按；饱痛为实，饥痛为虚；得热痛减为寒，得寒痛减为热；气滞腹胀痛，痛无定处；瘀血腹刺痛，固定不移。少腹痛掣及两胁，属肝胆病；小腹痛及脐周，多属脾胃、小肠、肾、膀胱。根据各个脏腑的功能特性，隔药盐灸治疗时可辅以相应疏肝、健脾、祛湿、温肾等治法。

　　【案例二】肖某，男，33岁，于2013年6月3日初诊。

　　主诉：反复腹痛3年余，加重1周。

　　病史：患者3年前无明显诱因下出现腹痛，喜温喜按，未予系统治疗，至今反复发作，绵绵不休。刻下症：腹痛时发时止，得温缓解，按之痛减，面色无华，神疲乏力，畏寒，纳差，眠可，时有腹泻，小便清长。

　　查体：腹部触之冰凉，舌淡苔白，脉细弱。

　　辅助检查：外院肠镜检查示回肠末端炎性改变。大便常规提示少量白细胞及少量脓细胞。

　　中医诊断：腹痛（中脏虚寒证）

　　西医诊断：慢性肠炎

　　治疗原则：温补脾胃，缓急止痛。

　　治疗过程：以4号脾胃方为主方进行治疗，辅以小建中汤内服，日1次，15次为1个疗程。首诊经治8壮，腹部渐暖，疼痛渐轻；15壮，腹痛渐止；20壮，腹痛止。2诊：精神、面色好转，胃纳转佳，效不更方。共治疗3个疗程而愈。随访半年未见复发。

　　按语：中阳不足，脾胃脉络失于温养，则腹痛绵绵，时作时止；遇温得食则阳气得助，疼痛减轻；脾阳不振，运化无权，故大便溏薄，小便清长。阳气不足，则面色无华，神疲乏力，畏寒。舌淡苔白，脉细弱亦为佐证。如《金匮要略·腹满寒疝病宿食病脉证治》曰："病者腹满，按之不痛为虚。"又如《诸病源候论》曰："由腑脏虚，寒冷之气客于肠胃膜原之间，结聚不散，正气与邪气交争，相击故痛。"故以4号脾胃方为主方，该方中既有吴茱萸、延胡索、香附、肉桂、炮姜、川椒等温中散寒药，又有白术、党参、怀山药等温补脾胃药，故虚实皆可应用。

腹痛一证，涉及范围较广，如痢疾、霍乱、积聚、肠痈、疝气、蛔虫以及妇科疾病等，均可出现腹痛，需要注意鉴别。痢疾之腹痛，同时兼里急后重，下痢红白黏液；霍乱兼上吐下泻；积聚可见腹中包块；肠痈之腹痛集中于右少腹部，疼痛拒按；疝气是少腹痛引睾丸；蛔虫之腹痛多伴嘈杂吐涎，发作有时，可见睡中磨牙等蛔虫特征；妇科腹痛多见经、带、胎、产的异常，临床不难区别。

第三节　泄　泻

一、概念

泄泻是以排便次数增多，粪质稀溏或完谷不化，甚至泻出如水样为主症的病症。古有将大便溏薄而势缓者称为泄，大便清稀如水而势急者称为泻，现临床一般统称为"泄泻"。

小儿泄泻也比较多见，小儿脾常不足，感受外邪，内伤乳食，或脾肾虚弱均可发生泄泻，轻者治疗得当，预后良好；重者泄下过度，易见气阴两伤，甚至阴竭阳脱。在治疗小儿泄泻时要密切观察病情变化，防止发生变证。提倡母乳喂养，不宜在夏季及小儿患病时断奶，注意科学喂养。注意气候变化，防止腹部受凉。

二、临床表现

以大便次数增多、便质清稀甚至如水样或夹杂不消化的食物残渣为主。多伴有腹痛、肠鸣等症状。大便常规、大便细菌培养可见脓细胞、致病菌等。纤维结肠镜及钡剂灌肠可见结肠充血、水肿、糜烂、溃疡、癌变、息肉等病变。

三、病因病机

1.**病因**　感受外邪，饮食所伤，情志失调，病后体虚，禀赋不足。

2.**病机**　脾虚与湿盛，致肠道功能失司。

3.病位　在肠，主病之脏属脾，同时与肝、肾密切相关。

4.病性　早期以实证为主，病久则以虚证为主，亦可见虚实夹杂证。

四、辨证施灸

1.急性泄泻

（1）寒湿泄泻：泄泻清稀，甚则如水样，腹痛肠鸣，脘闷食少，苔白腻，脉濡缓。若兼外感风寒，则恶寒发热头痛，肢体酸痛，苔薄白，脉浮。

（2）湿热泄泻：泄泻腹痛，泻下急迫，或泻而不爽，粪色黄褐，气味臭秽，肛门灼热，或身热口渴，小便短黄，苔黄腻，脉滑数或濡数。

（3）伤食泄泻：泻下稀便，臭如败卵，伴有不消化食物，脘腹胀满，腹痛肠鸣，泻后痛减，嗳腐酸臭，不思饮食，苔垢浊或厚腻，脉滑。

2.慢性泄泻

（1）脾虚泄泻：因稍进油腻食物或饮食稍多，大便次数即明显增多而发生泄泻，伴有不消化食物，大便时泻时溏，迁延反复，饮食减少，食后脘闷不舒，面色萎黄，神疲倦怠，舌淡苔白，脉细弱。

（2）肾虚泄泻：黎明之前脐腹作痛，肠鸣即泻，泻下完谷，泻后即安，小腹冷痛，形寒肢冷，腰膝酸软，舌淡苔白，脉细弱。

（3）肝郁泄泻：每逢抑郁恼怒，或情绪紧张之时，即发生腹痛泄泻，腹中雷鸣，攻窜作痛，腹痛即泻，泻后痛减，矢气频作，胸胁胀闷，嗳气食少，舌淡，脉弦。

【治疗处方】以4号脾胃方为主，余酌情合方。

五、安全操作

1.贴治疗圈　嘱患者取仰卧位，充分暴露腹部。将治疗圈对准并紧贴脐周皮肤，使脐窝位于治疗圈正中心，一手固定治疗圈，另一手用医用透气胶带将治疗圈外缘紧贴于皮肤上固定。普通成人环绕治疗圈贴1层胶带即可，小儿、神志不清、易出汗患者需交错贴2~3层，并扩大皮肤的粘贴面积，便于固定。

2.铺巾　依次铺上棉质孔巾及隔热布，若孔巾或隔热布与治疗圈的缝隙过大，应用夹子或胶带在孔洞处折叠收口并固定。

3.撒药粉 选择4号脾胃方药粉剂约0.2g，用手指以搓撒的方式均匀撒在脐窝及周围皮肤上，以药粉均匀布散于皮肤但不填满脐窝为宜。可适量增加兼证底粉，但一般不超过3种。

4.倒药盐 选择4号脾胃方药盐1袋，倒入治疗圈内并轻轻晃动，使药盐平整均匀。若药盐出现少量小结块，需将结块搓散或取出；若药盐内大量结块，需更换药盐。

5.点燃艾炷 用镊子取1壮艾炷放于圈内药盐正中心，点燃艾炷顶端，当艾炷燃至2/3时，点燃治疗盘里另一艾炷。待治疗圈内艾炷燃尽无烟后，将艾灰丢至盛水的钢碗内熄灭，再夹取事前点燃的艾炷放置于治疗圈内，每次放置艾炷的位置应保持一致。如此反复，直至20个艾炷全部燃完。更换艾炷过程中，治疗盘应贴近治疗圈，防止火星掉落引起烫伤，并不时用手触碰治疗圈底部感受温度，以防温度过高。

6.清扫药盐 待最后一壮艾炷完全燃尽、不见火星，用棉质孔巾翻盖住治疗圈，让余温维持1~2分钟。然后取下孔巾与隔热布，除去胶带，一手固定治疗圈并将一端轻轻翘离皮肤，另一手立即将硬纸垫片平铺插入治疗圈及药盐底部，将治疗圈及药盐平挪至垫片上，再用毛刷扫尽多余底粉及药盐。此时肚脐内可能残留少许药粉，用毛刷或纸巾清理干净，不能用嘴向脐部吹气，以防受寒。

7.灸后注意

（1）注意饮食卫生，饮食宜清淡、富营养、易消化及少渣饮食，忌食生冷、辛辣、油腻、肥甘和刺激性食物。

（2）调适寒温，平素注意随天气变化增减衣物，以防外感引起泄泻。

（3）慢性泄泻病人，应加强身体锻炼，以增强体质，如进行体操、太极拳、气功等活动，精神上乐观豁达，保持健康向上的心态，有利于疾病的康复，防止疾病复发。

（4）泄泻的发病有一定的季节性特点，夏秋季多见，夏季好发细菌性感染致泄泻，如大肠埃希菌、痢疾杆菌感染等；秋季多见病毒感染，如轮状病毒、腺病毒感染等。如遇泄泻患者，应结合大便培养检查结果，予以抗感染抗病毒治疗。

8.辅助治疗措施

（1）针刺：

1）主穴：以大肠的俞、募、下合穴为主。取天枢、神阙、大肠俞、上巨虚、三阴交。

2）加减：寒湿困脾加脾俞、阴陵泉；肠腑湿热加合谷、下巨虚；饮食停滞加中脘、建里；肝郁气滞加期门、太冲；脾气亏虚加脾俞、足三里；脾气下陷加百会；肾阳亏虚加肾俞、命门、关元。

3）操作：诸穴均常规针刺；神阙穴肠腑湿热可针，其他宜用隔盐灸或隔姜灸；寒湿困脾、脾气亏虚者可施隔姜灸、温和灸或温针灸；肾阳亏虚者可用隔附子饼灸。急性泄泻每日治疗1~2次，慢性泄泻每日或隔日治疗1次。

（2）耳针：取大肠、小肠、腹、胃、脾、神门。每次选3~5穴，毫针浅刺；也可用王不留行籽贴压。

（3）脐疗：取五倍子适量，研末，用食醋调成膏状敷脐，以伤湿止痛膏固定。2~3日一换。适用于久泻。

（4）穴位注射：取天枢、上巨虚，用维生素B_1注射液、维生素B_{12}注射液注射，每穴注射0.5~1mL。

六、医案精选

【案例一】张某，男，28岁，于2015年4月16日初诊。

主诉：腹泻2天。

病史：患者诉2天前冒雨前往朋友家聚餐，饮食生冷油腻，回家后觉脐周腹痛，肠鸣不断，2天来解水样便6次，泻后痛减。刻下症：腹中作痛，肠中雷鸣，大便如水样，夹有未消化食物，无臭味，泻后痛减，伴头痛，肢体酸痛，无恶寒发热，无鼻塞流涕，无里急后重，纳差，眠可，小便尚可。

查体：面色苍白，舌淡，苔白腻，脉濡。

中医诊断：泄泻　暴泻（寒湿内盛证）

西医诊断：急性肠炎

治疗原则：化湿散寒。

治疗经过：以4号脾胃方为主方，加7号头痛方进行治疗。辅以藿香正气散内服和针刺，日1次。针刺选穴：天枢（双）、脾俞（双）、大肠俞（双）、阴陵泉（双）、上巨虚（双）、三阴交（双）。2诊：诉腹泻次数减少，头痛症状稍减轻，效不更方。3~10诊：诸症明显好转，舌淡红，苔薄白，脉缓。

按语：泄泻在辨证时首先应区别寒、热、虚、实。一般而言，大便清稀，完谷不化，多属寒；大便色黄褐而臭，泻下急迫，肛门灼热，多属热；痛势急迫拒按，泻后痛减，多属实证；病程长，腹痛不甚，喜温喜按，神疲乏力，多属虚证。但病变过程较为复杂，往往出现虚实兼夹，寒热互见，辨证时应全面分析。

外感寒、湿、暑、热之邪均可引起泄泻，其中以湿邪最为多见。湿邪易困脾土，寒邪和暑热之邪，既可侵袭皮毛肺卫，从表入里，使脾胃升降失司，亦能夹湿邪为患，直接损害脾胃，导致运化失常，清浊不分，引起泄泻。如《杂病源流犀烛·泄泻源流》曰："是泄虽有风寒热虚之不同，要未有不源于湿者也。"隔药盐灸法治疗泄泻效果颇佳。如《针灸资生经》曰："若灸溏泄，脐中第一。"泄泻初起不可骤用补涩，以免固闭邪气；久泻不止，不可分利太过，以免重伤阴液。本案以4号脾胃方为主方，方中白术、党参、怀山药健脾益气化湿；吴茱萸、延胡索、香附疏肝理气降逆、助阳止泻；肉桂、炮姜、川椒温中散寒止痛；赤石脂涩肠止泻；以上诸药合用，共奏化湿散寒止泻之效。寒邪侵犯肌体，则见头痛、四肢酸痛，故加7号头痛方，取活血祛风止痛之效。

【案例二】陈某，女，33岁，于2014年10月23日初诊。

主诉：反复腹泻2年余，加重5天。

病史：患者2年前因食寒凉食物致腹泻，大便呈清稀状，每天2~3次，食少纳呆，脘腹胀满，遇寒及情志不舒即发作。期间曾至外院就诊，诊断为结肠炎，服药后症状稍缓解（具体不详），但易反复。5天前患者腹泻次数增多，每天4~5次，为求进一步诊治，来我院就诊。刻下症：腹泻，每天4~5次，伴肠鸣，矢气频作，情绪抑郁，胸胁胀闷，嗳气，无恶寒发热，无鼻塞流涕，无咳嗽咯痰，纳眠差，小便可。

查体：面色无华，稍倦怠，舌淡红，苔白，脉弦。

辅助检查：肠镜示结肠炎。大便常规未见明显异常。

中医诊断：泄泻　久泻（肝气乘脾证）

西医诊断：结肠炎

治疗原则：抑肝扶脾。

治疗经过：以17号解痉方为主方，加4号脾胃方进行治疗，辅以痛泻要方加减内服和针刺，日1次。针刺取穴：期门（双）、天枢（双）、大肠俞（双）、上巨虚（双）、三阴交（双）、太冲（双）。2诊：诉腹泻次数减少，胸胁胀闷症状减轻，效不更方。3~15诊：腹泻止，诸症好转，舌淡苔薄白，脉细。随访1年，未见复发。

按语： 本病病位在肠，与肝脾密切相关。忧郁恼怒、精神紧张，易致肝气郁结，木郁不达，横逆犯脾，土虚木乘，脾失健运，大小肠传化失常，清浊不分，而致本病。正如《景岳全书·泄泻》曰："凡遇怒气便作泄泻者，必先以怒时夹食，致伤脾胃。故但有所犯，即随触而发，此肝脾二脏之病也。盖以肝木克土，脾气受伤而然。"再如吴崑《医方考》所载："泻责之脾，痛责之肝；肝责之实，脾责之虚，脾虚肝实，故令痛泻。"故隔药盐灸治疗以17号解痉方为主方。方中天麻平肝息风，防风祛风止痉，二者共为君药；白芷、芥穗、羌活、辛夷、细辛均为辛温发散之品，共奏除湿散邪之效，俱为臣药；佐以蜈蚣、僵蚕，加强息风止痛之效，肉豆蔻温中理脾，亦为佐药。诸药合用，共奏疏肝健脾之效。加4号脾胃方，方中白术、党参、怀山药健脾益气化湿；吴茱萸、延胡索、香附疏肝理气降逆、助阳止泻；肉桂、炮姜、川椒温中散寒止痛；赤石脂涩肠止泻，共奏疏肝理气、健脾祛湿止泻之效。

【案例三】雷某，女，45岁，于2015年9月18日初诊。

主诉：反复腹泻5年。

病史：患者5年前行阑尾切除术，术后开始出现腹泻，日行3~4次，至他院就诊，诊断为慢性结肠炎，服药后（具体不详）症状稍缓解，但病情迁延反复。为求进一步治疗至我院就诊，刻下症：大便时溏时泻，偶夹有未消化食物，稍进油腻食物后腹泻次数增加，面色萎黄，神疲倦怠，脘闷不舒，腰膝酸软，四肢冰冷，纳眠差，小便可。

查体：舌淡苔白，脉沉细弱。

辅助检查：结肠镜检示黏膜粗糙不平，呈颗粒状，黏膜血管模糊伴充血。

中医诊断：泄泻　久泻（脾胃虚弱证）

西医诊断：慢性结肠炎

治疗原则：健脾温肾，化湿止泻。

治疗经过：以4号脾胃方为主方进行治疗，辅以参苓白术散合四神丸内服及针刺，日1次。针刺选穴：天枢（双）、脾俞（双）、大肠俞（双）、足三里（双）、上巨虚（双）、三阴交（双）。2~4诊：诉腹泻次数减少，胃纳稍改善，效不更方。5~20诊：腹泻症状消失，面色稍红润，无神疲倦怠感，无脘闷不舒，腰膝酸软明显改善，四肢肤温可，胃纳可，舌淡，苔白，脉细。随访1年，未见复发。

按语：患者素体脾胃虚弱，不能受纳运化食物，水谷生化乏源，积谷为滞，湿滞内生，遂成泄泻。日久脾阳不足，无法温达四肢，则四肢冰冷。故以4号脾胃方为主方，方中白术、党参、怀山药健脾益气化湿；吴茱萸、延胡索、香附疏肝理气降逆、助阳止泻；肉桂、炮姜、川椒温中散寒；赤石脂涩肠止泻，共奏健脾祛湿止泻之效。

本病需与痢疾相鉴别：泄泻与痢疾病位都在肠。痢疾表现为腹痛，里急后重，痢下赤白黏液；而泄泻表现为排便次数增多，粪便稀溏，甚至如水样。两者都可见腹痛症状，泄泻腹痛多与肠鸣脘胀同时出现，便后痛减；而痢疾的腹痛与里急后重同时出现，便后疼痛并无减轻。

第四节　便　秘

一、概念

便秘是指粪便在肠内滞留过久，秘结不通，排便周期延长，或周期不长，但粪质干结，排除艰难，或粪质不硬，虽有便意，但便而不畅的病症。

二、临床表现

以排便困难为主症，临床上有各种不同的表现：或2日以上至1周左右大便1次，粪质干硬，排出困难；或虽每日大便1次，但粪质干燥坚硬，排出困难；或粪质并不干硬，也有便意，但排出困难等。常伴有腹胀、腹痛、头晕、便血等症状。X线钡剂透视、纤维结肠镜等有关检查有助于本病的诊断。

三、病因病机

1.**病因** 饮食不节，情志失调，年老体虚，感受外邪。

2.**病机** 肠道壅塞或肠失温润，大肠传导不利。

3.**病位** 在大肠，与肺、脾、胃、肝、肾相关。

4.**病性** 分寒、热、虚、实四端。

四、辨证施灸

1.实秘

（1）热秘：大便干结，腹胀腹痛，面红身热，口干口臭，心烦不安，小便短赤，舌红苔黄燥，脉滑数。

（2）气秘：大便干结，或不甚干结，欲便不得出，或便而不畅，肠鸣矢气，腹中胀痛，胸胁满闷，嗳气频作，饮食减少，舌苔薄腻，脉弦。

（3）冷秘：大便艰涩，腹痛拘急，胀满拒按，胁下偏痛，手足不温，呃逆呕吐，舌苔白腻，脉弦紧。

2.虚秘

（1）气虚秘：粪质并不干硬，也有便意，但临厕排便困难，需努挣方出，挣得汗出短气，便后乏力，体质虚弱，面白神疲，肢倦懒言，舌淡苔白，脉弱。

（2）血虚秘：大便干结，排出困难，面色无华，心悸气短，健忘，口唇色淡，脉细。

（3）阴虚秘：大便干结，如羊屎状，形体消瘦，头晕耳鸣，心烦失眠，潮热盗汗，腰酸膝软，舌红少苔，脉细数。

（4）阳虚秘：大便或干或不干，皆排出困难，小便清长，面色㿠白，四肢不温，腹中冷痛，得热痛减，腰膝冷痛，舌淡苔白，脉沉迟。

【**治疗处方**】实秘以15号泻热通便方为主，冷秘、虚秘以19号温补通便方为主，酌情合4号脾胃方，余酌情合方。

五、安全操作

1.**贴治疗圈** 嘱患者取仰卧位，充分暴露腹部。将治疗圈对准并紧贴脐周皮肤，使脐窝位于治疗圈正中心，一手固定治疗圈，另一手用医用透气胶带将治疗圈外缘紧贴于皮肤上固定。普通成人环绕治疗圈贴1层胶带即可，小儿、神志不清、易出汗患者需交错贴2~3层，并扩大皮肤的粘贴面积，便于固定。

2.铺巾　依次铺上棉质孔巾及隔热布，若孔巾或隔热布与治疗圈的缝隙过大，应用夹子或胶带在孔洞处折叠收口并固定。

3.撒药粉　选择相应中药粉剂约0.2g，用手指以搓撒的方式均匀撒在脐窝及周围皮肤上，以药粉均匀布散于皮肤但不填满脐窝为宜。可适量增加兼证底粉，但一般不超过3种。

4.倒药盐　选择与主证相符的药盐1袋，倒入治疗圈内并轻轻晃动，使药盐平整均匀。若药盐出现少量小结块，需将结块搓散或取出；若药盐内大量结块，需更换药盐。

5.点燃艾炷　用镊子取1壮艾炷放于圈内药盐正中心，点燃艾炷顶端，当艾炷燃至2/3时，点燃治疗盘里另一艾炷。待治疗圈内艾炷燃尽无烟后，将艾灰丢至盛水的钢碗内熄灭，再夹取事前点燃的艾炷放置于治疗圈内，每次放置艾炷的位置应保持一致。如此反复，直至20个艾炷全部燃完。更换艾炷过程中，治疗盘应贴近治疗圈，防止火星掉落引起烫伤，并不时用手触碰治疗圈底部感受温度，以防温度过高。

6.清扫药盐　待最后一壮艾炷完全燃尽、不见火星，用棉质孔巾翻盖住治疗圈，让余温维持1~2分钟。然后取下孔巾与隔热布，除去胶带，一手固定治疗圈并将一端轻轻翘离皮肤，另一手立即将硬纸垫片平铺插入治疗圈及药盐底部，将治疗圈及药盐平挪至垫片上，再用毛刷扫尽多余底粉及药盐。此时肚脐内可能残留少许药粉，用毛刷或纸巾清理干净，不能用嘴向脐部吹气，以防受寒。

7.灸后注意

（1）坚持参加适当的体育锻炼，有意培养良好的排便习惯，定时排便。

（2）合理饮食，注意补充膳食纤维，避免过食酒类、辛辣厚味及寒凉生冷。饮食上可采用食饵疗法，如黑芝麻、胡桃肉、松子仁等份，研细，稍加白蜜冲服，对阴血不足的便秘，颇有疗效。

（3）伤寒热病之后，或其他久病患者由于进食少而便秘者，不必急于通便，只需扶养胃气，待饮食渐增，则大便自能正常。

（4）关于便秘的治疗，《伤寒论》中有蜜煎的外导之法，相当于现今的开塞露外用通便，对于各种便秘，均可配合使用。不可滥用泻药，避免使用不当反使症状加重。

（5）此外，应积极治疗全身性及肛周疾病，防止或避免使用引起便秘的药品，培养良好的心理状态，均有利于便秘防治。

8.辅助治疗措施

（1）针刺：

1）主穴：以大肠的俞、募、下合穴为主。天枢、大肠俞、上巨虚、支沟、照海。

2）加减：热秘加合谷、曲池；气秘加中脘、太冲；冷秘加灸神阙、关元；虚秘加脾俞、气海。

3）操作：诸穴均常规针刺；冷秘、虚秘可用温针灸、温和灸、隔姜灸或隔附子饼灸。

（2）耳针：取大肠俞、直肠下段、三焦、腹、肝、脾、肾。每次酌选3~5穴，毫针浅刺；也可用王不留行籽贴压。

（3）脐疗：取生大黄、芒硝各10g，厚朴、枳实、猪牙皂各6g，冰片3g。共研成细末，每取3~5g，加蜂蜜调成膏状，敷贴于神阙穴，胶布固定。2~3日换药1次。

六、医案精选

【案例一】李某，男，30岁，于2014年2月21日初诊。

主诉：反复便秘近2年，加重1周。

病史：患者平素饮食不规律，嗜肥甘厚腻，较少吃水果蔬菜，2年前逐渐出现大便秘结，便时费力，曾自行服用"通便灵""麻仁润肠丸"等药物，症状稍有缓解，停药即复发。近1周来大便秘结加重，临厕努挣，使用开塞露协助排便，遂来我院就诊。刻下症：大便2~5日1行，粪质干结如羊屎状，临厕努挣，气短汗出，面色㿠白，形体偏胖，腰膝酸软，四肢不温，纳眠可，小便清长。

查体：舌质淡，苔白，脉沉迟。

辅助检查：肠镜检查未见明显异常。

中医诊断：便秘　虚秘（阳虚秘）

西医诊断：习惯性便秘

治疗原则：温阳通便

治疗经过：以19号温补通便方为主方，加3号补虚方进行治疗，辅以济川煎内服和针刺，日1次。针刺取穴：天枢（双）、气海、关元、肾俞（双）、大肠俞（双）、支沟（双）、上巨虚（双）、照海（双）。2~3诊：诉排便1次，临厕努挣较前改善，效不更方。4~20诊：大便1~2日1行，排便过程顺畅，粪质软，小便可，气短汗出较前改善，面色稍红润，无腰膝酸软，四肢肤温正常。舌淡，苔白，脉细。随访1年，未见复发。

按语：虚秘多见久病、素体虚弱、产后及年老体虚之人，气血两亏，气虚则大肠传导无力，血虚则津枯肠道失润；甚则致阴阳俱虚，阴亏则肠道失荣，导致大便干结，便下困难，阳虚则肠道失于温煦，阴寒内结，导致便下无力，大便艰涩。取19号温补通便方，方中大黄、芒硝软坚散结、泻下攻积；厚朴、白术、木香行气消积除满；生地黄滋阴润燥通便；牛膝、肉苁蓉温补肾阳；玄参清热滋阴通便；桃仁、柏子仁润肠通便；甘草调和诸药。以上诸药共奏泻下破结，润肠通便之效。佐以3号补虚方益气壮阳，温中补虚以改善患者临厕努挣，气短汗出，小便清长，面色㿠白，形体偏瘦，腰膝酸软，四肢不温的症状。另给予其他辅助治疗如针灸、中药以加强疗效。

【案例二】梁某，女，28岁，于2015年7月16日初诊。

主诉：反复便秘3年，加重1个月。

病史：患者3年前无明显诱因下出现大便艰涩，4~5日1行，量少干结，粪质呈羊屎状，每因情志不畅时加重，自行服用通便灵胶囊后可缓解，停药复发，平素性格较为急躁。近1个月来症状加重，大便1周1行。刻下症：神志清，精神可，大便1周1行，量少干结如羊屎状，胸胁痞满，经期前后乳房胀痛，无头晕头痛，无口干口苦，无心慌心悸，纳差，眠一般，小便尚可。

查体：舌苔薄腻，脉弦。

辅助检查：肠镜检查未见明显异常。

中医诊断：便秘　实秘（气秘）

西医诊断：功能性便秘

治疗原则：顺气导滞。

治疗经过：以15号泻热通便方为主方进行治疗，辅以六磨汤加减内服及针刺，日1次。中药处方为：槟榔12g、沉香6g、木香10g、乌药12g、大黄12g、枳壳12g、白芍15g、柴胡15g、合欢皮12g；针刺选穴：中脘、天枢（双）、大肠俞（双）、支沟（双）、上巨虚（双）、照海（双）、太冲（双）。2~3诊：诉昨日解大便1次，排便较为顺畅，效不更方。4~20诊：大便1~2日1行，排便过程顺畅，粪质软，胸胁痞满明显缓解，经期前后乳房无胀痛，胃纳转佳。随访1年，未见复发。

按语：便秘症状虽单纯，但成因复杂，并非单纯通下就能完全解决，须根据不同致病原因，采用不同的治疗方法。属热结者，宜泻热通腑；气滞宜行气导滞；气虚宜益气润肠；血虚宜养血润燥；阳虚则温肠通便。

本案由情志失调导致。患者气机郁滞，不能宣达，致通降失常，传导失司，糟粕内停，不得下行。故治以顺气导滞，以15号泻热通便方为主方进行治疗，方中大黄、芒硝软坚散结、泻下攻积；厚朴、白术、木香行气消积除满；生地黄滋阴润燥通便；牛膝、肉苁蓉温补肾阳；玄参清热滋阴通便；桃仁、柏子仁润肠通便；甘草调和诸药；以上诸药共奏顺气导滞之效。配合六磨汤内服，方中木香调气，乌药散气，沉香降气，大黄、槟榔、枳实破气行滞，为治疗气秘之良药。

【案例三】江某，男，25岁，于2013年6月28日初诊。

主诉：大便5天未解。

病史：患者自诉5天前暴饮暴食后，至今未排便，伴脘腹胀痛，自行服用麻仁润肠丸，未见缓解，遂来我院就诊。刻下症：神志清，精神可，大便5天未解，伴脘腹胀痛，口干口臭，面红心烦，自觉身热，纳眠差，小便短赤。

查体：舌红，苔黄燥，脉滑数。

辅助检查：肠镜检查无明显异常。

中医诊断：便秘 实秘（热秘）

西医诊断：功能性便秘

治疗原则：泻热导滞，润肠通便。

治疗经过：以15号泻热通便方为主方进行治疗，辅以麻子仁丸加减内服和针刺，日1次。中药处方为：火麻仁20g、芍药12g、枳实15g、大黄5g、厚朴12g、杏仁15g、玄参15g、麦冬15g、生地黄12g；针刺取穴：天枢（双）、大肠俞（双）、曲池（双）、支沟（双）、合谷（双）、上巨虚（双）、照海（双）。

3诊：诉昨日解大便1次，较为艰涩，排便后脘腹胀痛有所缓解，效不更方。

10诊：大便1~2日1行，无脘腹胀痛。20诊：大便每日1行，质软，口干口臭、面红心烦、身热诸症好转，纳眠转佳。随访半年，未见复发。

患者治疗2次后诉已有大便，脘腹胀痛症状有所缓解，继续治疗10次后大便基本恢复正常，已无脘腹胀痛，再继续治疗10次后大便正常，1~2天一次，口干口臭，面红心烦，睡卧不安，身热，小便短赤的症状消失，胃纳可，舌淡红苔薄白，脉滑。随访1年，未见复发。

按语：本病由饮食不节所致。患者过食辛辣肥甘厚腻，导致肠胃积热，肠道传导失司，大便干结。胃为水谷之海，大肠为传导之官，若肠胃积热，耗伤津液，则大便干结不通；热伏于内，脾胃之热熏蒸于上，故见口干口臭；热积肠胃，则脘腹胀痛；身热面赤为阳明热盛之候；小便短赤为热移膀胱之候。

第五节　呕　吐

一、概念

呕吐是由于胃失和降、胃气上逆所致的以饮食、痰涎等胃内之物从胃中上涌，自口而出为临床特征的一种病症。

《金匮要略》中指出呕吐有时是人体排出胃中有害物质的一种保护性反应，此时治疗，不应止呕。"夫呕家有痈脓，不可治呕，脓尽自愈"；"酒疸，心中热，欲吐者，吐之愈"。

二、临床表现

初起呕吐量多，吐出物多有酸腐气味，久病呕吐时作时止，吐出物不多，酸臭气味不甚。新病邪实，呕吐频繁，常伴有恶寒、发热、脉实有力。久病正虚，呕吐无力常伴精神萎靡，倦怠乏力，面色萎黄，脉弱无力等症。常伴有脘腹不适、恶心纳呆、吞酸嘈杂等症状。本病常有饮食不节，过食生冷，恼怒气郁，或久病不愈等病史。上消化道X线检查及内窥镜检查有助于诊断及鉴别诊断。

三、病因病机

1. **病因** 外邪犯胃、饮食不节、情志不畅、病后体虚。
2. **病机** 胃失和降，胃气上逆。
3. **病位** 在胃，与肝、脾相关。
4. **病性** 分虚实两大类。

四、辨证施灸

1. 实证

（1）外邪犯胃证：呕吐食物，吐出有力，突然发生，起病较急，常伴有恶寒发热，胸脘满闷，不思饮食，舌苔白，脉濡缓。

（2）饮食停滞证：呕吐物酸腐，脘腹胀满拒按，嗳气厌食，得食更甚，吐后反快，大便或溏或结，气味臭秽，苔厚腻，脉滑实。

（3）痰饮内停证：呕吐物多为清水痰涎，胸脘满闷，不思饮食，头眩心悸，或呕而肠鸣，苔白腻，脉滑。

（4）肝气犯胃证：呕吐吞酸，嗳气频作，胸胁胀满，烦闷不舒，每因情志不遂而呕吐吞酸更甚，舌边红，苔薄白，脉弦。

2. 虚证

（1）脾胃虚弱证：饮食稍有不慎，或稍有劳倦，极易呕吐，时作时止，胃纳不佳，脘腹痞闷，口淡不渴，面白少华，倦怠乏力，舌质淡，苔薄白，脉濡弱。

（2）胃阴不足证：呕吐反复发作，但呕吐量不多，或仅吐唾涎沫，时作干呕，口燥咽干，胃中嘈杂，似饥而不欲食，舌红少津，脉细数。

【**治疗处方**】以4号脾胃方为主，余酌情合方。

五、安全操作

1. **贴治疗圈** 嘱患者取仰卧位，充分暴露腹部。将治疗圈对准并紧贴脐周皮肤，使脐窝位于治疗圈正中心，一手固定治疗圈，另一手用医用透气胶带将治疗圈外缘紧贴于皮肤上固定。普通成人环绕治疗圈贴1层胶带即可，小儿、神志不清、易出汗患者需交错贴2~3层，并扩大皮肤的粘贴面积，便于固定。

2. 铺巾　依次铺上棉质孔巾及隔热布，若孔巾或隔热布与治疗圈的缝隙过大，应用夹子或胶带在孔洞处折叠收口并固定。

3. 撒药粉　选择4号脾胃方药粉剂约0.2g，用手指以搓撒的方式均匀撒在脐窝及周围皮肤上，以药粉均匀布散于皮肤但不填满脐窝为宜。可适量增加兼证底粉，但一般不超过3种。

4. 倒药盐　选择4号脾胃方药盐1袋，倒入治疗圈内并轻轻晃动，使药盐平整均匀。若药盐出现少量小结块，需将结块搓散或取出；若药盐内大量结块，需更换药盐。

5. 点燃艾炷　用镊子取1壮艾炷放于圈内药盐正中心，点燃艾炷顶端，当艾炷燃至2/3时，点燃治疗盘里另一艾炷。待治疗圈内艾炷燃尽无烟后，将艾灰丢至盛水的钢碗内熄灭，再夹取事前点燃的艾炷放置于治疗圈内，每次放置艾炷的位置应保持一致。如此反复，直至20个艾炷全部燃完。更换艾炷过程中，治疗盘应贴近治疗圈，防止火星掉落引起烫伤，并不时用手触碰治疗圈底部感受温度，以防温度过高。

6. 清扫药盐　待最后一壮艾炷完全燃尽、不见火星，用棉质孔巾翻盖住治疗圈，让余温维持1~2分钟。然后取下孔巾与隔热布，除去胶带，一手固定治疗圈并将一端轻轻翘离皮肤，另一手立即将硬纸垫片平铺插入治疗圈及药盐底部，将治疗圈及药盐平挪至垫片上，再用毛刷扫尽多余底粉及药盐。此时肚脐内可能残留少许药粉，用毛刷或纸巾清理干净，不能用嘴向脐部吹气，以防受寒。

7. 注意事项

（1）患者呕吐急性发作时，不宜行隔药盐灸治疗，此时可在涌泉穴行悬灸，有一定止呕功效。

（2）若施灸过程中发生呕吐，应立即停止治疗，严防烫伤。采取适当的体位，以防窒息。及时清除口腔内的呕吐物，协助病人用温开水或生理盐水漱口。根据病情可予以止吐剂、解痉剂、镇静剂。

（3）减少精神刺激。饮食上予以少量、清淡、易消化的食物；呕吐严重者，可进行禁食，给予补液等对症支持治疗。

（4）注意防止外邪侵袭，饮食起居要有规律，勿暴饮暴食，勿恣食生冷、肥甘，勿饮酒过度，注意调畅情志，适量参加文体活动。

8.辅助治疗措施

（1）针刺：

1）主穴：中脘、胃俞、内关、足三里。

2）加减：外邪犯胃加外关、大椎；饮食停滞加梁门、天枢；肝气犯胃加太冲、期门；痰饮内停加丰隆、公孙；脾胃虚弱加脾俞、公孙；胃阴不足加脾俞、三阴交。

3）操作：诸穴均常规针刺；脾胃虚弱者可行艾条灸、隔姜灸或温针灸；上腹部穴和背俞穴针后可加拔罐。每日1次，呕吐甚者每日可治疗2次。

（2）耳针：根据病变部位取胃、贲门、幽门、十二指肠、胆、肝、脾、神门、交感。每次选用2~4穴，毫针浅刺；也可埋针或用王不留行籽贴压。

（3）穴位注射：取足三里、至阳、灵台等穴。每穴注射生理盐水1~2mL。

（4）穴位敷贴：取神阙、中脘、内关、足三里等穴。切1cm厚生姜片如硬币大，贴于穴上，用伤湿止痛膏固定。本法也可预防晕车、晕船引起的呕吐，临乘车船前半小时贴药。

六、医案精选

【案例】王某，女，18岁，于2013年5月12日初诊。

主诉：反复呕吐1年余，加重1周。

病史：患者自诉患者呕吐已1年余，不思饮食，稍进食便胃中不舒，常有腹胀，时时吐出不消化物，无酸味。形体偏瘦，大便无力，口淡，近1周来呕吐加重，遂来我院就诊。刻下症：稍进食便觉腹胀不止，时有呕吐，无口干口苦，无恶寒发热，无耳鸣耳聋，无胸闷心悸，纳差眠一般，大便乏力，小便可。

查体：面色偏白，舌淡，苔白，脉细弱。

辅助检查：X线腹部检查无异常发现。

中医诊断：呕吐（脾胃虚弱证）

西医诊断：慢性胃炎

治疗原则：益气健脾，和胃降逆。

治疗经过：以4号脾胃方为主方，加3号补虚方进行治疗。辅以香砂六君子汤加减内服。1日1次，15次为1个疗程。5~20诊：呕吐症状消失，面色稍红润，无神疲倦怠感，无脘闷不舒，胃纳尚可，舌淡红，苔白，脉细。随访1年，未见复发。

按语：呕吐病因不同，患者体质各异，应分清虚实，实者因邪气所干，浊气上逆，治以祛邪化浊，和胃降逆；虚者由中阳不振，或胃阴不足，失于和降，治以扶正为主，或温中健胃，或滋养胃阴。

本案患者素体脾胃虚弱，失于和降，不能受纳运化食物，胃气上逆，遂成呕吐。日久脾胃气虚，则见面白少华，倦怠乏力。故以4号脾胃方为主方，方中白术、党参、怀山药健脾益气；吴茱萸、延胡索、香附理气降逆；共奏益气健脾，和胃降逆之效。

呕吐、反胃、呃逆的鉴别诊断：呕吐以有物有声为特征；反胃以朝食暮吐为特征；呃逆是喉间呃呃连声，声短而频，令人不能自制。在病位上，呕吐、反胃在胃，呃逆在膈。病机上，三者都属胃气上逆，但呃逆还有膈间不利的因素存在。

第六节　呃　逆

一、概念

呃逆是指胃失和降，气逆动膈，上冲喉间，呃呃连声，声短而频，不能自止的疾病。西医学中膈肌痉挛、胃炎、胃扩张、胃肠神经官能症以及胃肠手术后出现以呃逆为主要症状者，均可参照本节辨证论治。

二、临床表现

呃逆为膈肌痉挛引起的收缩运动，吸气时声门突然关闭发出一种短促的声音。常伴有胸膈痞闷、胃脘不适、情绪不安等。可发于单侧或双侧的膈肌。正常健康者可因吞咽过快、突然吞气或腹内压骤然增高而引起呃逆。多可自行消退。有的可持续较长时间而成为顽固性呃逆。

三、病因病机

1.病因 饮食因素、情志因素、六淫侵袭、正气亏虚、痰饮血瘀等。

2.病机 胃气上逆扰膈，膈间之气不利。

3.病位 在膈，与胃、脾、肺、肝、肾关系密切。

4.病性 本虚标实。虚为脾胃阳虚或胃阴不足，实为寒邪、胃火、食滞、气郁、痰饮、瘀血。

四、辨证施灸

1.胃寒积滞证 呃声沉缓有力，得热则减，遇寒愈甚，胃脘不适，口不渴，舌质淡红，苔薄白而润，脉迟缓。

2.胃火上逆证 呃声洪亮有力，冲逆而出，口臭烦渴，喜冷饮，尿赤便秘，苔黄燥，脉滑数。

3.肝郁气滞证 呃逆常因情志不畅而诱发或加重，呃声连连，胸胁胀满，苔薄白，脉弦。

4.脾胃阳虚证 呃声低沉无力，气不得续，脘腹不适，喜暖喜按，身倦食少，四肢不温，舌淡，苔薄，脉细弱。

5.胃阴不足证 呃声低微，短促而不得续，口干咽燥，饥不欲食，舌红、少苔，脉细数。

【治疗处方】以4号脾胃方为主，余酌情合方。

五、安全操作

1.贴治疗圈 嘱患者取仰卧位，充分暴露腹部。将治疗圈对准并紧贴脐周皮肤，使脐窝位于治疗圈正中心，一手固定治疗圈，另一手用医用透气胶带将治疗圈外缘紧贴于皮肤上固定。由于呃逆时，患者胸腹起伏明显，故需交错贴2~3层胶带，并扩大皮肤的粘贴面积，便于固定。

2.铺巾 依次铺上棉质孔巾及隔热布，若孔巾或隔热布与治疗圈的缝隙过大，应用夹子或胶带在孔洞处折叠收口并固定。

3.撒药粉 选择4号脾胃方药粉剂约0.2g，用手指以搓撒的方式均匀撒在脐窝及周围皮肤上,以药粉均匀布散于皮肤但不填满脐窝为宜。可适量增加兼证底粉,但一般不超过3种。

4.倒药盐 选择4号脾胃方药盐1袋,倒入治疗圈内并轻轻晃动,使药盐平整均匀。若药盐出现少量小结块,需将结块搓散或取出;若药盐内大量结块,需更换药盐。

5.点燃艾炷 用镊子取1壮艾炷放于圈内药盐正中心,点燃艾炷顶端,当艾炷燃至2/3时,点燃治疗盘里另一艾炷。待治疗圈内艾炷燃尽无烟后,将艾灰丢至盛水的钢碗内熄灭,再夹取事前点燃的艾炷放置于治疗圈内,每次放置艾炷的位置应保持一致。如此反复,直至20个艾炷全部燃完。更换艾炷过程中,治疗盘应贴近治疗圈,防止火星掉落引起烫伤,并不时用手触碰治疗圈底部感受温度,以防温度过高。

施灸过程中,床旁需留人看守,以防患者呃逆时胸廓起伏,造成艾灰掉落,以致烫伤甚则引起火灾。

6.清扫药盐 待最后一壮艾炷完全燃尽、不见火星,用棉质孔巾翻盖住治疗圈,让余温维持1~2分钟。然后取下孔巾与隔热布,除去胶带,一手固定治疗圈并将一端轻轻翘离皮肤,另一手立即将硬纸垫片平铺插入治疗圈及药盐底部,将治疗圈及药盐平挪至垫片上,再用毛刷扫尽多余底粉及药盐。此时肚脐内可能残留少许药粉,用毛刷或纸巾清理干净,不能用嘴向脐部吹气,以防受寒。

7.灸后注意

(1)注意防寒保暖,避免腹部受凉。养成良好的进食习惯,规律饮食,少食生冷寒凉食物。此外,保持心情舒畅,避免七情内伤,对预防呃逆也大有裨益。

(2)对于顽固性呃逆,需积极寻找病因,针对原发病进行治疗,还可配合西药镇静、止呕护胃、应用肌松药等。对于重危病证中出现的呃逆,提示病情严重,预后不良,治当大补元气,急救胃气。

8.辅助治疗措施

(1)针刺:

1)主穴:天突、中脘、膻中、膈俞、内关、足三里。

2)加减:胃寒积滞、胃火上逆、胃阴不足者加胃俞和胃止呃;脾胃阳虚者加脾俞、胃俞温补脾胃；肝郁气滞者加期门、太冲疏肝理气。

3）操作：诸穴常规针刺；膈俞、期门等穴不可深刺，以免伤及内脏；胃寒积滞、脾胃阳虚者，诸穴可用艾条灸或隔姜灸；中脘、内关、足三里、胃俞亦可用温针灸，并可加拔火罐。

（2）指针：翳风、攒竹、鱼腰、天突。任取一穴，用拇指或中指重力按压，以患者能耐受为度，连续按压1~3分钟，同时令患者深吸气后屏住呼吸，常能立即止呃。

（3）耳针：取膈、胃、神门、相应病变脏腑（肺、肝、脾、肾）。毫针强刺激；也可耳针埋藏或用王不留行籽贴压。

（4）穴位敷贴：麝香粉0.5g，放入神阙穴内，用伤湿止痛膏固定，适用于实证呃逆，尤其以肝郁气滞者取效更捷；吴茱萸10g，研细末，用醋调成膏状，敷于双侧涌泉穴，胶布或伤湿止痛膏固定，可引气火下行，适用于各种呃逆，对肝、肾气逆引起的呃逆尤为适宜。

六、医案精选

【案例一】潘某，男，37岁，2016年5月8日初诊。

主诉：呃逆10余天。

病史：患者10天前外感发热，咽部疼痛，自行服用退烧药物后外感症状缓解，继现呃逆不止，伴胸闷，气顶，余无不适。今来我院就诊。刻下症：频发呃逆，缠绵不休，无呕吐，胸闷气顶。纳差，寐欠安，常因呃逆发作影响睡眠，大便不畅，小便可。

查体：胸廓外观对称，无畸形，肋间隙正常，无局部隆起、凹陷、压痛及叩击痛，无水肿、皮下气肿、肿块，静脉无怒张及回流异常。腹部无明显阳性体征。舌质淡，苔浊腻，脉滑。

中医诊断：呃逆（气滞证）

西医诊断：膈肌痉挛

治疗原则：行气解郁，和胃降逆。

治疗经过：以4号脾胃方为主方，同时配合针刺治疗（取穴：攒竹、膻中、内关、膈俞），均1日1次。患者诉治疗后当天下午呃逆自行停止，纳眠可，舌质淡红，苔薄白微腻，脉缓。继续上方治疗3天后，症状全消。

按语： 呃逆的辨证当分清虚、实、寒、热。如呃逆声高，气涌有力，连续发作，多属实证；呃声洪亮，冲过而出，多属热证；呃声沉缓有力，得寒则甚，得热则减，多属寒证；呃逆时断时续，气怯声低乏力，多属虚证。

本案患者因服用退烧药物后继现呃逆不止，呃逆为胃气上逆，退烧药物多为苦寒之品，伤及胃气，胃气上逆，则中焦斡旋气机紊乱，导致气滞郁结，膈间气机不利，逆气上冲于喉间，则致呃逆发作。治疗当以行气解郁，和胃降逆，故以4号脾胃方为主方。方中白术、党参、怀山药健脾益气；吴茱萸、延胡索、香附理气降逆。

【案例二】徐某，女，48岁，2011年4月12日初诊。

主诉：反复呃逆1周。

病史：患者因进食时暴怒气郁而致呃逆1周，服用温胆汤、丁香柿蒂汤等方药无效而来我院门诊。刻下症：呃逆不已，声短频响，1分钟30余次，自觉气从胃膈上冲咽喉，不能自制，胸闷，难以入寐，纳呆，勉进少量流质饮食，口渴，大便干结，2日1行，

查体：舌暗，苔白厚燥黄，脉弦滑。

中医诊断：呃逆（肝郁气滞证）

西医诊断：膈肌痉挛

治疗原则：疏肝解郁，和胃降逆

治疗经过：隔药盐灸以4号脾胃方为主方，同时配合五磨饮子加减，具体中药方剂如下：木香6g、沉香6g、槟榔10g、乌药10g、郁金10g、丁香10g、代赭石、炒竹茹12g、枳壳12g、白芍15g、陈皮10g。水煎，日1剂，早晚分服。

4月17日复诊：患者称呃逆基本停止，纳谷增，胸闷除。

按语： 本案患者平素性情急躁，肝旺，暴怒之后而作呃逆，恼怒伤肝，致肝气上逆，气机不利，横逆犯胃，胃失和降，故发呃逆。治疗应以疏肝解郁、和胃降逆为基本原则，选用4号脾胃方行隔药盐灸调理胃肠气机，同时配合中药五磨饮子疏肝解郁、行气降逆。

呃逆与干呕、嗳气三者同属胃气上逆的表现，临床上需注意鉴别。呃逆为胃气上逆动膈，气从膈间上逆，气冲喉间，呃呃连声，声短而频，不能自制。干呕乃胃气上逆，发出呕吐之声，属于有声无物的呕吐。嗳气乃胃气阻

郁。气逆于上，冲咽而出，发出沉缓的嗳气声，常伴酸腐气味，食后多发。

呃逆的中医治疗方法多样，除艾灸、针刺外，还可配合穴位贴敷、穴位按压、穴位注射、耳穴贴豆等。

第七节 痞 满

一、概念

痞满是以胃脘部痞闷满胀不舒，触之无形，按之柔软无痛为临床表现的病症。西医学中慢性萎缩性胃炎相当于本病。消化系统其他胃部疾病若出现以胃脘部痞闷胀满不舒为主要症状者，均可参照本节辨证论治。

二、临床表现

脘腹痞塞胀满不痛，纳呆，嗳气，脘部按之柔软无物。常伴有胸闷膈满，饮食减少，得食则胀，嗳气稍舒，大便不调，消瘦等症。发病缓慢，时轻时重，反复发作，病程漫长。发病和加重常与饮食因素诸如暴饮暴食，恣食生冷粗硬，嗜饮浓茶烈酒，过食辛辣等有关，情志、起居、冷暖失调等亦可诱发。

三、病因病机

1.**病因** 脾胃虚弱、情志因素、饮食失节、劳逸失调、痰瘀内阻以及外邪侵袭等。

2.**病机** 中焦气机不利，脾失健运，胃失和降。

3.**病位** 在脾胃，与肝、胆关系密切。

4.**病性** 病初多为实，久而不愈则为虚，但多见本虚标实，虚实夹杂，虚多为脾气虚、胃阴虚；实为气郁、食积、热毒、湿阻、痰凝、血瘀。

四、辨证施灸

1.**肝胃不和证** 胃脘痞闷，两胁胀满，心烦易怒，嗳气嗳臭，善太息，时有吞酸或吐苦水，呕哕舌质淡红，苔薄白，脉弦。

2.食积停滞证 胃脘痞满而胀，食后尤甚，饥可稍缓，嗳腐吞酸，厌食恶心，口中异味，或噫气频出，矢气多，味腐臭，舌质淡红，苔厚腻，脉滑或实或弦滑。

3.湿热中阻证 胃脘痞满，胀闷不舒，按之濡软，兼见纳差食减，口干黏腻而臭，口渴喜冷，头身沉重，肢软乏力，大便溏薄，或排便不爽，舌质红赤，苔白黄而腻，脉濡数。

4.痰湿中阻证 胃脘痞塞，满闷不舒，不思饮食，口淡无味，恶心欲呕，痰多，头晕目眩，体重困倦，舌质淡红，苔白厚腻，脉滑或弦滑。

5.寒热错杂证 胃脘痞满，有灼热感，口苦心烦，口渴，欲冷饮，或见呕恶欲吐，泛酸，肠鸣，腹中冷痛，便溏或饮冷即泻，舌苔黄，脉沉弦、沉细或弦滑。

6.脾气虚弱证 胃脘痞痛，气短纳呆，自汗乏力，便溏，舌质淡红，苔薄白，脉虚弱或沉弦。

7.胃阴虚证 胃脘痞满，灼热嘈杂，似饥不纳，口干咽燥，消瘦，大便干燥，舌质红或深红少津，苔少或花剥甚无苔，脉细数或弦细兼数。

8.气阴两虚证 胃脘部痞闷不舒，纳后加重，不饥少纳，神疲乏力，消瘦，舌淡红，苔薄白，或花剥或少苔，脉沉细或濡缓。

9.脾胃虚寒证 胃脘痞满，或冷痛、隐痛，遇冷加重，得温则缓，喜热饮食，纳少，食后脘胀，手足欠温，神疲乏力，舌质淡体胖，舌苔白，脉沉细弱或沉迟。

【治疗处方】以4号脾胃方为主，余酌情合方。

五、安全操作

1.贴治疗圈 嘱患者取仰卧位，充分暴露腹部。将治疗圈对准并紧贴脐周皮肤，使脐窝位于治疗圈正中心，一只手固定治疗圈，另一只手用医用透气胶带将治疗圈外缘紧贴于皮肤上固定。普通成人环绕治疗圈贴1层胶带即可，儿童、神志不清、易出汗患者需交错贴2~3层，并扩大皮肤的粘贴面积，便于固定。

2.铺巾 依次铺上棉质孔巾及隔热布，若孔巾或隔热布与治疗圈的缝隙过大，应用夹子或胶带在孔洞处折叠收口并固定。

3.撒药粉　选择4号脾胃方药粉剂约0.2g，用手指以搓撒的方式均匀撒在脐窝及周围皮肤上，以药粉均匀布散于皮肤但不填满脐窝为宜。可适量增加兼证底粉，但一般不超过3种。

4.倒药盐　选择4号脾胃方药盐1袋，倒入治疗圈内并轻轻晃动，使药盐平整均匀。若药盐出现少量小结块，需将结块搓散或取出；若药盐内大量结块，需更换药盐。

5.点燃艾炷　用镊子取1壮艾炷放于圈内药盐正中心，点燃艾炷顶端，当艾炷燃至2/3时，点燃治疗盘里另一艾炷。待治疗圈内艾炷燃尽无烟后，将艾灰丢至盛水的钢碗内熄灭，再夹取事前点燃的艾炷放置于治疗圈内，每次放置艾炷的位置应保持一致。如此反复，直至20个艾炷全部燃完。更换艾炷过程中，治疗盘应贴近治疗圈，防止火星掉落引起烫伤，并不时用手触碰治疗圈底部感受温度，以防温度过高。

6.清扫药盐　待最后一壮艾炷完全燃尽、不见火星，用棉质孔巾翻盖住治疗圈，让余温维持1~2分钟。然后取下孔巾与隔热布，除去胶带，一手固定治疗圈并将一端轻轻翘离皮肤，另一手立即将硬纸垫片平铺插入治疗圈及药盐底部，将治疗圈及药盐平挪至垫片上，再用毛刷扫尽多余底粉及药盐。此时肚脐内可能残留少许药粉，用毛刷或纸巾清理干净，不能用嘴向脐部吹气，以防受寒。

7.灸后注意

（1）饮食有节，食宜清淡，勿恣食生冷、肥甘之物，或暴饮暴食以免损伤脾胃，滞气酿痞。

（2）调节情志，保持心情愉快，避免情绪刺激，以免气机郁滞。

（3）起居有常，预防风寒、湿热之邪侵袭，以免外邪犯胃，导致痞满。适当参加体育锻炼，以增强体质。

8.辅助治疗措施

（1）针刺：

1）主穴：中脘、脾俞、胃俞、章门、内关、足三里。

2）加减：肝胃不和加肝俞、期门、太冲；食积停滞加梁门、建里；痰湿中阻加内庭、丰隆；脾气虚弱加气海、天枢；脾胃虚寒者中脘、足三里可加灸。

3）操作：诸穴均常规针刺，虚寒者可加灸法。

（2）耳针：取胃、脾、神门、交感、内分泌、皮质下、肝、胆。左右耳交替进行，每周治疗2次。

六、医案精选

【案例一】殷某，女，45岁，2017年8月10日就诊。

主诉：胃脘部胀满不舒3月余，加重1月余。

病史：患者诉3月余前开始餐后稍有腹胀，时而伴有恶心、嗳气，且胃部痞满不舒。近1个月症状加重，常感恶心，遂至我院做钡餐检查，结果显示胃下垂约6cm。精神欠佳，常感疲倦，面部轻微浮肿感，脸色淡而微黄，喜热饮，但多喝则觉恶心欲吐，进食生冷后则胃部胀闷不舒，食欲不佳，口淡不渴，嗜睡，大便溏薄，小便稍浊。

查体：腹部平软，剑突下轻压痛，无反跳痛。舌淡胖，苔白滑，脉弦滑。

中医诊断：痞满（脾虚湿困证）

西医诊断：胃下垂

治疗原则：益气健脾，除湿降逆。

治疗经过：隔药盐灸以4号脾胃方为主方，配合针刺治疗（取穴：膻中、中脘、天枢、足三里、阴陵泉），日1次，7天为1疗程。当日治疗后，患者即感胃部满闷不舒感稍减，已无恶心感，且自觉身体较之前轻松。嘱患者清淡饮食，忌生冷、肥腻之品。

经3疗程治疗后，患者日常饮食正常，精神佳，睡眠可，二便调，舌淡红，苔薄白，脉弦。为巩固疗效，嘱患者每日自行温灸足三里、中脘，及揉按腹部。终止治疗观察。

1个月后钡餐造影复查结果显示：胃下极在两髂嵴连线下2cm。病已愈。

按语：患者进餐后有腹胀感，且伴有恶心，嗳气，痞满不舒感，是脾胃气虚之象。脾虚则不能运化水谷，胃气虚，则滞而不降，甚则胃气上逆，故进餐后有胀闷不舒，恶心感。喜饮温水，则是胃中虚寒，口淡不渴，舌淡胖，苔白滑，乃一派湿困中焦之象，证属脾虚湿困型。隔药盐灸治疗取4号脾胃方健脾益气、祛湿和胃。方中白术、党参、怀山药益气健脾；吴茱萸、延胡索、香附理气降逆。配合针刺治疗，共奏益气健脾，除湿降逆之效。

痞满与鼓胀、积聚均有脘腹满闷的症状，临床上需注意鉴别。鼓胀之病机为肝、脾、肾受损，气滞、血瘀、水停腹中；以腹部胀大如鼓，皮色苍黄，脉络暴露为主症。积聚则是腹内结块，或痛或胀，不仅有自觉症状，而且有结块可扪及。痞满的满闷不适，系自觉症状，外无胀形，无块状物可扪及。

【案例二】赵某，男，27岁，2016年7月10日就诊。

主诉：胃脘部胀满1月余。

病史：患者由于饮食无节，1个月以来胃脘胀满，食后益甚，泛酸，嗳气频繁，纳差，今来我科就诊。刻下症：胃脘部胀满不舒，食后为甚，恶心泛酸，频频嗳气，纳食差，寐可，大便不调，矢气频作，味臭，小便正常。

查体：腹部按之柔软，剑突下轻压痛，无反跳痛。舌质稍红，苔白腻兼黄，脉弦滑。

中医诊断：痞满（饮食内停证）

西医诊断：功能性消化不良

治疗原则：消食和胃，行气消痞。

治疗经过：隔药盐灸以4号脾胃方为主方，日1次。治疗5天后，患者即感胃脘胀闷好转，饮食正常。

按语：此患者由于饮食不节，脾胃内伤，脾胃运纳失职，痰湿内生，日久化热，湿热中阻，气机不利而成痞满。故选择4号脾胃方进行隔药盐灸，从而达到消食和胃、健脾运胃、行气消痞之效。

痞满一般预后良好，只要保持饮食有节，心情舒畅，并坚持治疗，多能治愈。但此病常为慢性过程，常反复发作，若失治或误治，痞满日久不愈，可转化为胃痛、积聚、噎膈等病证；另痞满日重，脾胃大伤，纳食不足，气血乏源，后天失养，可形成虚劳。

第八章　肾膀胱病证

第一节　淋　证

一、概念

淋证是指以小便频数短涩、淋沥刺痛、小腹拘急引痛为主症的病证。本病的临床表现，西医学中的急慢性尿路感染、泌尿系结核、尿路结石、急慢性前列腺炎、乳糜尿以及尿道综合征等病，凡是具有淋证特征者，均可参照本节内容辨证论治。

二、临床表现

以尿频、尿急、尿痛为主症，常伴有排尿不畅、小腹拘急或痛引腰腹等症状；尿常规检查可见白细胞；X线检查可见结石、梗阻、输尿管压迫等病变。

三、病因病机

1.**病因**　外感湿热、饮食不节、情志失调、禀赋不足或劳伤久病。
2.**病机**　湿热蕴结下焦，肾与膀胱气化不利。
3.**病位**　在肾与膀胱，与肝脾相关。
4.**病性**　分虚实两端，多见虚实夹杂之证。

四、辨证施灸

1.**热淋**　小便频数短涩，灼热刺痛，痛引腹中，伴腰痛拒按，或有寒热起伏、口苦、呕恶、便秘，苔黄或黄腻，脉濡数。
2.**气淋**　实证者小便艰涩疼痛，少腹胀满，淋沥不已，苔薄黄，脉沉涩；虚证者少腹坠胀，尿有余沥，面色㿠白，舌质淡，脉虚细无力。

3.石淋　小便排出砂石或小便艰涩窘迫疼痛，或排尿突然中断，或尿中带血，腰腹绞痛，苔薄黄或淡，脉细弱。

4.血淋　实证者小便热涩刺痛，尿色深红或夹血块，舌尖红，苔黄，脉滑数；虚证者尿色淡红，尿痛涩滞不显著，腰膝酸软，神疲乏力，舌红少苔，脉细数。

5.膏淋　实证者，小便混浊如米泔水，置之沉淀如絮状，上有浮油如脂，或夹凝块，尿时不畅，灼热而痛，舌红苔黄腻，脉濡数；虚证者，病久不已，反复发作，淋出如脂，涩痛减轻，形体消瘦，头昏乏力，腰膝酸软，舌淡，脉虚弱。

6.劳淋　小便不甚赤涩，但淋沥不已，时作时止，遇劳即发，腰膝酸软，舌质淡，脉虚弱。

【治疗处方】实证者以8号妇科炎症方为主，可合用13号活血通络方；虚证者可用5号免疫方，余酌情调整。

五、安全操作

1.贴治疗圈　嘱患者取仰卧位，充分暴露腹部。将治疗圈对准并紧贴脐周皮肤，使脐窝位于治疗圈正中心，一手固定治疗圈，另一手用医用透气胶带将治疗圈外缘紧贴于皮肤上固定。普通成人环绕治疗圈贴1层胶带即可，儿童、神志不清、易出汗患者需交错贴2~3层，并扩大皮肤的粘贴面积，便于固定。

2.铺巾　依次铺上棉质孔巾及隔热布，若孔巾或隔热布与治疗圈的缝隙过大，应用夹子或胶带在孔洞处折叠收口并固定。

3.撒药粉　根据病症选择适量药粉剂约0.2g，用手指以搓撒的方式均匀撒在脐窝及周围皮肤上，以药粉均匀布散于皮肤但不填满脐窝为宜。药方选择实证者以8号妇科炎症方为主，可合用13号活血通络方；虚证者可用5号免疫方。适量增加兼证底粉，但一般不超过3种。

4.倒药盐　选择与主证相应配方的药盐1袋，倒入治疗圈内并轻轻晃动，使药盐平整均匀。若药盐出现少量小结块，需将结块搓散或取出；若药盐内大量结块，需更换药盐。

5.点燃艾炷　用镊子取1壮艾炷放于圈内药盐正中心，点燃艾炷顶端，当艾炷燃至2/3时，点燃治疗盘里另一艾炷。待治疗圈内艾炷燃尽无烟后，将艾灰丢至盛水的钢碗内熄灭，再夹取事前点燃的艾炷放置于治疗圈内，每次放置艾炷的位置应保持一致。如此反复，直至20个艾炷全部燃完。更换艾炷过程中，治疗盘应贴近治疗圈，防止火星掉落引起烫伤，并不时用手触碰治疗圈底部感受温度，以防温度过高。

6.清扫药盐 待最后一壮艾炷完全燃尽、不见火星，用棉质孔巾翻盖住治疗圈，让余温维持1~2分钟。然后取下孔巾与隔热布，除去胶带，一手固定治疗圈并将一端轻轻翘离皮肤，另一手立即将硬纸垫片平铺插入治疗圈及药盐底部，将治疗圈及药盐平挪至垫片上，再用毛刷扫尽多余底粉及药盐。此时肚脐内可能残留少许药粉，用毛刷或纸巾清理干净，不能用嘴向脐部吹气，以防受寒。

7.灸后注意

（1）平素应加强锻炼，增强体质，保持心情舒畅，生活要有规律，注意适当休息，不过分劳累.

（2）注意个人卫生，保持下阴清洁，不憋尿，妇女注意经期及产后卫生。清除各种产生湿热的因素，如过食辛热肥甘之品、嗜酒太过，饮食宜清淡，多饮水。

（3）积极治疗消渴、痨瘵等原发疾病，可减少本病证的发生。

8.辅助治疗措施

（1）针刺：

1）主穴：以足太阴脾经腧穴和膀胱的俞、募穴为主。取中极、膀胱俞、三阴交、阴陵泉。

2）加减：热淋加行间；石淋加秩边透水道（操作时从髂后上棘内缘与股骨大转子后缘连线的上2/5与下3/5交界处进针，针身与躯干矢状面呈20°的夹角）、委阳；气淋加肝俞、太冲；血淋加血海、膈俞；膏淋加气海、足三里；劳淋加脾俞、肾俞、关元、足三里。

3）操作：针刺中极前应排空小便，不可进针过深，以免刺伤膀胱。急性期和症状较重者，每日治疗1~2次；慢性期、症状较轻者，可每日或隔日治疗1次。

（2）皮肤针：取三阴交、曲泉、关元、曲骨、归来、水道、腹股沟部、第3腰椎至第4骶椎夹脊。用皮肤针叩刺，至皮肤红润为度。

（3）耳针：取膀胱、肾、交感、肾上腺。每次选2~4穴，毫针强刺激。

（4）电针：取肾俞、三阴交。针刺得气后予高频脉冲电流刺激5~10分钟。

六、医案精选

【案例一】徐某，男，35岁，于2000年3月3日初诊。

主诉：排尿不畅伴会阴部胀痛2年余。

病史：患者平素性情急躁，易恼怒。2年余前开始出现排尿不畅，伴会阴部胀痛，并向尿道放射。曾在多家医院诊治，未见明显疗效。刻下症：神志清，精神差，排尿不畅，伴会阴部胀痛，向尿道放射，性交时有射精痛，纳眠一般，大便黏腻。既往有手淫史，否认不洁性交史及泌尿系感染史。

查体：肛门指检前列腺稍有饱满感，纵沟浅，触痛明显。舌淡有瘀斑，边有齿印，苔微黄腻，脉弦细涩。

辅助检查：前列腺液化验培养阴性。

中医诊断：淋证（湿热下注、瘀浊阻滞证）

西医诊断：前列腺炎

治疗原则：清热化湿，祛瘀化浊。

治疗经过：①隔药盐灸选用8号妇科炎症方为主方，配合13号活血通络方进行施灸，日1次。②针刺取穴：关元、中极、秩边、阴陵泉、行间、三阴交，操作：关元、中极穴用1寸毫针，针尖朝下，针前应排尿；秩边穴用1.5寸毫针直刺；以上3穴宜导气至会阴部。阴陵泉、行间、三阴交穴均采用常规刺法，其中，阴陵泉、三阴交穴用导气法，行间穴用泻法。隔日1次，每次留针30分钟。③耳穴：王不留行籽压贴一侧耳穴肝、膀胱、内分泌、神门点。双耳交替，隔日1次。7诊：小便较前畅顺，会阴部胀痛、射精痛明显好转，舌淡，瘀斑减少，苔白微腻，脉弦细，效不更方。14诊：小便顺畅，会阴部胀痛消失，性生活正常，大便可。舌淡红，苔薄白，脉滑稍弦。

按语：四诊合参，本例辨病为"淋证"，辨证为"湿热下注、瘀浊阻滞"。选用8号妇科炎症方为主方，该方的应用不仅仅局限于妇科。其组成为：黄柏、黄芩、蒲公英、栀子、苦参、当归尾、细辛。其中，黄柏、黄芩、蒲公英、栀子、苦参均为清热解毒药。黄柏入肾、膀胱经，可清膀胱湿热，为君药；栀子清上、中、下三焦之热，苦参入心、肝、胃、大肠、膀胱经，且可利尿，与黄芩、蒲公英同用，俱为臣药；在众多清热药中，佐以性温的当归尾，即可防全方寒凉太过，又可活血化瘀；使以细辛，入肾经，为引经药。全方合用，以清热利湿为主，配合13号活血通络方，以活血化瘀化浊为辅。

对于淋证的治法，古有忌汗、忌补之说，但临床实际未必如此。淋证多属膀胱有热，阴液常不足，此时辛散发表，用之不当，会劫伤营阴。但若淋证由外感诱发，或淋家新感外邪，症见表证者，仍可适当配合辛凉解表之法。至于淋证忌补，是针对实热证而言，对于脾虚中气下陷、肾虚下元不固等证，自当用健脾益气，补肾固涩等治法。

【案例二】黄某，男，43岁，于2005年9月10日初诊。

主诉：排尿不畅伴尿痛4月余。

病史：患者4个月前于工作期间突发腰痛及间歇出现左少腹痛，性质以绞痛为主，向会阴部放射，继而出现排尿不畅伴尿痛，他院双肾输尿管膀胱前列腺彩超检查示：右输尿管下段结石3颗，直径均约为8mm。平素嗜食辛辣油炸食物，因工作原因饮水少。刻下症：神志清，精神一般，排尿不畅，伴尿痛，偶有尿血，腰痛，时有左少腹绞痛，向会阴部放射，纳眠一般，大便尚可。

查体：左少腹压痛（+），舌红，苔黄，脉弦滑。

中医诊断：淋证　石淋

西医诊断：输尿管结石

治疗原则：清热利湿，排石通淋。

治疗经过：隔药盐灸选用8号妇科炎症方为主方进行施灸，每日1次。辅助治疗：金钱草50g，水煎至1500mL，分3次空腹顿服，每次服后做跳跃运动，至膀胱充盈不可耐时排尿。2诊：患者精神好转，诉左腹痛下移，疼痛缓解，仍有排尿不畅伴尿痛。舌红，苔薄黄，脉弦滑，守上方治疗。6诊：病情续减，效不更方。7诊：诉昨日治疗后做跳跃运动时，觉有异物随尿排出，排出物如粉沙样，视携来样本，呈小颗粒状，压之则碎。8诊：排尿顺畅，无尿痛，无腹痛，舌淡，苔薄白，脉缓。复查彩超，输尿管未发现异常。嘱戒食辛辣油炸之品。

按语：对于淋证患者，在区别不同淋证的基础上，还需审查证候虚实。初起或急性发作阶段属实，以膀胱湿热、砂石结聚、气滞不利为主；病久多虚，以脾虚、肾虚、气阴两虚为主。同一淋证，受各种因素影响，病机也不尽相同。如气淋，有虚有实，实证由于气机不利，虚证由于气虚下陷。又如血淋，由湿热下注、热盛伤络者属实，有阴虚火旺、虚火灼络者属虚。淋证的治疗原则总以实则清利，虚则补益为要。

本案患者体型壮实，平素嗜食辛辣油炸之品，饮水少，加之工作劳累，致肾与膀胱气化功能失调，湿热日久，燥浊积聚而成病。经治疗，肾与膀胱气化功能始复，水道渐通。隔药盐灸用8号妇科炎症方，取清热化湿之意，配合中药内服及运动，促结石排出，标本兼治。

【案例三】余某，女，52岁，于2007年6月11日初诊。

主诉：尿频、尿痛1年余，加重1个月。

病史：患者1年余前无明显诱因下出现尿频，伴尿隐痛，无明显灼热感，未予重视。1个月前因劳累，症状加重。刻下症：尿频，尿痛，伴腰膝酸软，口淡不渴，纳差，便溏，眠一般。

查体：全腹无压痛。舌淡，边有齿痕，苔白腻，脉弦细。

辅助检查：尿常规示白细胞阳性。

中医诊断：淋证（脾肾两虚夹湿证）

西医诊断：泌尿系感染

治疗原则：健脾补肾祛湿。

治疗经过：①隔药盐灸用5号免疫方为主方进行施灸，每日1次。②针刺取穴：关元、中极、三阴交、太溪、脾俞。操作：以上穴位均采用常规针刺，针刺关元时要求针感到达尿道口，留针20分钟，隔日治疗1次。③耳穴：以王不留行籽贴压一侧耳穴脾、肾、膀胱，双耳交替，隔日1次。④艾灸：嘱患者平素可自行艾灸气海、关元、太溪、三阴交等穴，每次20分钟。4诊：仍有尿频，但尿隐痛减轻，口淡，纳一般，大便软，守前方治疗。10诊：尿频明显好转，夜间稍频，腰酸、口淡减轻，纳眠可，二便调。

按语：淋证与肾和膀胱有密切关系。患者年约半百，阳气渐衰，脏腑功能渐亏，肾气亏虚。加之病程已久，久病及脾，故属脾肾两虚夹湿之证。治宜健脾补肾祛湿。5号免疫方组成为：黄芪、党参、白术、怀山药、当归头、黄精、蒲公英、黄芩、肉苁蓉、首乌、金银花。其中黄芪为君药，与党参、白术、怀山药合用有益气健脾化湿之效；当归头养血补血，黄精、肉苁蓉、首乌益肾填精，以上诸药俱为臣药；佐以蒲公英、黄芩、金银花等寒凉清热之品，防止全方药性太过温燥。全方合用，共奏健脾补肾祛湿之效。

淋证根据临床表现，需要与癃闭、尿血、尿浊相鉴别，具体如下：

（1）癃闭：癃闭之小便量少，排尿困难与淋证相似。但淋证尿频而痛，且每日总尿量多正常；而癃闭则无尿痛，且每日尿量少，甚则无尿排出。

（2）尿血：血淋和尿血均有尿色红赤，一般认为痛者为血淋，不痛者为尿血。

（3）尿浊：尿浊小便浑浊，白如泔浆，与膏淋相似，但排尿时无痛感；而膏淋伴疼痛滞涩感。

第二节　水　肿

一、概念

水肿是体内水液潴留，泛滥肌肤，表现以头面、眼睑、四肢、腹背，甚至全身浮肿为特征的一类病症，严重者还可伴有腹水、胸水等。可分为阴水、阳水两大类。在西医学中，水肿是多种疾病中可出现的症状或体征，包括肾性水肿、心源性水肿、肝性水肿、营养不良性水肿、功能性水肿、内分泌失调引起的水肿等。

二、临床表现

以头面、眼睑、四肢、腹背或全身浮肿为主症。三大常规、心功能、肝肾功能以及静脉、淋巴管造影等检查有助于本病的病因诊断。

阳水多由风邪、疮毒、水湿引起，发病较急，每成于数日之间，肿多由面目开始，自上而下，继及全身，肿处皮肤绷紧光亮，按之凹陷，旋即复起，兼有风寒、风热等表证，一般病程较短。

阴水多为饮食劳倦、先天或后天因素导致的脏腑亏损引起，起病缓慢。肿多由足踝开始，自下而上，继及全身，肿处皮肤松弛，按之凹陷不易恢复，甚则按之如泥，一般病程较长。

三、病因病机

1.**病因**　风邪袭表、疮毒内犯、外感水湿、饮食不节、禀赋不足、久病劳倦。

2.**病机**　肺失通调，脾失转输，肾失开阖，三焦气化不利。

3.**病位**　在肺、脾、肾，关键在肾。

4.**病性**　分虚实两端，阳水为实证，阴水为虚证，在一定条件下可相互转化。

四、辨证施灸

1.**风水泛滥证**　眼睑浮肿，继则四肢及全身皆肿，来势迅速，兼有恶寒发热，肢节酸楚，小便不利。偏于风热者，伴咽喉红肿疼痛，舌质红，脉浮滑数；偏于风寒者，兼恶寒，咳喘，舌苔薄白，脉浮滑或紧。如水肿较甚，亦可见脉沉。

2.**湿毒浸淫证**　眼睑浮肿，延及全身，小便不利，身发疮痍，甚至溃烂，恶风发热，舌质红，苔薄黄，脉浮数或滑数。

3.**水湿浸渍证**　起病缓慢，病程较长，全身水肿，按之没指，以下肢为甚，小便短少，身体困重，胸闷，纳呆，泛恶，苔白腻，脉濡缓。

4.**湿热壅盛证**　遍身浮肿，皮肤绷紧发亮，胸脘痞闷，烦热口渴，小便短赤，或大便干结，苔黄腻，脉沉数或濡数。

5.**气滞水停证**　肢体或全身水肿，胁肋满痛，脘腹痞满，纳食减少，嗳气不舒，面色、爪甲苍白无华，小便短少，舌淡苔薄白或白滑，脉弦。

6.**脾阳虚衰证**　身肿，腰以下为甚，按之凹陷不易恢复，脘腹胀闷，纳减便溏，面色萎黄，神倦肢冷，小便短少，舌质淡，苔白滑或白腻，脉沉缓或沉弱。

7.**肾气衰微证**　面浮身肿，腰以下尤甚，按之凹陷不起，心悸，气促，腰部冷痛酸重，尿量减少或增多，四肢厥冷，怯寒神疲，面色灰滞或㿠白，舌质淡胖，苔白，脉沉细或沉迟无力。

【治疗处方】风水泛滥可用4号脾胃方为主；湿毒、湿热盛者可用8号妇科炎症方为主方，配以4号脾胃方进行施灸；虚证之阴水可用5号免疫方为主方；酌情配合13号活血通络方进行施灸。

五、安全操作

1.**贴治疗圈**　嘱患者取仰卧位，充分暴露腹部。将治疗圈对准并紧贴脐周皮肤，使脐窝位于治疗圈正中心，一手固定治疗圈，另一手用医用透气胶带将治疗圈外缘紧贴于皮肤上固定。普通成人环绕治疗圈贴1层胶带即可，小儿、神志不清、易出汗患者需交错贴2~3层，并扩大皮肤的粘贴面积，便于固定。

2.**铺巾**　依次铺上棉质孔巾及隔热布，若孔巾或隔热布与治疗圈的缝隙过大，应用夹子或胶带在孔洞处折叠收口并固定。

3.**撒药粉**　根据病症选择适量药粉剂约0.2g，用手指以搓撒的方式均匀撒在脐窝及周围皮肤上，以药粉均匀布散于皮肤但不填满脐窝为宜。风水泛滥用4号脾胃方；湿毒、湿热盛者用8号妇科炎症方，配以4号脾胃方；虚证之阴水用5号免疫方；酌情配合13号活血通络方。适量增加兼证底粉，但一般不超过3种。

4.**倒药盐**　选择与主证相应配方的药盐1袋，倒入治疗圈内并轻轻晃动，使药盐平整均匀。若药盐出现少量小结块，需将结块搓散或取出；若药盐内大量结块，需更换药盐。

5.**点燃艾炷**　用镊子取1壮艾炷放于圈内药盐正中心，点燃艾炷顶端，当艾炷燃至2/3时，点燃治疗盘里另一艾炷。待治疗圈内艾炷燃尽无烟后，将艾灰丢至盛水的钢碗内熄灭，再夹取事前点燃的艾炷放置于治疗圈内，每次放置艾炷的位置应保持一致。如此反复，直至20个艾炷全部燃完。更换艾炷过程中，治疗盘应贴近治疗圈，防止火星掉落引起烫伤，并不时用手触碰治疗圈底部感受温度，以防温度过高。

6.**清扫药盐**　待最后一壮艾炷完全燃尽、不见火星，用棉质孔巾翻盖住治疗圈，让余温维持1~2分钟。然后取下孔巾与隔热布，除去胶带，一手固定治疗圈并将一端轻轻翘离皮肤，另一手立即将硬纸垫片平铺插入治疗圈及药盐底部，将治疗圈及药盐平挪至垫片上，再用毛刷扫尽多余底粉及药盐。此时肚脐内可能残留少许药粉，用毛刷或纸巾清理干净，不能用嘴向脐部吹气，以防受寒。

7.灸后注意

（1）合理安排饮食，水肿初期，应吃无盐饮食；肿势渐退后，逐步改为低盐，最后恢复普通饮食；忌食辛辣、烟酒等刺激性物品；若因营养障碍而水肿者，饮食应富含蛋白质，清淡易消化，不必过于强调忌盐。

（2）注意休息，保证睡眠，起居生活要有规律，避免劳累；注意精神调养，增强抵抗疾病能力；居处宜通风；避免淋雨、受凉。

（3）要防止感染，严防感冒及上呼吸道、皮肤感染。

（4）谨慎用药，以防药物伤肾。

8.辅助治疗措施

（1）针刺：

1）主穴：水分、水道、三焦俞、委阳、阴陵泉。

2）加减：阳水加肺俞、列缺、合谷；阴水加脾俞、足三里、三阴交；以肾虚为主者加灸肾俞、关元、足三里。

3）操作：肺俞、脾俞不宜直刺、深刺；肾虚者关元穴重灸；其他腧穴常规操作。

（2）皮肤针：在背部膀胱经第1侧线和第2侧线自上而下轻轻叩刺，以皮肤稍有红晕为度。隔日1次。

（3）三棱针：取肾俞、委中、阴陵泉。以三棱针点刺出血数滴。适用于慢性肾炎引起的水肿。

（4）耳针：取肺、脾、肾、膀胱。毫针中度刺激；也可埋针或用王不留行籽贴压。

（5）穴位敷贴：取车前子10g研为细末，与独头蒜5枚、田螺4个共捣成泥，敷神阙穴；或用蓖麻子50粒、薤白3~5个，共捣烂敷涌泉。每日1次，连敷数次。

六、医案精选

【案例一】张某，男，55岁，于2010年10月9日初诊。

主诉：双下肢水肿半年余，加重伴腰痛10余天。

病史：患者半年前无明显诱因下出现双下肢水肿，呈凹陷性，晨轻暮重，无恶寒发热，无咳嗽咳痰，无胸闷胸痛等不适，于他院查心、肺、肾均未见明显异常，服用利尿剂后稍好转，停药后加重。10余天前劳累后出现腰痛，清晨明显，起床活动后减轻。刻下症：双下肢水肿，晨轻暮重，伴腰痛，纳眠可，二便调。

查体：双下肢凹陷性水肿，无静脉曲张，皮肤温度未见异常，舌淡，苔白腻，脉沉弱。

中医诊断：水肿　阴水（肾虚水泛、脾虚失运证）

西医诊断：水肿原因待查

治疗原则：补肾健脾益气、活血化瘀利水。

治疗经过：隔药盐灸选5号免疫方为主方，配合13号活血通络方进行施灸。每日1次。辅以中药内服，以健脾益肾利水为法，具体方药如下：黄芪50g、制首乌40g、白术30g、薏米仁30g、苍术15g、车前子20g、青风藤20g、杜仲30g、怀牛膝20g、肉桂10g（后下）、淫羊藿30g、狗脊15g、鸡血藤25g、胡芦巴20g、甘草10g。1周后水肿退去，腰痛明显减轻，舌淡，苔薄白，脉缓。

按语： 一般而言，阳水易消，阴水难治。阴水多为脏腑亏虚，病情缠绵难愈；后期还可影响到心、肝，出现癃闭、关格、头痛、眩晕及水邪凌心犯肺之重症，临床治疗较为棘手，预后不良。

本案例患者水肿伴腰痛，舌淡，苔白腻，脉沉弱，辨病为"水肿　阴水"，辨证为肾虚水泛、脾虚失运，故选用5号免疫方为主方，以健脾益肾利水。水肿腰痛，不通则痛，故配以13号活血通络方，以加强通络利水之功效。

【案例二】郑某，女，5岁3个月，于2008年5月9日初诊。

主诉：反复面目浮肿2月余。

病史：患儿2月余前无明显诱因腹部出现多处疮疖，继而面目浮肿，伴发热。他院尿检提示白细胞、红细胞阳性，诊断为"急性肾炎"，经治疗后好转出院。出院1周后，前症再次出现。刻下症：面目浮肿，腹部可见多处疮疖，纳差，眠一般，小便赤，大便尚可。

查体：舌红，苔黄，脉细弱。

中医诊断：水肿（疮毒内攻，湿热蕴里证）

西医诊断：急性肾炎

治疗原则：清热利湿解毒。

治疗经过：隔药盐灸选用8号妇科炎症方为主方，配以4号脾胃方进行施灸。每日1次。治疗半月后，诸症好转，尿检正常。

按语： 水肿其病理变化主要责之肺脾肾三脏，其中以肾为本。如肾虚水泛，逆于肺，则肺气不降，失于通调水道，致肾气更虚加重水肿。若脾虚不能制水，水湿壅盛，必损其阳，久则肾阳亦衰；反之，肾阳衰不能温脾土，脾肾俱虚，亦可加重病情。临床辨证以阴阳为纲，尚须注意阴阳、寒热、虚实之间的错杂与转化。

凡感受风邪、水气、湿毒、湿热诸邪，证见表、热、实证者，按阳水论治，可用发汗、利尿、攻逐之法；凡饮食劳倦，房劳过度，损伤正气，证见里、虚、寒证者，多从阴水论治，根据病变脏腑的不同，采用健脾、温肾等法。

本案为疮毒内攻，湿热蕴里之水肿，选择8号妇科炎症方为主方，配以4号脾胃方进行施灸。如前所述，8号妇科炎症方不仅仅适用于妇科炎症，也适用于各种需清热化湿解毒的案例。本例患儿伴纳差，故配合4号脾胃方进行施灸。脾与肾一为后天，一为先天，此乃以后天养先天之意。

水肿与鼓胀的鉴别：鼓胀往往先见腹部胀大，继则下肢或全身浮肿，腹皮青筋暴露。而水肿则以头面或下肢先肿，继及全身，一般皮色不变，腹皮也无青筋暴露。

水肿与支饮、溢饮三者均可见气喘、水肿，临床上也需注意相互鉴别。支饮为肺、脾、肾三脏阳气不足，水饮上凌心肺，支撑胸胁，症见气喘息粗，胸胁支满，甚则面目、四肢浮肿；溢饮为风寒闭塞玄府，肺失输布，饮溢四肢，症见喘咳痰多，胸闷身痛，恶风无汗，甚则肢体浮肿；水肿为肺、脾、肾三脏功能失调，水液停聚，症见肢体浮肿，小便不利，甚则胸水、腹水、喘息。鉴别要点在于水肿病为先肿而后喘，支饮、溢饮则先喘后肿。

第三节　癃　闭

一、概念

癃闭是由肾与膀胱功能失调，三焦气化不利导致的以排尿困难，小便量少,点滴而出,甚则闭塞不通为主症的疾病。其中,小便不利,点滴而短少,病势较缓者,称为癃;小便闭塞,点滴不通,病势较急者,称为闭。癃和闭虽有一定区别,但都是指排尿困难,只是病情有轻重程度的不同,亦有开始涓滴而量少,继则闭而不通者,因此多合称为癃闭。

西医学中各种原因引起的尿潴留和无尿症,如神经性尿闭、膀胱括约肌痉挛、尿路结石、尿路肿瘤、尿路狭窄、尿路损伤、前列腺肥大、脊髓炎所致的尿潴留,急慢性肾功能衰竭的少尿或无尿症,均可参照本节。

二、临床表现

以排尿困难为主症,常伴小腹胀满。病情严重时,可见头晕,心悸,喘促,浮肿,恶心呕吐,视物模糊,甚至昏迷抽搐等尿毒内攻症状。尿常规、X线、B超、CT等检查有助于本病的诊断。

三、病因病机

1.**病因** 外邪侵袭、饮食失调、七情失和、劳欲过度、尿路阻塞等。

2.**病机** 膀胱气化不利,水道不畅;膀胱气化无权,开合无力。

3.**病位** 在膀胱,但与肺、脾、肝、肾和三焦都有关系。

4.**病性** 多属虚实夹杂之证,一般来说,湿热蕴结、肺热气壅、肝气郁滞、尿路阻塞等证多属实证;脾虚气陷、肾元亏虚等证多属虚证。

四、辨证施灸

1.**膀胱湿热证** 小便量少难出,点滴而下,严重时点滴不出,小腹胀满,口苦口黏,口渴不欲饮,大便不畅,舌红,苔黄腻,脉沉数。

2.**肺热壅盛证** 小便不畅或点滴不通,咽干,烦渴欲饮,呼吸急促,或有咳嗽,舌红,苔薄黄,脉数。

3.**肝郁气滞证** 小便不通或通而不畅,情志抑郁,或多烦善怒,小腹胀急,胁痛,口苦,舌红,苔薄白,脉弦。

4.**瘀浊闭阻证** 小便滴沥不畅,或时而通畅时而阻塞,小腹胀满疼痛,舌紫暗或有瘀点,脉涩。

5.**脾气不升证** 小腹坠胀,时欲小便而不得出,或量少而不畅,神疲乏力，食欲不振，气短声低，舌质淡，苔薄，脉细弱。

6.肾阳衰惫证　小便不通或点滴不爽，排出无力，面色㿠白，神气怯弱，畏寒肢冷，腰膝酸软无力，舌淡胖，苔薄白，脉沉细或弱。

7.肾阴亏耗证　小便量少或全无，口咽干燥，腰膝酸软，烦躁不安，潮热盗汗，头晕耳鸣，舌绛红，少苔，脉细数。

【治疗处方】以癃闭方为主，酌情合用13号活血通络方或补肾方。

五、安全操作

1.贴治疗圈　嘱患者取仰卧位，充分暴露腹部。将治疗圈对准并紧贴脐周皮肤，使脐窝位于治疗圈正中心，一手固定治疗圈，另一手用医用透气胶带将治疗圈外缘紧贴于皮肤上固定。普通成人环绕治疗圈贴一层胶带即可，儿童、神志不清、易出汗患者需交错贴2~3层，并扩大皮肤的粘贴面积，便于固定。

2.铺巾　依次铺上棉质孔巾及隔热布，若孔巾或隔热布与治疗圈的缝隙过大，应用夹子或胶带在孔洞处折叠收口并固定。

3.撒药粉　选择癃闭方药粉剂约0.2g，用手指以搓撒的方式均匀撒在脐窝及周围皮肤上，以药粉均匀布散于皮肤但不填满脐窝为宜。可酌情合用13号活血通络方或补肾方。适量增加兼证底粉，但一般不超过3种。

4.倒药盐　选择癃闭方药盐1袋，倒入治疗圈内并轻轻晃动，使药盐平整均匀。若药盐出现少量小结块，需将结块搓散或取出；若药盐内大量结块，需更换药盐。

5.点燃艾炷　用镊子取1壮艾炷放于圈内药盐正中心，点燃艾炷顶端，当艾炷燃至2/3时，点燃治疗盘里另一艾炷。待治疗圈内艾炷燃尽无烟后，将艾灰丢至盛水的钢碗内熄灭，再夹取事前点燃的艾炷放置于治疗圈内，每次放置艾炷的位置应保持一致。如此反复，直至20个艾炷全部燃完。更换艾炷过程中，治疗盘应贴近治疗圈，防止火星掉落引起烫伤，并不时用手触碰治疗圈底部感受温度，以防温度过高。

6.清扫药盐　待最后一壮艾炷完全燃尽、不见火星，用棉质孔巾翻盖住治疗圈，让余温维持1~2分钟。然后取下孔巾与隔热布，除去胶带，一手固定治疗圈并将一端轻轻翘离皮肤，另一手立即将硬纸垫片平铺插入治疗圈及药盐底部，将治疗圈及药盐平挪至垫片上，再用毛刷扫尽多余底粉及药盐。

此时肚脐内可能残留少许药粉，用毛刷或纸巾清理干净，不能用嘴向脐部吹气，以防受寒。

7.灸后注意

（1）注意休息，锻炼身体，增强抵抗力。保持心情舒畅，切忌忧思恼怒。

（2）消除各种导致湿热内生的有关因素，如憋尿、过食肥甘、纵欲过劳等。积极治疗淋证、尿浊、尿血、水肿等疾患。

8.辅助治疗措施

（1）针刺：

1）主穴：关元、三阴交、阴陵泉、膀胱俞。

2）加减：膀胱湿热加中极、行间；肝郁气滞加太冲、支沟；瘀浊闭阻加血海、膈俞；肾阳衰惫加灸肾俞、足三里；脾气不升加脾俞、气海；肺热壅盛加曲池、列缺。

3）操作：针刺中极时针尖向下，不可过深，以免伤及膀胱；其他穴位常规针刺。

（2）脐疗：取神阙穴，将食盐炒黄待冷放于神阙穴填平，再用2根葱白压成0.3cm厚的饼置于盐上，艾柱置葱饼上施灸，至温热入腹内有尿意为止；还可以用大田螺1只、葱白1根，捣烂如泥，加麝香、冰片各少许，敷于肚脐之上。一般5~10分钟即可见效。

（3）耳针：取膀胱、肾、三焦、尿道。每次选1~3穴，毫针中度刺激，留针40~60分钟；或用王不留行籽贴压。

（4）电针：取双侧维道穴，针尖向曲骨沿皮刺2~3寸，得气后接电针仪，以疏密波刺激15~30分钟。

六、医案精选

【案例一】严某，男，54岁，2009年9月21日初诊。

主诉：小便淋漓涩痛10余日。

病史：患者近期工作压力大，操劳、紧张，近十日来小便淋沥不畅，溲时小腹胀痛，日渐加重，现排尿有时竟点滴全无，有时则点滴难下。曾导尿2次，因效果不著，特来诊治。刻下症：小便淋漓涩痛，点滴不出，现需通过导尿管引流，情志抑郁，烦躁，胁肋胀痛，腹胀。

查体：舌质绛红，舌苔薄黄而燥，脉象弦数。

中医诊断：癃闭（肝郁气滞证）

西医诊断：①前列腺炎；②膀胱炎

治疗原则：疏利气机，通利小便。

治疗经过：隔药盐灸以癃闭方治疗，日1次，7天为1疗程。经治后，患者已拔除导尿管，小便通畅，情志方面也明显改善，嘱患者平素注意畅情志，避免劳累。

按语：此案患者乃工作紧张，操劳过急，致肝郁气滞，肝失疏泄，气机升降失常，膀胱气化不利，而成癃闭。治疗应疏利气机，通利小便。隔药盐灸选用癃闭方，方中大黄、当归尾泻热、通利下焦；车前草、泽泻清热祛湿、通利下焦；桃仁、活血通经；牛膝下行滑利，导诸药而共趋病所。诸药合用共奏疏利气机，通利小便之效。

癃闭的治疗应根据"六腑以通为用"的原则，着眼于通，即通利小便。但通法，有直接、间接之分，因证候的虚实而异。实证治宜清湿热，散瘀结，利气机而通利水道；虚证治宜补脾肾，助气化，使气化得行，小便自通。同时，还要根据病因病机，病变在肺、脾、肾的不同，进行辨证论治，不可滥用通利小便之品。此外，尚可根据"上窍开则下窍自通"的理论，用开提肺气法，开上以通下，即所谓"提壶揭盖"之法治疗。若小腹胀急，小便点滴不下，内服药物缓不济急时，应配合导尿或针灸以急通小便。

【案例二】周某，男，68岁，2008年9月9日初诊。

主诉：小便疼痛、不通8天。

病史：患者素体丰健，于8天前感到小便不利，有灼热感，渐至点滴不通，小腹憋胀拘急，在某医院住院治疗，西医诊断为"前列腺炎（腺体肿大）"。予青霉素、链霉素和葡萄糖输液治疗，住院6天，效果不著。现插入橡皮导尿管保留，以便于排尿。医者反复动员病人进行手术治疗。病人害怕手术，遂要求出院，想寻求中医治疗。遂来我院就诊，刻下症：小便点滴全无，导尿管保留导尿，尿液能排，下腹部憋胀感，纳一般，夜寐安。

查体：舌质深红，舌苔厚黄而腻，脉象沉实而数。

中医诊断：癃闭（膀胱湿热证）

西医诊断：急性前列腺炎

治疗原则：清利湿热，通利小便。

治疗经过：隔药盐灸选用癃闭方合13号活血通络方，日1次，7天为1疗程。经治3天后，患者于我院拔除导尿管，此时可自主排出小便，但通而不爽，排尿时小腹憋急胀痛，尿量正常。继续上方治疗2天后，患者排尿不适感消除，可正常排尿。

按语： 本案患者乃湿热内蕴，阻滞下焦，影响膀胱气化，以致癃闭。隔药盐灸选癃闭方合13号活血通络方，清利湿热，通利小便。

癃闭若得到及时而有效的治疗，初起病"闭"，后转为"癃"，尿量逐渐增加，是病情好转的现象，通过治疗完全可能获得痊愈。如果失治或误治，初起病"癃"而后转为病"闭"，为病势由轻转重。若病情发展，临床出现头晕头痛，视力模糊，胸闷喘促，恶心呕吐，烦躁，神昏等症，是由癃闭转为关格，若不及时抢救，可以导致死亡。诚如《景岳全书·癃闭》所说，"小水不通是为癃闭，此最危最急症也，水道不通，则上侵脾胃而为胀，外侵肌肉而为肿，泛及中焦则为呕，再及上焦则为喘。数日不通，则奔迫难堪，必致危殆"。一般说来，膀胱有尿者，预后较好；膀胱无水者若病程短，全身状况较好，预后也尚可；若病程较长，全身状况较差者，预后不佳；又见尿毒上攻者，预后极差。

【案例三】王某，男，38岁，2014年2月18日初诊。

主诉：小便点滴不畅1周。

病史：患者1周前因受风寒后出现发热、鼻塞、周身酸痛，小便点滴而出，曾到某院内科门诊就诊，查血常规：白细胞 9.0×10^9 /L，中性粒细胞百分比 65%，淋巴细胞百分比 30%，诊断为上呼吸道感染，给予感冒通、乙酰氨基酚，服后发热、鼻塞等症减轻，但仍存周身酸痛，乏力，小便点滴而下，靠导尿维持小便排泄。就诊时症见：患者痛苦面容，面色微红，咽痛，小便点滴而下，口干，咳嗽并有少量黏痰，纳寐一般，大便正常。

查体：舌质红，薄黄苔，脉浮微数。

中医诊断：癃闭（肺热壅盛证）

西医诊断：①上呼吸道感染；②急性前列腺炎

治疗原则：清宣肺热，通利水道。

治疗经过：隔药盐灸选用癃闭方合16号止咳化痰方治疗，日1次，7天为1个疗程。经治2次后，患者觉周身轻松，小便量逐渐增多，咳嗽、周身酸痛等症减轻，仍存口干，咽痛，小便仍不甚畅通。经治7天后，患者已拔除导尿管，排尿通畅。

按语：本案属实证、热证、病程短，患者外感风邪，内壅于肺，日久不解化热，以致肺热壅盛，失于清肃之功能，津液输布失常，上通水道不利，不能下输膀胱，故造成小便点滴而下。《灵枢·本输》云："三焦者……实则闭癃，虚则遗溺，遗溺则补之，闭癃则泻之。"清代医家李用粹在《证治汇补·癃闭》篇中曾论述该类型癃闭病因为"有肺中伏热，不能生水，而气化不施者"。并阐述此类癃闭的治法："肺清则气行，肺浊则气壅。故小便不通，由肺气不能宣布者居多，宜清金降气为主"。发汗、利尿、泻下逐水是水肿治疗的三条基本原则。本案在治疗中采用清宣肺热，通利水道之法，选用癃闭方疏通膀胱气机，16号止咳化痰方清宣肺热、疏散表邪，终使肺热得清，风邪得除，水道得以通利，则诸证愈。

癃闭与关格皆有小便不通，故需鉴别。癃闭主要是指以排尿困难，全日总尿量明显减少，甚则小便闭塞不通为主症的一类病症。而关格是小便不通和呕吐并见的一种病证。关格必有呕吐，而癃闭一般无呕吐症状，只以小便量极少或全无为特征。二者的关系是癃闭可发展为关格，而关格不一定都是由癃闭发展而来，还可由水肿、淋证发展而成。

第四节 小便不禁

一、概念

小便不禁指膀胱内的尿不能控制而自行流出。《素问·宣明五气论篇》："膀胱不利为癃，不约为遗溺。"《素问·咳论》有膀胱咳的记载："肾咳不已，则膀胱受之，膀胱咳状，咳而小便失禁。"因咳嗽时腹压突然增加导致尿液不自主流出，故膀胱咳属于现代医学中压力性尿失禁范畴。在《千金翼方·妇人杂病第四》中也有记载："妇人遗尿不知出时。"到宋代，在陈自明的《妇人大全良方》中则称为遗溺、小便不禁等，现称尿失禁。本病可发生于各年龄组的患者，包括充溢性、压力性、急迫性、功能性尿失禁。

西医学中常见于中枢神经系统疾患，如脑血管意外、脑萎缩、脑脊髓肿瘤、侧索硬化等引起的神经源性膀胱；腹部手术损伤膀胱及括约肌的运动或感觉神经；前列腺增生、膀胱颈挛缩、尿道狭窄等引起的尿潴留；膀胱肿瘤、结石、炎症、异物等引起不稳定性膀胱；妇女绝经期后雌激素缺乏引起尿道壁和盆底肌肉张力减退；以及分娩损伤引起的括约肌功能减弱。

二、临床表现

在清醒状态下小便不能控制而自行流出，或因咳嗽、喷嚏、行走、直立、用力、心情急躁、激动、大笑、高声呼叫、突然惊吓或听到水滴声时，小便自行流出。小便常规检查一般正常。膀胱尿道造影可确定有无梗阻、梗阻部位及程度。

三、病因病机

1.**病因** 肾气不固，湿热下注，瘀血内阻，肺脾气虚等。
2.**病机** 肾失气化，膀胱失约。
3.**病位** 在膀胱，与肺、脾、肾、三焦关系密切。
4.**病性** 以虚证多见。

四、辨证施灸

1.**肺脾气虚证** 小便失禁，尿意频频，淋漓难尽，面色㿠白，少气无力，肢体困倦，纳少便溏，少腹时有坠胀，劳累或剧烈咳嗽后诸证加重，舌淡苔白，脉虚弱无力。

2.**心肾两虚证** 小便不禁，频数而淋漓不尽，心神恍惚，心悸怔忡，失眠健忘，面色萎黄，腰膝酸软，遇惊恐则失禁加重，舌淡少苔，脉细弱。

3.**肝肾阴虚证** 小便不禁，小便灼热短赤，头晕耳鸣，腰膝酸软，五心烦热，胁肋隐痛，口干咽燥，遗精早泄，盗汗，舌红少苔，脉弦细数。

4.**肾气不固证** 小便不禁，小便清长，或量少频数，畏寒肢冷，腰膝酸软或冷痛，阳痿早泄，遗精滑精，女子白带清稀量多，舌淡，苔白滑，脉沉细无力或迟缓。

5.膀胱湿热证 小便不禁，小便短赤灼热，淋漓涩痛，腰脊酸痛，口干口苦，烦热口渴，渴不欲饮，大便秘结，或有发热，舌红，苔黄腻，脉滑数。

6.下焦瘀血证 小便滴沥不畅，时有失禁，小腹胀满疼痛或刺痛，痛处不移，可触及包块，或尿中带血，舌质紫暗，边有瘀斑、瘀点，脉细涩。

【**治疗处方**】隔药盐灸以尿失禁方为主，酌情合方。

五、安全操作

1.贴治疗圈 嘱患者取仰卧位，充分暴露腹部。将治疗圈对准并紧贴脐周皮肤，使脐窝位于治疗圈正中心，一手固定治疗圈，另一手用医用透气胶带将治疗圈外缘紧贴于皮肤上固定。普通成人环绕治疗圈贴一层胶带即可，儿童、神志不清、易出汗患者需交错贴2~3层，并扩大皮肤的粘贴面积，便于固定。

2.铺巾 依次铺上棉质孔巾及隔热布，若孔巾或隔热布与治疗圈的缝隙过大，应用夹子或胶带在孔洞处折叠收口并固定。

3.撒药粉 选择尿失禁方药粉剂约0.2g，用手指以搓撒的方式均匀撒在脐窝及周围皮肤上，以药粉均匀布散于皮肤但不填满脐窝为宜。适量增加兼证底粉，但一般不超过3种。

4.倒药盐 选择尿失禁方药盐1袋，倒入治疗圈内并轻轻晃动，使药盐平整均匀。若药盐出现少量小结块，需将结块搓散或取出；若药盐内大量结块，需更换药盐。

5.点燃艾炷 用镊子取1壮艾炷放于圈内药盐正中心，点燃艾炷顶端，当艾炷燃至2/3时，点燃治疗盘里另一艾炷。待治疗圈内艾炷燃尽无烟后，将艾灰丢至盛水的钢碗内熄灭，再夹取事前点燃的艾炷放置于治疗圈内，每次放置艾炷的位置应保持一致。如此反复，直至20个艾炷全部燃完。更换艾炷过程中，治疗盘应贴近治疗圈，防止火星掉落引起烫伤，并不时用手触碰治疗圈底部感受温度，以防温度过高。

6.清扫药盐 待最后一壮艾炷完全燃尽、不见火星，用棉质孔巾翻盖住治疗圈，让余温维持1~2分钟。然后取下孔巾与隔热布，除去胶带，一手固定治疗圈并将一端轻轻翘离皮肤，另一手立即将硬纸垫片平铺插入治疗圈及药盐底部，将治疗圈及药盐平挪至垫片上，再用毛刷扫尽多余底粉及药盐。此时肚脐内可能残留少许药粉，用毛刷或纸巾清理干净，不能用嘴向脐部吹气，以防受寒。

7.灸后注意 限制液体摄入（尤其是夜间），白天定时排尿；限制含黄嘌呤食物如咖啡或茶的摄入；注意会阴部卫生及皮肤护理，避免压疮及局部皮肤感染。

8.辅助治疗措施

（1）针刺：

1）主穴：以肾和膀胱的俞、募穴为主。取中极、膀胱俞、肾俞、三阴交。

2）加减：肾气不固加关元、命门；脾肺气虚加脾俞、肺俞、足三里；湿热下注加阴陵泉、行间；下焦瘀血加次髎、太冲。

3）操作：肺俞、脾俞穴不宜直刺、深刺；肾虚者，关元、命门加灸；对尿潴留等患者在针刺小腹部腧穴时，应掌握适当的针刺方向、角度、深度等，以免误伤膀胱等器官；其他腧穴常规针刺。

（2）耳针：取膀胱、尿道、肾。毫针针刺，或用王不留行籽贴压。

（3）电针：取气海、关元、中极、足三里、三阴交，腹部3穴针刺时要求针感放射至前阴部，接电针用疏密波或断续波刺激30分钟。每日1~2次。

六、医案精选

【**案例一**】李某，女，47岁，2012年7月9日初诊。

主诉：尿频、尿急伴尿失禁4个月。

病史：患者4个月前无明显诱因出现尿频，继而出现尿急，甚则咳嗽、大笑、剧烈活动等腹压增加时小便不自觉从尿道溢出，伴有小腹不适感，排尿后更觉不适，曾做超声、妇科等检查均未发现异常，尿常规检查偶有白细胞，服用碳酸氢钠及抗生素治疗，上述症状曾间断改善，但未痊愈。自述尿频、尿急等症状与月经周期无关。刻下症见：尿频、尿急，咳嗽、大笑等腹压增加时有尿液溢出，伴有小腹不适，影响入睡，腰酸、无腰痛，神疲乏力，纳食可，大便一日行，质不干。

查体：耻骨联合上缘压痛（+），右腹股沟有条索，压痛（+），左大腿内侧阴包穴下压痛。舌质淡红，苔薄白，脉弦细。

中医诊断：小便不禁（肾气不固证）

西医诊断：压力性尿失禁

治疗原则：温阳固肾，固涩止遗。

治疗经过：隔药盐灸以尿失禁方为主，日1次，10次为1疗程。复诊（2012年8月16日）：诉尿频、尿急症状明显缓解，无小便不禁，能正常入睡，腰酸等症状消失，共治疗2个疗程，随访至今未见复发。

按语：小便的通畅，与肾、肺、脾、三焦关系密切。在生理情况下，水液通过胃的受纳、脾的转输、肺的肃降，而下达于肾，再经过肾的气化功能，使清者上归于肺而布散周身，浊者下输膀胱，而排出体外，从而维持人体正常的水液运化，若肾的气化功能失常，则固摄无权、开阖不利，就可发生小便失禁。

本病例属肾气不固型，因先天禀赋不足，素体虚弱，久病劳损亏耗肾气而成。《素问·宣明五气篇》云："膀胱……不约为遗溺。"肾与膀胱相表里，肾气亏虚而致膀胱气化失常，不能约束尿道，故在腹压突然增加的时候尿液不受膀胱固摄而出。肾主骨，腰为肾之府，肾气虚弱不能充养腰膝，故见腰酸；元气耗损，脏腑失养，气血不生而致乏力疲劳。隔药盐灸选用尿失禁方温阳固肾，固涩止遗。方中附子为君药，温阳固肾；山茱萸、龙骨、益智仁为臣药，有温脾暖肾、固气涩精的功效；干姜温中散寒，回阳通脉；赤石脂收敛涩肠；小茴香、丁香为佐药，小茴香暖肾散寒止痛，丁香有温中降逆，补肾助阳功效；五倍子为使药，敛肺而涩肠，其收敛之效临床显著。

【案例二】孙某，男，76岁，2013年11月23日初诊。

主诉：尿频、尿急、小便难以控制3个月。

病史：患者3个月前出现尿频、尿急，小便难以控制，未系统服药治疗，小便淋漓，需用成人尿不湿。今来我院就诊，刻下症：尿频尿急，尿淋漓，时有尿失禁，面色苍白，手足不温，畏寒明显，夜间易醒，口干欲饮，纳可，大便干。既往曾因前列腺增生行手术治疗，但术后症状改善不理想。

查体：舌质暗红，舌体颤动，苔白厚腻，脉沉弦。

辅助检查：尿动力学检查提示膀胱逼尿肌功能下降。

中医诊断：小便不禁（脾肾阳虚证）

西医诊断：①尿失禁；②前列腺增生症

治疗原则：温肾健脾，固涩止遗。

治疗经过：隔药盐灸以尿失禁方合补肾方治疗，日1次，10次为1疗程。间断治疗3个疗程，患者尿频、尿急、大便干明显改善，目前日间小便可以控制，夜间小便次数也有所减少。

按语：患者年老体虚，诸脏器功能下降，肾中真阴真阳亏虚，肾主水，肾阳不足，膀胱之水失于温煦；肺主气，肺气渐亏，则失于固摄，膀胱之水失于约束，则见小便失禁，不能控制。肾阳为一身诸阳之主，肾阳亏虚失于温煦，则见畏寒肢冷；阳气虚衰，气血不充则见面色苍白。结合舌脉表现，均为脾肾阳虚，肾气不固之象。隔药盐灸选用尿失禁方合补肾方治疗，共奏温肾健脾、固涩止遗之效。

治疗尿失禁除药物疗法外，对于重度尿失禁患者宜手术治疗，如前列腺切除术、压力性尿失禁的修复术等，能收到较好效果。

第九章 气血津液病证

第一节 汗 证

一、概念

汗证是指由于阴阳失调，腠理不固，而致汗液外泄失常的病证。其中，不因外界环境因素的影响，而白昼时时汗出，动辄益甚者，称为自汗；寐中汗出，醒来自止者，称为盗汗，亦称寝汗。《明医指掌·自汗盗汗心汗证》云："夫自汗者，朝夕汗自出也。盗汗者，睡而出，觉而收，如寇盗然，故以名之。"西医学中的甲状腺功能亢进、自主神经功能紊乱、风湿热、结核病等所致的自汗、盗汗亦可参考本节辨证论治。

小儿汗证多属自主神经功能紊乱，而维生素 D 缺乏性佝偻病及结核感染，也常以多汗为主症。临证当注意鉴别，及时明确诊断，以免误治。

二、临床表现

本节汗证是指不因其他疾病（如发热等）的影响，而以汗出过度为主要表现的自汗盗汗，其临床特征是：①自汗表现为白昼时时汗出，动则益甚，常伴有气虚不固的症状；盗汗表现为寐中汗出，醒后即止，常伴有阴虚内热的症状。②无其他疾病的症状及体征。

三、病因病机

1.病因 常因病后体虚、表虚受风、思虑烦劳过度、情志不舒、嗜食辛辣等导致肌表疏松，表虚不固，腠理开泄而致出汗，或汗液不能自藏而外泄。

2.病机 一是肺气不足或营卫不和，以致卫外失司而津液外泄；二是由于阴虚火旺或邪热郁蒸，逼津外泄。

3.**病位** 在卫表腠理。

4.**病性** 虚多实少，一般自汗多为气虚，盗汗多为阴虚。实证者多由肝火或湿热郁蒸所致。

四、辨证施灸

1.**肺卫不固证** 汗出恶风，稍劳汗出尤甚，或表现半身、某一局部出汗，易于感冒、体倦乏力，周身酸楚，面色㿠白少华，苔薄白，脉细弱。

2.**心血不足证** 自汗或盗汗，心悸少寐，神疲气短，面色不华，舌质淡，脉细。

3.**阴虚火旺证** 夜寐盗汗，或有自汗，五心烦热，或兼午后潮热，两颧舌红，口渴，舌红少苔，脉细数。

4.**邪热郁蒸证** 蒸蒸汗出，汗黏，汗液易使衣服黄染，面赤烘热，烦躁，口苦，小便色黄，舌苔薄黄，脉弦数。

【**治疗处方**】以敛汗方为主方，多与3号补虚方、14号益气补血方配合使用。

五、安全操作

1.**贴治疗圈** 嘱患者取仰卧位，充分暴露腹部。将治疗圈对准并紧贴脐周皮肤，使脐窝位于治疗圈正中心，一只手固定治疗圈，另一只手用医用透气胶带将治疗圈外缘紧贴于皮肤上固定。本病患者以异常汗出为主证，单层胶带往往难以固定，需交错贴2~3层，并扩大皮肤的粘贴面积，便于固定。

2.**铺巾** 依次铺上棉质孔巾及隔热布，若孔巾或隔热布与治疗圈的缝隙过大，应用夹子或胶带在孔洞处折叠收口并固定。

3.**撒药粉** 选择敛汗方药粉剂约0.2g，用手指以搓撒的方式均匀撒在脐窝及周围皮肤上，以药粉均匀布散于皮肤但不填满脐窝为宜。可与3号补虚方、14号益气补血方配合使用，酌情合方，但一般不超过3种。

4.**倒药盐** 取敛汗方药盐1袋，倒入治疗圈内并轻轻晃动，使药盐平整均匀。若药盐出现少量小结块，需将结块搓散或取出；若药盐内大量结块，需更换药盐。

5.**点燃艾炷** 用镊子取1壮艾炷放于圈内药盐正中心，点燃艾炷顶端，当艾炷燃至2/3时，点燃治疗盘里另一艾炷。待治疗圈内艾炷燃尽无烟后，将艾灰丢至盛水的钢碗内熄灭，再夹取事前点燃的艾炷放置于治疗圈内，每次放置艾炷的位置应保持一致。如此反复，直至20个艾炷全部燃完。更换艾炷过程中，治疗盘应贴近治疗圈，防止火星掉落引起烫伤。本病虚证居多，体虚之人，灸感常不明显，需不时用手触碰治疗圈底部感受温度，以防温度过高，烫伤皮肤。

6.清扫药盐 待最后一壮艾炷完全燃尽、不见火星，用棉质孔巾翻盖住治疗圈，让余温维持1~2分钟。然后取下孔巾与隔热布，除去胶带，一手固定治疗圈并将一端轻轻翘离皮肤，另一手立即将硬纸垫片平铺插入治疗圈及药盐底部，将治疗圈及药盐平挪至垫片上，再用毛刷扫尽多余底粉及药盐。此时肚脐内可能残留少许药粉，用毛刷或纸巾清理干净，不能用嘴向脐部吹气，以防受寒。

7.灸后注意

（1）灸后，汗出过多，卫表不固，容易感受外邪，应及时用干毛巾将汗擦干。避风寒，以防感冒。出汗过多者，需经常更换内衣，并注意保持衣服、床被干燥清洁。

（2）由于热邪而引起的汗证，应按发热患者观察和护理，脱汗患者更应专人守护，及时注意病情变化。

（3）平时锻炼身体，增强体质，使表卫腠理固密，是预防汗证的重要方面。尚需注意劳逸适度，饮食有节，生活有常。

8.辅助治疗措施

（1）针刺：

1）主穴：阴郄、后溪、合谷、复溜。

2）加减：肺卫不固加风门、肺俞；心血不足加心俞、脾俞；阴虚火旺加肝俞、太溪；邪热郁蒸加曲池、大椎。

3）操作：主穴穴位直刺进针1~1.5寸，实证用泻法，虚证用补法。背俞穴不可深刺。

（2）温针灸：取大椎穴，以毫针得气后在针柄上放上艾炷，每次3~5壮，每日1次；另每次取神阙、气海、关元、大椎、合谷、复溜中的2~3穴施予温针灸。

（3）刺络拔罐：取肺俞穴，常规消毒，先用抽气罐以肺俞为中心吸罐1分钟左右，使局部皮肤充血至紫红色，然后取下抽气罐，用三棱针点刺肺俞，再在原处拔罐3~5分钟，出血量一般可达3mL左右，1~3天左右治疗1次。

（4）穴位埋针：取尺泽、复溜，消毒后埋皮内针（麦粒型），皮内针针刺方向与经络循行路线垂直，医用胶布固定，视气温高低，埋针时间在1~3天左右。

（5）耳穴压豆：用王不留行籽，选择耳穴交感、皮质下、内分泌。局部常规消毒后，将粘有王不留行籽的0.6cm见方的胶布对准穴位敷贴。用手指按压3分钟，每日5次，隔日换穴1次。

六、医案精选

【案例】叶某，女，25岁，于2015年1月24日初诊。

主诉：不自主汗出1年余。

病史：患者无明显诱因近1年出现反复汗出，不能自控，与外界温度无明显关系，夜间为甚，偶觉胸闷心慌，烘热头晕，手足心发热，未予以重视及治疗。今来我院就诊，刻下症：患者仍反复汗出，寐中汗出明显，烘热、头晕，胸闷，常常嗳气，四肢麻木，手足心汗出黏腻。夜寐欠安，纳差，小便可，大便秘结。

查体：舌红，苔黄薄腻，脉细数

中医诊断：汗证（阴虚火旺证）

西医诊断：自主神经功能紊乱

治疗原则：滋阴降火，敛阴止汗。

治疗经过：以敛汗方为主，配合补肾方，日1次，10次为1个疗程。连续治疗3个疗程，汗出明显减少。

按语：本案属汗证之阴虚火旺证，因肺胃阴虚，虚火上炎，灼伤肺胃阴津，津液不固而外泄，故常汗出；阴虚津液不足，故见大便秘结；虚火上炎，故觉烘热、胸闷不适；虚火上浮阻脑之清窍，故见头晕。本案需标本兼治，以敛汗方收敛止汗，同时配合补肾方滋补肝肾之津，以达到标本同治之效。

若汗证持续时间较长，常发生精气耗伤的病变，以致出现神情倦怠、肢体乏力、不思饮食等症，治疗需注意标本同治。

第二节 郁 证

一、概念

郁证是由于情志不舒、气机郁滞所致，以心情抑郁、情绪不宁、胸部满闷、胁肋胀痛，或易怒喜哭，或咽中如有异物梗塞等症为主要临床表现的一类病证。

二、临床表现

患者常有多种原因的情志所伤史。常常忧郁不畅，胸闷胁胀，善太息，不思饮食，失眠多梦，易怒善哭等。部分病人会伴发突然失明、失听、失语、肢体瘫痪和意识障碍等。

三、病因病机

1.**病因** 情志失调，脏气素弱。

2.**病机** 七情所伤，情志不遂，或郁怒伤肝，导致肝气郁结而为病。

3.**病位** 在肝，可涉及心、脾、肾。

4.**病性** 初起多实，日久转虚或虚实夹杂。

四、辨证施灸

1.**肝气郁结证** 精神抑郁，情绪不宁，善太息，胸胁胀痛，痛无定处，脘闷嗳气，腹胀纳呆，或呕吐，大便失常，女子月事不行，苔黄腻，脉弦。

2.**气郁化火证** 性情急躁易怒，胸闷胁胀，嘈杂吐酸，口干而苦，大便秘结，或头痛、目赤、耳鸣，舌质红，苔黄，脉弦数。

3.**气滞痰郁证** 咽中不适，如有物梗阻，咯之不出，咽之不下，胸中窒闷，或兼胁痛，苔白腻，脉弦滑。

4.**心神失养证** 精神恍惚，心神不宁，多疑易惊，悲忧善哭，喜怒无常，或时时欠伸，或手舞足蹈，骂詈喊叫等，舌质淡，苔薄白，脉弦细。

5.心脾两虚证 多思善疑，心悸胆怯，失眠健忘，头晕神疲，面色不华，食欲不振，舌质淡，苔薄白，脉细弱。

6.心肾阴虚证 情绪不宁，心悸，眩晕，健忘，失眠，多梦，心烦易怒，口燥咽干，或遗精腰酸，妇女则月经不调，舌红少津，脉细数。

【治疗处方】以18号虚烦方为主方，余酌情合方。

五、安全操作

1.贴治疗圈 嘱患者取仰卧位，充分暴露腹部。将治疗圈对准并紧贴脐周皮肤，使脐窝位于治疗圈正中心，一手固定治疗圈，另一手用医用透气胶带将治疗圈外缘紧贴于皮肤上固定。普通成人环绕治疗圈贴一层胶带即可，神志不清、易出汗患者需交错贴2~3层，并扩大皮肤的粘贴面积，便于固定。

2.铺巾 依次铺上棉质孔巾及隔热布，若孔巾或隔热布与治疗圈的缝隙过大，应用夹子或胶带在孔洞处折叠收口并固定。

3.撒药粉 选择18号虚烦方药粉剂约0.2g，用手指以搓撒的方式均匀撒在脐窝及周围皮肤上，以药粉均匀布散于皮肤但不填满脐窝为宜。可适量增加兼证底粉，但一般不超过3种。

4.倒药盐 选择18号虚烦方药盐1袋，倒入治疗圈内并轻轻晃动，使药盐平整均匀。若药盐出现少量小结块，需将结块搓散或取出；若药盐内大量结块，需更换药盐。

5.点燃艾炷 用镊子取1壮艾炷放于圈内药盐正中心，点燃艾炷顶端，当艾炷燃至2/3时，点燃治疗盘里另一艾炷。待治疗圈内艾炷燃尽无烟后，将艾灰丢至盛水的钢碗内熄灭，再夹取事前点燃的艾炷放置于治疗圈内，每次放置艾炷的位置应保持一致。如此反复，直至20个艾炷全部燃完。更换艾炷过程中，治疗盘应贴近治疗圈，防止火星掉落引起烫伤，并不时用手触碰治疗圈底部感受温度，以防温度过高。

6.清扫药盐 待最后一壮艾炷完全燃尽、不见火星，用棉质孔巾翻盖住治疗圈，让余温维持1~2分钟。然后取下孔巾与隔热布，除去胶带，一手固定治疗圈并将一端轻轻翘离皮肤，另一手立即将硬纸垫片平铺插入治疗圈及药盐底部，将治疗圈及药盐平挪至垫片上，再用毛刷扫尽多余底粉及药盐。

此时肚脐内可能残留少许药粉，用毛刷或纸巾清理干净，不能用嘴向脐部吹气，以防受寒。

7.灸后注意

（1）本病精神治疗极为重要，正如《临证指南医案·郁证》云："郁证全在病者能移情易性。"所以医者应注意患者的情绪变化，帮助患者解除思想顾虑，增强战胜疾病的信心。

（2）郁证患者应有适当的户外运动，应以有氧运动为佳，如慢跑、登山等，有利于情绪的稳定。

（3）郁证患者应增加社会接触，培养较广泛的爱好以寄托心思。通过与不同类型的人接触、交流，可以使患者从过度的内心关注中解脱出来，有利于疾病的恢复。

8.辅助治疗措施

（1）针刺：

1）主穴：以手、足厥阴经腧穴为主。取神门、大陵、内关、期门、心俞、合谷、太冲。

2）加减：肝气郁结加行间、肝俞；气郁化火加行间、内庭、支沟；忧郁伤神加百会、通里、日月；心脾两虚加脾俞、三阴交、足三里、中脘；阴虚火旺加三阴交、太溪、肾俞；梅核气加天突、列缺、照海清利咽喉。

3）操作：期门穴针刺宜平刺或斜刺，不可直刺过深，防止导致气胸或伤及肝脏；背俞穴刺时注意针刺的方向、角度和深度，以防伤及内脏；其他腧穴常规针刺。

（2）耳针：取心、枕、脑点、肝、内分泌、神门。每次选3~5穴，毫针浅刺或加电针，用强刺激手法，留针20分钟。恢复期可用埋针法或王不留行籽贴压。

（3）穴位注射：取风池、心俞、脾俞、足三里。用注射用水或丹参注射液、参麦注射液，每穴注入0.5~1mL，如失眠则在睡前注射。

（4）穴位埋线：取肝俞、心俞、脾俞、足三里，按操作常规埋入消毒肠线，敷盖无菌纱布固定。每月2次。

六、医案精选

【案例一】徐某，女，26岁，2008年10月4日初诊。

主诉：多疑多虑2年余。

病史：患者自诉2006年6月于当地医院体检发现双侧卵巢囊肿，行卵巢囊肿剥离术，术后使用"雷诺德"数天，出现精神抑郁、默默不语，经治疗（具体不详）后症状有所缓解。1年后再次出现精神异常，于当地医院诊断为"双相情感障碍"，并服用碳酸锂治疗至今，症状未见明显改善，遂来我院就诊。刻下症：神志清，精神一般，多疑多虑，时有悲伤欲哭，心慌心悸，心中惕惕，易受惊吓，自觉皮肤瘙痒，口中多痰涎，纳眠差，多梦，二便尚调。

查体：颜面散布小丘疹，舌红苔黄腻，脉滑。

中医诊断：郁证（心胆气虚，痰热内阻证）

西医诊断：双相情感障碍

治疗原则：益气养心，清热化痰。

治疗经过：以18号虚烦方为主方，加14号益气补血方合16号止咳化痰方进行治疗，辅以黄连温胆汤合甘麦大枣汤加味内服。2~7诊：心慌失眠，心悸胆怯等症状明显减轻，无皮肤瘙痒，仍有心中惕惕，舌红苔微黄腻，脉滑，效不更方。8~14诊：精神佳，性情较前开朗，无心慌心悸、心中惕惕等不适，口中多痰涎较前好转，纳眠可，舌红苔薄白，脉滑，续前方巩固治疗1周。半年后随访未见复发。

按语：郁证的发生，由于情志所伤，肝气郁结，失于疏泄，脾失健运，心神失常，脏腑阴阳气血失调而成。初病因气滞而挟湿痰、食积、热郁者，多属实证；久病由气及血，由实转虚，如久郁伤神，心脾俱亏，阴虚火旺等。

《灵枢·经脉》："心气不足则善恐，心惕惕如人将捕之。"心主神明，胆主决断，故心胆有病多伴有"惊、恐、悸"等症状，临床所见，精神情志之疾多有从心胆论治者，尤其以心胆气虚、痰热内阻之证多见。

【案例二】郑某，女，53岁，于2008年11月8日初诊。

主诉：反复情绪低落2年余，加重1周。

病史：患者2年来常出现情绪低落，善太息，伴汗多，胸闷心烦，眠差多梦易醒，未行系统治疗。近1周症状加重，伴紧张焦虑，常怀疑自己身患绝症，遂来我院就诊。刻下症：情绪低落，善太息，伴紧张焦虑感，胸闷，两胁疼痛，时有嗳气，入睡困难，夜汗多，醒后感疲乏，时感腹胀，月经紊乱，量少色暗，纳差，二便尚调。

查体：面色萎黄，忧郁面容，语声低怯，舌质淡，苔薄白，脉弦细。

中医诊断：郁证（肝郁脾虚证）

西医诊断：围绝经期综合征

治疗原则：疏肝解郁，理气健脾。

治疗经过：以7号头痛方为主方，加4号脾胃方、18号虚烦方进行治疗，辅以逍遥散合归脾汤加减内服。2~7诊：诉症状无明显改善，改18号虚烦方为2号镇静安神方进行治疗，续观。8~14诊：心情稍舒畅，胸闷较前好转，夜间出汗减少，舌质淡红，苔薄白，脉弦细，效不更方。15~21诊：情绪稳定，心情舒畅，胸闷消失，睡眠改善，余无明显不适。随访半年未见复发。

按语：女子七七天癸绝，肝肾失养，冲任失调，故月经紊乱。肝气不舒，郁而乘脾，气血生化不足，以致心失所养，心神不安，发为郁证。症见胸闷、胁痛、心烦少寐等。汗为心液，心气虚固摄不利，可致汗出而见疲乏；肝气犯胃，胃失和降，则见纳差。

本病治疗以疏通气机为总则，早期疏通气机对于防止病情的发展，变生他病，具有重要意义。同时明辨虚实，实证以疏肝理气为主，根据病情分别配以活血、化痰、利湿、清热、消食之法；虚证则重视益气扶正。

无论是隔药盐灸疗法或中药内服外用的治疗，均应注意理气药多为香燥之品，病久阴血耗伤，当慎用。而香橼、佛手等，其性平和，理气而不伤阴，无论新恙久病，均可选用。

第十章　肢体经络病证

第一节　痿　证

一、概念

痿证是指肢体筋脉迟缓，软弱无力，不能随意运动，或伴有肌肉萎缩的一种病症。临床以下肢痿弱较为常见，亦称"痿躄"。"痿"是指机体痿弱不用，"躄"是指下肢软弱无力，不能步履之意。西医学中多发性神经病、运动神经元疾病、脊髓病变、周期性瘫痪、重症肌无力、进行性肌营养不良、萎缩性肌炎等表现为肢体痿软无力、不能随意运动者，均可参照本节辨证论治。

二、临床表现

临床表现为肢体筋脉弛缓不收，下肢或上肢，一侧或双侧，软弱无力，甚则瘫痪，部分病人伴有肌肉萎缩。由于肌肉痿软无力，可有睑废、视歧、声嘶低暗，抬头无力等症状，甚则影响呼吸、吞咽。部分病人发病前有感冒、腹泻病史，有的病人有神经毒性药物接触史或家族遗传史。

三、病因病机

1.**病因**　感受温毒、湿热浸淫、饮食毒物所伤、劳病体虚、跌仆瘀阻。
2.**病机**　各种外感内伤等致病因素，均可耗伤五脏精气，导致精血津液亏损，宗筋失养弛纵，不能束骨而利关节，致肌肉软弱无力，发为本病。
3.**病位**　筋脉肌肉。
4.**病性**　以热证、虚证为多，亦有虚实夹杂者。

四、辨证施灸

1.**肺热津伤证**　发病急，病起发热，或热后突然出现肢体软弱无力，可较快发生肌肉瘦削，皮肤干燥，心烦口渴，咳呛少痰，咽干不利，小便黄赤或热痛，大便干燥，舌质红，舌苔薄黄，脉细数。

2.湿热浸淫证　起病较缓，逐渐出现肢体困重，痿软无力，尤以下肢或两足痿弱为甚，兼见微肿，手足麻木，足胫蒸热，或有全身发热，胸脘痞闷，小便赤涩热痛，舌质红，舌苔黄腻，脉濡数或滑数。

3.脾胃虚弱证　起病缓慢，肢体软弱无力逐渐加重，神疲肢倦，肌肉萎缩，少气懒言，纳呆便溏，面色㿠白或萎黄无华，面浮，舌质淡，舌苔薄白，脉细弱。

4.肝肾亏损证　起病缓慢，渐见肢体痿软无力，尤以下肢明显，腰膝酸软，不能久立，甚至步履全废，腿胫大肉渐脱，或伴有眩晕耳鸣，舌咽干燥，遗精或遗尿，妇女月经不调，舌红少苔，脉细数。

5.脉络瘀阻证　久病体虚，四肢痿弱，肌肉瘦削，手足麻木不仁，四肢青筋显露，肌肤甲错，舌痿伸缩不利，舌质暗淡或有瘀点瘀斑，脉细涩。

【**治疗处方**】以4号脾胃方配合6号关节方，余酌情调整。

五、安全操作

1.贴治疗圈　嘱患者取仰卧位，充分暴露腹部。将治疗圈对准并紧贴脐周皮肤，使脐窝位于治疗圈正中心，一只手固定治疗圈，另一只手用医用透气胶带将治疗圈外缘紧贴于皮肤上固定。普通成人环绕治疗圈贴一层胶带即可，神志不清、易出汗患者需交错贴2~3层，并扩大皮肤的粘贴面积，便于固定。

2.铺巾　依次铺上棉质孔巾及隔热布，若孔巾或隔热布与治疗圈的缝隙过大，应用夹子或胶带在孔洞处折叠收口并固定。

3.撒药粉　根据病症选择适量药粉剂约0.2g，用手指以搓撒的方式均匀撒在脐窝及周围皮肤上，以药粉均匀布散于皮肤但不填满脐窝为宜。药方选择以4号脾胃方配合6号关节方为主，可适量增加兼证底粉，但一般不超过3种。

4.倒药盐　选择与主证相应配方的药盐1袋，倒入治疗圈内并轻轻晃动，使药盐平整均匀。若药盐出现少量小结块，需将结块搓散或取出；若药盐内大量结块，需更换药盐。

5.点燃艾炷 用镊子取1壮艾炷放于圈内药盐正中心，点燃艾炷顶端，当艾炷燃至2/3时，点燃治疗盘里另一艾炷。待治疗圈内艾炷燃尽无烟后，将艾灰丢至盛水的钢碗内熄灭，再夹取事前点燃的艾炷放置于治疗圈内，每次放置艾炷的位置应保持一致。如此反复，直至20个艾炷全部燃完。更换艾炷过程中，治疗盘应贴近治疗圈，防止火星掉落引起烫伤，并不时用手触碰治疗圈底部感受温度，以防温度过高。

6.清扫药盐 待最后一壮艾炷完全燃尽、不见火星，用棉质孔巾翻盖住治疗圈，让余温维持1~2分钟。然后取下孔巾与隔热布，除去胶带，一手固定治疗圈并将一端轻轻翘离皮肤，另一手立即将硬纸垫片平铺插入治疗圈及药盐底部，将治疗圈及药盐平挪至垫片上，再用毛刷扫尽多余底粉及药盐。此时肚脐内可能残留少许药粉，用毛刷或纸巾清理干净，不能用嘴向脐部吹气，以防受寒。

7.灸后注意 生活自理者，可散步、打太极拳、做五禽戏。病情较重者，可经常用手轻拍患肢，进行四肢屈伸锻炼，防止肢体挛缩和关节僵硬。病情危重，吞咽呛咳，呼吸困难者，要常翻身拍背，鼓励病人排痰，以防痰湿壅肺和发生褥疮。

8.辅助治疗措施

（1）针刺：

1）主穴：以手、足阳明经穴和夹脊穴为主。上肢取肩髃、曲池、手三里、合谷、外关；背部取颈夹脊、胸夹脊；下肢取髀关、伏兔、足三里、丰隆、风市、阳陵泉、三阴交、腰夹脊。

2）加减：肺热津伤加鱼际、尺泽、肺俞；湿热浸淫加阴陵泉、中极；脾胃虚弱加脾俞、胃俞、章门、中脘；肝肾亏虚加肝俞、肾俞、太冲、太溪。

3）操作：鱼际、尺泽针用泻法，或三棱针点刺出血；上肢肌肉萎缩手阳明经排刺；下肢肌肉萎缩足阳明经排刺；余穴均常规操作。

（2）皮肤针：用皮肤针反复叩刺背部肺俞、脾俞、胃俞、膈俞和手、足阳明经线。隔日1次。

（3）电针：在瘫痪肌肉处选取穴位，针刺得气后接电针仪，用断续波中强度刺激，以患肢出现规律性收缩为佳。每次20~30分钟。

六、医案精选

【案例】周某，男，49岁，于2018年5月6日初诊。

主诉：左上眼睑无力10天。

病史：2018年5月6日初诊。10天前，患者开始出现左上眼睑肌无力，上眼睑下垂，睁眼困难，在当地医院诊断为重症肌无力，用新斯的明片60 mg bid治疗后，症状无缓解，左上眼睑肌无力，睁眼困难，逐渐加重，暂无吞咽困难，讲话尚正常。患者及家属为求中医治疗来我院就诊。刻下症：患者左上眼睑下垂，睁眼困难，纳少胃口差，小便正常，大便秘结、费力，寐可。

查体：神清，疲乏，面色萎黄，双眼睑肌腱无力，眼裂变窄（上下眼睑距离4mm左右），双眼球活动无力，活动度小，双瞳孔等大对称，甲状腺（－），心肺腹（－）。舌淡红，苔薄白，脉沉。

中医诊断：痿证（脾胃虚弱证）

西医诊断：重症肌无力

治疗原则：健脾益气升提。

治疗经过：隔药盐灸方选用4号脾胃方配合14号益气补血方，每日1次。方用补中益气汤加味，处方如下：黄芪30g、陈皮10g、党参15g、升麻5g、白术30g、柴胡10g、当归12g、炙甘草12 g、杜仲14g、牛膝15g。日1剂，水煎温服。10天为1个疗程。

2诊：患者坚持治疗2个疗程后，症状缓解，后患者因工作忙，自行停所有中西药半年余，后出现症状复发，表现为双眼睑下垂，再次服用溴吡斯的明片30 mg tid治疗后，症状稍有所缓解，但眼睑仍时有下垂，无吞咽及讲话困难，二便调。2019年1月5日，患者复诊，继续使用原方配合隔药盐灸治疗。1个月后随访，患者诉眼睑下垂症状缓解，病情稳定，暂无反复。

按语：《黄帝内经》曰："痿，谓手足痿弱，无力以运行也。……脾气热则胃干而渴，肌肉不仁，发为肉痿。"即指肌无力患者多见于脾胃气虚而致摄纳不力所致，脾主四肢、肌肉，脾虚则四肢、肌肉承受水谷精微无由，故见肢软体倦，神疲少力。痿证的治疗需重视调治脾胃。《黄帝内经》："阳明者，五脏六腑之海，主润宗筋，宗筋主束骨而利机关也。冲脉者，经脉之海也，主渗灌溪谷，与阳明合于宗筋，阴阳揔宗筋之会，会于气街，而阳明为之长，皆属于带脉,而络于督脉,故阳明虚则宗筋纵,带脉不引,故足痿不用也。"古人即提出治疗痿证的关键是中焦脾胃,故本案中药方剂选择补中益气汤加味,隔药盐灸选用4号脾胃方合14号益气补血方健脾益气升提。

久痿虚极,脾肾精气虚败,往往病情危笃。足少阴脉贯行舌根,足太阴脉上行夹咽,连舌本,散舌下,脾肾精气虚损至极,可见舌体瘫软,吞咽、呼吸困难等凶险之候。

痿证需注意与偏枯、痱证鉴别。偏枯亦称半身不遂,是中风症状,病见一侧上下肢偏废不用,常伴有语言不利、口眼㖞斜,久则患肢肌肉枯萎,其瘫痪是由于中风而致,二者临床不难鉴别。痱证除四肢无力外,还有神志病变,语声不出,可资鉴别。

第二节 痉 证

一、概念

痉证是以项背强直,四肢抽搐,甚至口噤、角弓反张为主要临床表现的一种病症。《金匮要略》中记载:"太阳病,发热无汗,反恶寒者,名曰刚痉。太阳病,发热汗出,而不恶寒,名曰柔痉。"认为外感表实无汗为刚痉,表虚有汗为柔痉,并提出失治误治,津液受伤,筋脉失养致痉的理论。西医学中各种原因引起的热性惊厥以及某些中枢神经系统病变,如流行性脑脊髓膜炎、流行性乙型脑炎、中毒性脑病、脑脓肿、脑寄生虫病、脑血管疾病等出现痉证表现者,均可参照本节辨证论治。

二、临床表现

多突然起病,以项背强急,四肢抽搐,甚至角弓反张为其证候特征。部分危重病人可有神昏谵语等意识障碍。发病前多有外感或内伤等病史。进行脑CT、MRI等影像学检查及肝肾功能等检查,有助于一般内科疾病和神经系统疾病的鉴别诊断。进行脑部影像学检查和脑脊液检查,有助于明确神经系统疾病的病变部位与病变性质。

三、病因病机

1.病因 感受外邪、久病过劳、亡血伤津。

2.病机 外感由于感受风、寒、湿、热之邪，壅阻经络，气血不畅，或热盛动风而致痉。内伤是因肝肾阴虚，肝阳上亢，阳亢化风而致痉，或阴虚血少，筋脉失养，虚风内动而致痉。

3.病位 在筋脉，与脾、胃、肾等脏腑密切相关。

4.病性 有虚实两方面。外感致病多为实，内伤致病以虚为主。

四、辨证施灸

1.邪壅经络证 头痛，项背强直，恶寒发热，无汗或汗出，肢体酸重，甚至口噤不能语，四肢抽搐，舌质淡红，舌苔薄白或白腻，脉浮紧。

2.风痰入络证 头痛昏蒙，神识呆滞，项背强急，四肢抽搐，手足麻木，胸脘满闷，舌苔白腻，脉滑或弦滑。

3.肝经热盛证 高热头痛，口噤齘齿，手足躁动，甚则项背强急，四肢抽搐，角弓反张，舌质红绛，舌苔薄黄或少苔，脉细而数。

4.阳明热盛证 壮热汗出，项背强急，手足挛急，甚则角弓反张，腹满便结，胸闷，烦躁，口渴喜冷饮，舌质红，舌苔黄燥，脉弦数。

5.阴血亏虚证 项背强急，四肢麻木，抽搦或筋惕肉𥆧，直视口噤，头目昏眩，自汗，神疲气短，或低热，舌质淡或舌红无苔，脉细数。

【治疗处方】17号解痉方为主，若兼神志障碍、精神障碍可配合1号醒脑开窍方。

五、安全操作

1.贴治疗圈 嘱患者取仰卧位，充分暴露腹部。为防止患者隔药盐灸施灸过程中发作，予以粗布绳固定四肢，以防躁动时艾灰掉落烫伤皮肤。将治疗圈对准并紧贴脐周皮肤，使脐窝位于治疗圈正中心，一只手固定治疗圈，另一只手用医用透气胶带将治疗圈外缘紧贴于皮肤上固定。需交错贴2~3层，并扩大皮肤的粘贴面积，便于固定。

2.铺巾 依次铺上棉质孔巾及隔热布，若孔巾或隔热布与治疗圈的缝隙过大，应用夹子或胶带在孔洞处折叠收口并固定。

3.撒药粉　根据病症选择适量药粉剂约0.2g，用手指以搓撒的方式均匀撒在脐窝及周围皮肤上，以药粉均匀布散于皮肤但不填满脐窝为宜。药方选择以17号解痉方为主，若兼神志障碍、精神障碍可配合1号醒脑开窍方。但一般不超过3种。

4.倒药盐　选择与主证相应配方的药盐1袋，倒入治疗圈内并轻轻晃动，使药盐平整均匀。若药盐出现少量小结块，需将结块搓散或取出；若药盐内大量结块，需更换药盐。

5.点燃艾炷　用镊子取1壮艾炷放于圈内药盐正中心，点燃艾炷顶端，当艾炷燃至2/3时，点燃治疗盘里另一艾炷。待治疗圈内艾炷燃尽无烟后，将艾灰丢至盛水的钢碗内熄灭，再夹取事前点燃的艾炷放置于治疗圈内，每次放置艾炷的位置应保持一致。如此反复，直至20个艾炷全部燃完。更换艾炷过程中，治疗盘应贴近治疗圈，防止火星掉落引起烫伤，并不时用手触碰治疗圈底部感受温度，以防温度过高。

6.清扫药盐　待最后一壮艾炷完全燃尽、不见火星，用棉质孔巾翻盖住治疗圈，让余温维持1~2分钟。然后取下孔巾与隔热布，除去胶带，一手固定治疗圈并将一端轻轻翘离皮肤，另一手立即将硬纸垫片平铺插入治疗圈及药盐底部，将治疗圈及药盐平挪至垫片上，再用毛刷扫尽多余底粉及药盐。此时肚脐内可能残留少许药粉，用毛刷或纸巾清理干净，不能用嘴向脐部吹气，以防受寒。

7.灸后注意

（1）痉证病人多属急重症，注意病人生命体征，急性发作时注意保护舌体和清除假牙及呼吸道异物，以防堵塞气道。对频繁肢体抽动者，要避免强行按压和捆绑，防止骨折。因高热而痉，要及时降温，减少痉证发作。

（2）积极锻炼身体，增强体质，防止外邪侵袭和外伤感染。劳逸结合，起居有节，减少痉证诱发因素。病床要平整松软，并设床栏，应有专人护理。

（3）注意营养供给：急性高热期以碳水化合物为主，少量蛋白质和脂肪，宜清淡饮食如绿豆汤、稀饭等。恢复期给高热量饮食，昏迷及气管切开者应给鼻饲。

（4）注意调畅情志，保持乐观心情，避免忧思郁怒等不良精神刺激。

8.辅助治疗措施

（1）针刺：

1）主穴：水沟、大椎、筋缩、合谷、太冲、阳陵泉。

2）加减：邪热壅盛加劳宫、曲池、中冲；风痰入络加风府、风门、丰隆；肝经热盛加肝俞、大椎；阴血亏虚加膈俞、血海、足三里。

3）操作：实证者强刺激、泻法，中冲穴可点刺出血；风府、风门不可深刺，以免刺伤脊髓和肺尖；虚证者中度刺激，平补平泻。抽搐频繁者每日治疗2~3次。

（2）耳针：取肝、肾、皮质下、神门、脑干。毫针强刺激，留针30~60分钟；或埋针数小时。

（3）电针：取合谷、太冲、阳陵泉等穴。在针刺得气的基础上接电针治疗仪，用连续波、快频率强刺激20~30分钟。

（4）穴位注射：取合谷、太冲、阳陵泉、曲池、三阴交等。每次选2~3穴，用地龙注射液，每穴注射0.5~1mL。

六、医案精选

【案例】姚某，女，1岁半，2002年7月13日初诊。

主诉：高热抽搐3天。

病史：患儿于7月11日开始高热，精神萎靡，不思饮食，时有呕逆，曾呕吐两次，呈喷射性，于11日急诊入某医院，经检查为流行性乙型脑炎。治疗未效，病势反进，壮热无汗，四肢厥冷，体温持续在39.5℃左右，嗜睡，躁动不安，不进饮食，小便短赤，大便不行，并时有阵发性抽风，发作时四肢抽搐，手足拘急，两眼上翻，家长携患儿为求进一步治疗来院就诊。

查体：神愦，眼闭，唇青，呼吸短促，手足拘急，舌质绛，舌苔黄厚少津，指纹紫红透过命关，脉浮数。

中医诊断：痉证（肝经热盛证）

西医诊断：流行性乙型脑炎

治疗原则：清热解毒，平肝息风，醒脑开窍。

治疗经过：隔药盐灸选方1号醒脑开窍方，中药汤剂羚角钩藤汤加减，与米汤一起喂服，取汗，日1剂，早晚分服，连服3天。

2诊：17日复诊，患者治疗后，全身微汗出，体温稍退，已能进食奶粉类流质，仍嗜睡，偶有抽风，大便未解，舌象同前，指纹红色，退至气关，病势已见好转。中药继续上方，隔药盐灸方调整为1号醒脑开窍方配合17号解痉方治疗。又3天后，患者病情稳定，热退，未再发抽搐，大便已解，神识恢复，能认父母，进食欠佳，余况可。

按语：《临证指南医案》中阐述了痉证和肝脏的关系，认为"肝为风木之脏，因有相火内寄，体阴用阳，其性刚，主动主升……倘精液有亏，肝阴不足，血燥生热，热则风阳上升，窍络阻塞，头目不清，眩晕跌仆，甚则瘛疭厥矣"。热盛伤阴，引动肝风，扰乱神明，发为痉证。本病治疗原则为急则舒筋解痉以治其标，缓则养血滋阴以治其本。故治疗上选择醒脑开窍方合解痉方，治以醒脑开窍，舒筋通络。

痉证发病常有先兆，应积极采取措施预防。一旦发病，除对症处理外，关键在于尽快明确诊断，寻找病因，治疗原发病，防止病情恶化。

与痫证鉴别：痫证为发作性的神志异常的疾病，起病突然，可片刻缓解。其大发作为突然扑倒，昏不知人，口吐涎沫，两目上视，四肢抽搐，或口中如猪羊叫，多有既往发作病史。痉证的抽搐、痉挛发作多呈持续性，不经治疗难以自行恢复，且多有发热、头痛等伴发症状。

第三节 颤 证

一、概念

颤证是指以头部或肢体摇动、颤动为主要临床表现的一种病症。轻者仅有头摇或手足微颤，重者头部振摇大动，肢体颤动不止，甚则四肢拘急，生活不能自理。本病又称"振掉""颤振"。西医学中帕金森病、肝豆状核变性、小脑病变等，凡具有颤证临床特征的锥体外系疾病和某些代谢性疾病，均可参照本节辨证论治。

二、临床表现

起病隐匿缓慢，多数病人在患病2年之后方能明确诊断。以震颤、肌强直、运动徐缓为三大主症。震颤多自一侧上肢手部开始，呈"搓丸样"，情绪激动时加重，肢体运动时减轻，睡眠时消失。肌强直可见全身肌肉紧张度增高，被动运动时呈"铅管样强直"，若同时有震颤则有"齿轮样强直"；面肌强直使表情和眨眼减少，出现"面具脸"；若舌肌、咽喉肌强直，可表现说话缓慢、吐字含糊不清，严重者可出现吞咽困难。运动徐缓表现为随意运动始动困难，动作缓慢和活动减少；一旦起步可表现为"慌张步态"；病人因失去联合动作，行走时双手无前后摆动；坐时不易起立，卧时不易翻身；书写时可出现"写字过小症"。

部分病人有其他自主神经症状，如怕热，大量出汗，皮脂溢出，排尿不畅，顽固性便秘，直立性低血压等。部分病人还有精神症状，如失眠，情绪抑郁，反应迟钝，智力衰退及痴呆等。

三、病因病机

1.**病因** 年老体虚、情志失节、饮食不节、劳逸失当。
2.**病机** 肝风内动，筋脉失养。
3.**病位** 在筋脉，与肝、肾、脾等脏关系密切。
4.**病性** 总属本虚标实。本为气血阴阳亏虚，其中以阴津精血亏虚为主，标为风、火、痰、瘀为患，标本之间关系密切。

四、辨证施灸

1.**风阳内动证** 肢体颤动粗大，不能自制，心情紧张时颤动加重，伴烦躁易怒，口苦咽干，眩晕耳鸣，面赤，流涎，或有肢体麻木，语声沉重迟缓，尿赤，大便干，舌红苔黄，脉弦。

2.**痰热风动证** 头摇不止，肢麻震颤，重则手不能持物，头晕目眩，胸脘痞闷，口苦口黏，甚则口吐痰涎，舌体胖大，有齿痕，舌质红，舌苔黄腻，脉弦滑数。

3.**气血亏虚证** 头摇肢颤，面色㿠白，表情淡漠，神疲乏力，言迟语缓，动则气短，心悸健忘，眩晕，纳呆。舌体胖大，舌质淡红，舌苔薄白，脉沉濡无力或沉细弱。

4.阴虚风动证 头摇肢颤，持物不稳，步履疾趋，筋脉拘急，肌肉眴动，伴腰膝酸软，失眠心烦，头晕耳鸣，舌质红，舌苔薄白，或红绛无苔，脉象细数。

5.阳气虚衰证 头摇肢颤，筋脉拘挛，畏寒肢冷，四肢麻木，心悸懒言，动则气短，自汗、小便清长或自遗，大便溏，舌质淡，舌苔薄白，脉沉细无力。

【治疗处方】以17号解痉方合2号镇静安神方为主，余酌情调整。

五、安全操作

1.贴治疗圈 嘱患者取仰卧位，充分暴露腹部。为防止患者隔药盐灸施灸过程中不自主震颤，予以粗布绳固定四肢，以防艾灰掉落烫伤皮肤。将治疗圈对准并紧贴脐周皮肤，使脐窝位于治疗圈正中心，一手固定治疗圈，另一手用医用透气胶带将治疗圈外缘紧贴于皮肤上固定。需交错贴2~3层，扩大皮肤的粘贴面积，便于固定。

2.铺巾 依次铺上棉质孔巾及隔热布，若孔巾或隔热布与治疗圈的缝隙过大，应用夹子或胶带在孔洞处折叠收口并固定。

3.撒药粉 选择17号解痉方、2号镇静安神方药粉剂共0.2g，用手指以搓撒的方式均匀撒在脐窝及周围皮肤上，以药粉均匀布散于皮肤但不填满脐窝为宜。可适量增加兼证底粉，但一般不超过3种。

4.倒药盐 选择与主证相应配方的药盐1袋，倒入治疗圈内并轻轻晃动，使药盐平整均匀。若药盐出现少量小结块，需将结块搓散或取出；若药盐内大量结块，需更换药盐。

5.点燃艾炷 用镊子取1壮艾炷放于圈内药盐正中心，点燃艾炷顶端，当艾炷燃至2/3时，点燃治疗盘里另一艾炷。待治疗圈内艾炷燃尽无烟后，将艾灰丢至盛水的钢碗内熄灭，再夹取事前点燃的艾炷放置于治疗圈内，每次放置艾炷的位置应保持一致。如此反复，直至20个艾炷全部燃完。更换艾炷过程中，治疗盘应贴近治疗圈，防止火星掉落引起烫伤，并不时用手触碰治疗圈底部感受温度，以防温度过高。

6.清扫药盐　待最后一壮艾炷完全燃尽、不见火星，用棉质孔巾翻盖住治疗圈，让余温维持1~2分钟。然后取下孔巾与隔热布，除去胶带，一手固定治疗圈并将一端轻轻翘离皮肤，另一手立即将硬纸垫片平铺插入治疗圈及药盐底部，将治疗圈及药盐平挪至垫片上，再用毛刷扫尽多余底粉及药盐。此时肚脐内可能残留少许药粉，用毛刷或纸巾清理干净，不能用嘴向脐部吹气，以防受寒。

7.灸后注意

（1）平时注意加强肢体功能锻炼，适当参加力所能及的体育活动，如太极拳、八段锦、内养功等。由于患者肌肉僵直，身躯前倾，走路呈急速小步态，甚至上肢协同动作消失，易失去平衡，注意安全防护。

（2）病情较重者，可因吞咽肌的强直和运动减少，致使口水不停流出，或发生呛咳等，注意饮食软烂。可以指导病人做手指和腿部运动，可以防止僵直，鼓励病人为自己做事。对卧床不起的患者，注意帮助患者翻身，经常进行肢体按摩，以防发生褥疮，一旦发生褥疮，要及时处理，按时换药，保持创口干燥，使褥疮早日愈合。

（3）注意生活调摄，保持情绪稳定，心情舒畅，避免忧思郁怒等不良精神刺激。病室应保持安静，通风好，温湿度宜人。饮食宜清淡而富有营养，忌暴饮暴食及嗜食肥甘厚味，戒除烟酒等不良嗜好。

8.辅助治疗措施

（1）针刺：

1）主穴：百会、四神聪、风池、合谷、太冲、阳陵泉。

2）加减：肝肾亏虚加肝俞、肾俞、三阴交；痰热风动加丰隆、中脘、阴陵泉；气血亏虚加气海、血海、足三里；震颤甚者加大椎，僵直甚者加大包、期门。

3）操作：各腧穴均常规操作；四神聪针刺时针尖都朝向百会；震颤甚者大椎深刺，使病人产生触电感并向四肢放射为度，有此感觉则迅速出针，不提插、不捻转、不留针，或用三棱针刺大椎，再加大玻璃火罐，使之出血少许，每周施术1次；僵直甚者加灸大包、期门，每穴灸10分钟；百会、大椎二穴若用灸法，应加灸20分钟以上，使病人感到艾灸热力达到颅内和穴位深层。

（2）电针：头部穴位针刺后选2~3对加用电针，用疏密波强刺激20~30分钟。

（3）耳针：取皮质下、缘中、神门、枕、颈、肘、腕、指、膝。每次选2~4穴，以毫针中度刺激；或加用电针，也可用药丸贴压法。

（4）头针：取顶中线、顶颞后斜线、顶旁1线、顶旁2线。动留针30分钟。

（5）穴位注射：取天柱、大椎、曲池、手三里、阳陵泉、足三里、三阴交、风池等。每次选用2~3穴，用芍药甘草注射液或当归注射液、丹参注射液、黄芪注射液等，也可用10%葡萄糖注射液或0.25%普鲁卡因注射液（使用前先做皮试），每穴注入药液0.5~2mL。

六、医案精选

【案例一】吴某，男，73岁，2011年2月17日初诊。

主诉：左手震颤2年余，伴反应迟钝半年。

病史：患者诉2年前左手震颤，未作治疗，近半年出现反应迟钝，今来我院就诊。刻下症见左手不停震颤，不能持物，行走不稳，起步艰难，逐渐加重，反应迟钝，近事过目即忘，头晕，耳鸣，腰膝酸软。纳寐可，二便调。既往体健。

查体：意识清楚，双侧瞳孔等大等圆，对光反射灵敏，无面瘫及舌瘫。颈软。心肺腹（－）。四肢肌力Ⅴ级，左侧肢体肌张力稍高，左侧腱反射减弱，左侧共济运动欠准确，左侧肢体可见无目的、无规律的不自主运动，克氏征（－），巴氏征（－），深浅感觉正常。舌质红，苔薄白，脉细数。

辅助检查：头颅CT示脑萎缩。

中医诊断：颤证（髓海不足证）

西医诊断：帕金森病

治疗原则：益肾填髓，濡养筋脉。

治疗经过：隔药盐灸选用17号解痉方合补肾方治疗，日1次，10天为1疗程。经治后，患者左手震颤减轻，可持物一段距离，可独自缓慢行走，记忆力及反应较前稍改善。

按语：本案患者年老，肾虚致髓海不足，肢体筋脉失主，引起左手颤动，不能持物。髓海空虚，神机失用，故见反应迟钝，近事遗忘。耳鸣、腰膝酸软皆为肾虚之象。治疗上从补肾填髓，濡养筋脉入手，选择17号解痉方舒筋活络，濡养经筋；而合用补肾方以治肾虚之本，滋养肝肾、益精填髓。

【案例二】李某，男，52岁。2009年8月3日初诊。

主诉：四肢震颤3年余。

病史：患者2006年起发现右上肢震颤，渐进发展为四肢震颤，四肢失灵活，持物不稳，精细动作不能完成，行走欠稳，需人搀扶。近年来逐渐加重，今来我院就诊。刻下症：四肢震颤，手不能持物，偶感头晕，胸脘痞闷，口中黏腻，纳可，夜寐欠安，二便尚调。既往体健，壮年始有嗜酒史。

查体：四肢肌张力增高，呈铅管样强直。舌体胖大，边有齿痕，舌质红，苔黄腻，脉弦滑数。

中医诊断：颤证（痰热风动证）

西医诊断：帕金森病

治疗原则：清热化痰，平肝息风，舒筋通络。

治疗经过：以17号解痉方合补肾方为主，配合中药汤剂羚角钩藤汤加减。经治10天患者出院，此时患者震颤幅度明显减轻，肌张力增高程度也减轻，生活自理情况较前明显改善。

按语：本病的初期，本虚之象并不明显，常见风火相煽、痰热壅阻之标实证，治疗当以清热、化痰、息风为主；病程较长，年老体弱，其肝肾亏虚、气血不足等本虚之象逐渐突出，治疗当以滋补肝肾、益气养血、调补阴阳为主，兼以息风通络。因年老体衰，脏腑气血失调，病理变化复杂，往往难以迅速收效，欲过分求速反易招致诸多变证，故治疗只宜缓图之，慎用耗伤气血阴阳等攻伐之品，可酌用填精补髓之品。

本案患者壮年饮酒过多，湿甚生痰，郁久化热，痹而不通，引动肝风，筋失濡养，以致震颤，手足运动失灵。加之患者年逾五旬，正气亏虚，肝肾不足。肝主筋，肾主骨，肝肾不足则筋骨失养。肾为作强之官，主司伎巧，肾亏伎巧不能，作强失司，故见肢体不自主震颤，且伴有头晕。故治以隔药盐灸解痉方合补肾方舒筋通络、滋补肝肾，同时用羚角钩藤汤清热化痰，平肝息风。

本病年龄尚轻、病情轻浅者，运用中医治疗能缓解症状，延缓自然加重过程。若病情较重，逐渐进展，全身僵硬，活动困难，甚者痴呆，终至不能起床，预后不良。

颤证需与瘛疭相鉴别：瘛疭即抽搐，多见于急性热病或某些慢性疾病急性发作，抽搐多呈持续性，有时伴短阵性间歇，手足屈伸牵引，部分病人可有发热神昏，两目上视等症状；颤证是一种慢性疾病过程，以头颈、手足不自主颤动、振摇为主要症状，手足颤抖动作幅度小，频率快，而无肢体抽搐牵引和发热、神昏等症状。

第十一章 五官病证

第一节 耳鸣耳聋

一、概念

耳鸣、耳聋都是听觉异常的症状。以病人自觉耳内鸣响、如闻潮声，或细或暴，妨碍听觉的称耳鸣。中医古籍中还有聊秋、苦鸣、蝉鸣、耳数鸣、耳虚鸣等不同名称。《外科证治全书》云："耳鸣者，耳中有声，或若蝉鸣，或若钟鸣，或若火熇熇然，或若流水声，或若簸米声，或睡着如打战鼓，如风入耳。"听力减弱，妨碍交谈，神志听觉丧失，不闻外声，影响日常生活的称为耳聋。轻者耳失聪敏，听而不真，称为重听；重者完全不闻外声，则为全聋。在临床上，耳鸣、耳聋除单独出现外，亦常合并兼见，耳聋又有自耳鸣发展而来，如《医学入门》所说，"耳鸣乃是聋之渐也"。二者症状虽有不同，而发病机制则基本一致。

二、临床表现

耳鸣表现为自觉耳内鸣响，声调多种，或如蝉鸣，如风声，如雷鸣，如潮声，如汽笛声，如哨音等。约有80%的耳鸣患者伴有耳聋。

耳聋表现为听力不同程度减退或完全丧失，部分患者伴有耳鸣、耳道阻塞感。根据病变性质可分为器质性和功能性两类。各种听力检查有助于分类诊断。

耳聋的分类方式有很多种，按病变部位及性质可分为3类：

1.传导性聋 外耳、中耳传音机构发生病变，音波传入内耳发生障碍，例如，耵聍栓塞、中耳炎等所致的耳聋。

2.感音神经性聋 指耳蜗螺旋器病变不能将音波变为神经兴奋或神经及

其中枢途径发生障碍不能将神经兴奋传入；或大脑皮质中枢病变不能分辨语言，统称感音神经性聋。如梅尼埃病、耳药物中毒、迷路为噪声损伤、听神经瘤等。

3.混合性聋 传音和感音机构同时有病变存在。如长期慢性化脓性中耳炎、耳硬化症晚期、爆震性聋等。

三、病因病机

1.病因 肾气不足，脾胃虚弱，情志失调，脾胃湿热，风热外乘。

2.病机 若肾精不足，或脾胃虚弱，气血生化之源不足，则髓海空虚，不能上荣于耳；或脾阳不振，清气不升，湿浊上蒙，耳窍失聪，均可发为本病。

3.病位 在耳，与肝、胆、脾、肾脏功能失调有关，尤其与肾的关系更为密切。

4.病性 为本虚标实之证。

四、辨证施灸

1.肝胆火盛证 突然耳鸣或耳聋，头痛面赤，口苦咽干，心烦易怒，怒则更甚，或夜寐不安，胸胁胀闷，大便秘结，小便短赤。舌质红，苔黄，脉多弦数。

2.痰火郁结证 两耳蝉鸣，时轻时重，有时闭塞如聋，胸中烦闷，痰多，口苦，或胁痛，喜太息，耳下胀痛，二便不畅。舌苔薄黄而腻，脉象弦滑。

3.风热上扰证 外感热病中，出现耳鸣或耳聋，伴见头痛、眩晕、呕逆、心中烦闷、耳内作痒。或兼寒热身痛等表证。苔薄白腻，脉浮或弦数。

4.肾精亏虚证 耳鸣或耳聋，多兼见眩晕、腰酸膝软、颧赤口干、手足心热、遗精等。舌红，苔黄，脉细弱或尺脉虚大。

5.清气不升证 耳鸣、耳聋，时轻时重，休息暂减，烦劳则加，四肢困倦，劳怯神疲，昏愦食少，大便溏薄，苔薄白腻，脉细弱。

【治疗处方】虚证之耳鸣耳聋选用补肾方治疗，实证者可合用13号活血通络方、2号镇静安神方等，根据患者具体情况酌情调整。

五、安全操作

1.贴治疗圈 嘱患者取仰卧位,充分暴露腹部。将治疗圈对准并紧贴脐周皮肤,使脐窝位于治疗圈正中心,一只手固定治疗圈,另一只手用医用透气胶带将治疗圈外缘紧贴于皮肤上固定。普通成人环绕治疗圈贴一层胶带即可,神志不清、易出汗患者需交错贴2~3层,并扩大皮肤的粘贴面积,便于固定。

2.铺巾 依次铺上棉质孔巾及隔热布,若孔巾或隔热布与治疗圈的缝隙过大,应用夹子或胶带在孔洞处折叠收口并固定。

3.撒药粉 根据病症选择适量药粉剂约0.2g,用手指以搓撒的方式均匀撒在脐窝及周围皮肤上,以药粉均匀布散于皮肤但不填满脐窝为宜。虚证之耳鸣耳聋选用补肾方治疗,实证者可合用13号活血通络方、镇静安神方等,根据患者具体情况酌情调整。可适量增加兼证底粉,但一般不超过3种。

4.倒药盐 选择与主证相应配方的药盐1袋,倒入治疗圈内并轻轻晃动,使药盐平整均匀。若药盐出现少量小结块,需将结块搓散或取出;若药盐内大量结块,需更换药盐。

5.点燃艾炷 用镊子取1壮艾炷放于圈内药盐正中心,点燃艾炷顶端。当艾炷燃至2/3时,点燃治疗盘里另一艾炷。待治疗圈内艾炷燃尽无烟后,将艾灰丢至盛水的钢碗内熄灭,再夹取事前点燃的艾炷放置于治疗圈内,每次放置艾炷的位置应保持一致。如此反复,直至20个艾炷全部燃完。更换艾炷过程中,治疗盘应贴近治疗圈,防止火星掉落引起烫伤,并不时用手触碰治疗圈底部感受温度,以防温度过高。

6.清扫药盐 待最后一壮艾炷完全燃尽、不见火星,用棉质孔巾翻盖住治疗圈,让余温维持1~2分钟。然后取下孔巾与隔热布,除去胶带,一手固定治疗圈并将一端轻轻翘离皮肤,另一手立即将硬纸垫片平铺插入治疗圈及药盐底部,将治疗圈及药盐平挪至垫片上,再用毛刷扫尽多余底粉及药盐。此时肚脐内可能残留少许药粉,用毛刷或纸巾清理干净,不能用嘴向脐部吹气,以防受寒。

7.灸后注意

(1)积极配合治疗,经专科医生检查后,佩戴合适的助听器,提高听力。外出乘坐飞机时,经常做吞咽动作,以保护鼓膜。

（2）不滥用毒性药物，如链霉素、庆大霉素以及奎宁等具有耳毒性、可能引起耳聋的药物。

（3）创造安静的环境，避免噪音，如因耳鸣影响睡眠时，在睡前多听轻悠舒畅的音乐等。

8.辅助治疗措施

（1）针刺：

1）主穴：以耳区局部和手、足少阳经腧穴为主。取耳门、听宫、听会、翳风、中渚、侠溪。

2）加减：风邪外袭加风池、外关、合谷；肝胆火盛加行间、丘墟、足临泣；痰火郁结加丰隆、内庭；肾精亏损加肾俞、太溪、关元；脾胃虚弱加气海、足三里、脾俞。

3）操作：耳周腧穴的针感要求向耳底或耳周传导；余穴常规刺法；气海、足三里、脾俞可加温灸或温针灸。每日1次。

（2）耳针：取肾、肝、胆、三焦、内耳、外耳、颞、皮质下。每次选3~5穴，毫针浅刺，留针30分钟；或用王不留行籽贴压。

（3）头针：取双侧颞后线，毫针快速刺入头皮至一定深度，快速捻转约1分钟，留针30分钟。隔日1次。

（4）穴位注射：取翳风、完骨、肾俞、阳陵泉等穴。用丹参注射液或维生素B_{12}注射液，每穴0.5~1mL。

六、医案精选

【案例一】薛某，女，71岁，2013年7月5日初诊

主诉：双侧耳鸣5月余。

病史：双侧耳鸣起于5个月前脑梗死及后枕部挫伤后，耳鸣为渐进性，音如蝉鸣，持续不断，听力减退，以右耳为甚，现无头痛、眩晕。纳可，眠差，二便调。

查体：舌淡胖，边有齿印，苔白厚腻，脉弦滑。

中医诊断：耳鸣（肾精亏虚证）

西医诊断：神经性耳鸣

治疗原则：补肾填精。

治疗经过：隔药盐灸选用补肾方，日1次，10天为1疗程。同时嘱咐家属在情绪上给予安慰，让患者精神有所放松，鼓励患者多讲话。2诊（2013年7月16日）患者精神好转，疲倦感改善。耳鸣间断发作，听力较前好转，心情好转，出现活动后头晕，无视物旋转、恶心呕吐等不适，纳眠一般，二便调，舌脉象同前。本病患者经治疗原症状改善，继续按原方案隔药盐灸治疗。由于患者出现头晕新症，故合用10号头晕方治疗以改善症状。3诊（2013年8月5日）患者精神可，面色红润。耳鸣发作频率减少，鸣音降低，未再发头晕，纳可，眠一般，二便调。舌质淡胖，边有齿印，舌苔薄白，脉滑。效不更方，继续治疗。

按语：耳鸣的辨证首先要分新久虚实。一般新病多因风热、客邪、痰火、肝胆郁热等引起。其脏真不亏者，病在经络，鸣声随暴，尚属实证，治用疏风、散热、开郁、宣窍、化痰以宣开蒙闭，调治稍易，疗程较短；若久病体虚，脾肾不足，脏气亏损，不能上奉清道，而致浊邪窍踞，则本元既伤，其病在脏，往往缠绵日久，难图速效。

本病乃肾虚耳鸣，耳鸣主要病因是肾精亏损。肾为先天之本，肾主耳，耳为肾之窍，肾气通于耳，肾藏五脏六腑之精气，上滋耳窍，发挥耳窍正常生理功能，听觉聪敏。故"肾和则耳能闻五音矣""若精气调和，肾气充足，则耳目聪明"。若素体虚弱，久病伤肾，老年体虚等耗损肾精，耳失所养，则耳闻失聪，听觉受损。本病病性属虚，病位在肾。故治疗上选择补肾方补肾填精，临床效果明显。

【案例二】李某，男，35岁，2013年5月8日初诊。

主诉：突发耳鸣2天。

病史：患者平素性情急躁，2天前，在工地与人吵架后，突发耳鸣不绝，声如雷鸣，按之不减。患者休息2日后，症状未见明显好转，今来我院就诊。

刻下症：患者耳鸣，声重如雷，伴心情烦躁，易怒，口苦咽干，小便可，大便3日未解，纳寐欠调。

查体：面红目赤，左阳陵泉穴下2寸可见条索状瘀络，舌质红，苔黄，脉弦数。

中医诊断：耳鸣（肝胆火盛证）

西医诊断：神经性耳鸣

治疗原则：清泻肝胆，宣通窍络。

治疗经过：隔药盐灸选择补肾方合2号镇静安神方治疗，配合中药龙胆泻肝汤加减（龙胆草30g、栀子10g、黄芩10g、柴胡15g、车前子10g、泽泻10g、生地黄15g、当归9g、石菖蒲20g），7剂，水煎服，日1剂，7天为1个疗程。2诊（2013年5月22日）：患者心情大悦，诉耳鸣已完全消失，无明显口干口苦，舌淡红，苔薄，脉弦。灸药并治，患者2个疗程后痊愈。嘱患者注意调理情志。

按语： 本案为耳鸣实证，乃因情志不调，肝气郁结上扰清窍所致。患者因暴怒伤肝，肝胆互为表里，肝胆火旺，肝火循经上扰耳窍，则耳鸣如雷，肝火上炎，则面红目赤，肝火内炽，灼伤津液，则口苦咽干、二便不畅；肝火内扰心神，则心烦易怒。察其舌质红，苔黄，脉弦数，证脉合参，当属肝胆火旺，肝火上逆之证候。隔药盐灸选用补肾方合镇静安神方平肝泻火，调神通窍。合用中药龙胆泻肝汤，共奏清泻肝胆，宣通窍络之效。

【案例三】刘某，女，35岁，2014年3月26日初诊。

主诉：突发耳聋1月余。

病史：患者1月余前突然出现左耳听力下降，左耳鸣，呈嗡嗡声，伴头晕，天旋地转感，呕吐胃内容物，遂至当地医院门诊就诊，经治疗，症状未见好转（具体诊治过程不详），遂来诊。现症见：神清，精神稍差，左耳听力下降，左耳鸣，持续性，呈嗡嗡声，无眩晕，头晕沉感，行走漂浮感，无恶心欲呕，无耳痛及耳内流脓，纳眠可，二便调。

查体：双侧耳郭对称、无畸形，外耳道通畅，未见分泌物。乳突区无压痛。左侧听力下降。舌暗紫，苔少，脉弦细，尺脉弱。

中医诊断：暴聋（气滞血瘀型）

西医诊断：神经性耳聋

治疗原则：滋肾调肝，活血通络。

治疗经过：隔药盐灸治疗选用补肾方合13号活血通络方治疗；配合针灸，取穴：风池（左）、太冲（左）、外关（左）、听会（左），均日1次。2诊（2014年4月10日）：患者诉左耳听力较前好转，左耳偶有耳鸣，呈嗡嗡声，偶有头晕沉感，偶有行走漂浮感。继续前方治疗。3诊（2014年4月17日）：

患者左耳听力已完全恢复，偶感耳鸣，余无特殊不适。

按语：此患者多产育，而肾气虚，平素情志积郁，肝胆气郁，久而成病，病始现眩晕为肾气虚，虚阳上浮之征；继现左耳暴聋，鸣音不休，舌暗紫，苔少，脉弦细尺弱，为肝胆气滞，血瘀脉络不通之征。病位在肝胆肾，现以气滞血瘀为主证。暴聋一证，虽以急证现，但多为本虚标实之证，患者多有肾虚之本，加以肝胆气滞血瘀为标，故宜标本兼治，治宜调肝胆，滋肾补气，活血通络。故隔药盐灸选用补肾方滋补肝肾，13号活血通络方活血通络、疏肝泻胆。

第二节 面 瘫

一、概念

面瘫是以口眼向一侧㖞斜为主的病症，以面部表情肌群运动障碍为主要特征的一种疾病。可发生于任何年龄，无明显的季节性，多发病急速。中枢性面瘫由脑血管病、颅内肿瘤、炎症等引起，周围性面瘫常由感染性病变、耳源性疾病等所致。

二、临床表现

以口眼㖞斜为主要特点。常在睡眠醒来时发现一侧面部肌肉板滞、麻木、瘫痪，额纹消失，眼裂变大，露睛流泪，鼻唇沟变浅，口角下垂歪向健侧，患侧不能完成皱眉、闭目、露齿、鼓腮；部分患者初起时有耳后疼痛，还可出现患侧舌前2/3味觉减退或消失，听觉过敏等症。病程迁延日久，可因瘫痪肌肉出现挛缩，口角反牵向患侧，甚则出现面肌痉挛，形成"倒错"现象。肌电图检查多表现为单相波或无动作电位，多相波减少，甚至出现正锐波和纤颤波。

三、病因病机

1.**病因** 有外感、内伤之分，外感者因风、寒、暑、湿、火等，内伤者伤于七情、饮食、劳逸。

2.病机 正虚卫外不固或邪气入侵，致经气阻滞，经筋失养，经筋功能失调，筋肉纵缓不收而发病。

3.病位 在经筋。

4.病性 属本虚邪实。

四、辨证施灸

1.风寒阻络证 每于晚间受风寒或受潮湿之后，次日晨起即发现面瘫，口眼㖞斜，眼睑闭合不全，伴恶风寒，发热，肢体拘紧，肌肉关节酸痛，舌质淡红，苔薄白，脉浮紧或浮缓。

2.风热袭络证 突然眼睑闭合不全，伴口苦，咽干微渴，肢体肌肉酸楚，舌边尖微红，舌苔薄黄，脉浮数或弦数。

3.气血两虚证 口眼㖞斜，日久不复，头晕乏力，纳差胃呆，心悸眼花，苔薄，脉细。

4.痰瘀互阻证 口眼㖞斜，头痛，肢体麻木，头晕，神疲乏力，纳呆。舌质暗，苔薄腻，脉细滑或细涩。

【治疗处方】隔药盐灸以20号口眼方为主，可配合17号解痉方，余酌情合方。

五、安全操作

1.贴治疗圈 嘱患者取仰卧位，充分暴露腹部。将治疗圈对准并紧贴脐周皮肤，使脐窝位于治疗圈正中心，一只手固定治疗圈，另一只手用医用透气胶带将治疗圈外缘紧贴于皮肤上固定。普通成人环绕治疗圈贴一层胶带即可，神志不清、易出汗患者需交错贴2~3层，并扩大皮肤的粘贴面积，便于固定。

2.铺巾 依次铺上棉质孔巾及隔热布，若孔巾或隔热布与治疗圈的缝隙过大，应用夹子或胶带在孔洞处折叠收口并固定。

3.撒药粉 根据病症选择适量药粉剂约0.2g，用手指以搓撒的方式均匀撒在脐窝及周围皮肤上，以药粉均匀布散于皮肤但不填满脐窝为宜。药方选择以20号口眼方为主，可配合17号解痉方，余酌情合方，但一般不超过3种。

4.倒药盐 将20号口眼方药盐倒入治疗圈内并轻轻晃动，使药盐平整均匀。若药盐出现少量小结块，需将结块搓散或取出；若药盐内大量结块，需更换药盐。

5.点燃艾炷 用镊子取1壮艾炷放于圈内药盐正中心，点燃艾炷顶端，当艾炷燃至2/3时，点燃治疗盘里另一艾炷。待治疗圈内艾炷燃尽无烟后，将艾灰丢至盛水的钢碗内熄灭，再夹取事前点燃的艾炷放置于治疗圈内，每次放置艾炷的位置应保持一致。如此反复，直至20个艾炷全部燃完。更换艾炷过程中，治疗盘应贴近治疗圈，防止火星掉落引起烫伤，并不时用手触碰治疗圈底部感受温度，以防温度过高。

6.清扫药盐 待最后一壮艾炷完全燃尽、不见火星，用棉质孔巾翻盖住治疗圈，让余温维持1~2分钟。然后取下孔巾与隔热布，除去胶带，一手固定治疗圈并将一端轻轻翘离皮肤，另一手立即将硬纸垫片平铺插入治疗圈及药盐底部，将治疗圈及药盐平挪至垫片上，再用毛刷扫尽多余底粉及药盐。此时肚脐内可能残留少许药粉，用毛刷或纸巾清理干净，不能用嘴向脐部吹气，以防受寒。

7.灸后注意

（1）注意眼部、口腔卫生，经常进行面部按摩及面部表情肌的锻炼。

（2）避免面部吹风受寒，注意生活作息规律，加强自身免疫力，以预防本病的发生。

8.辅助治疗措施

（1）针刺：

1）主穴：以面颊局部和足阳明经腧穴为主。取阳白、四白、颧髎、颊车、地仓、翳风、健侧合谷。

2）加减：风寒证加风池；风热证加曲池；抬眉困难加攒竹；鼻唇沟变浅加迎香；人中沟㖞斜加水沟；颏唇沟㖞斜加承浆；恢复期加足三里。

3）操作：面部腧穴均行平补平泻法，恢复期可加灸法；在急性期，面部穴位手法不宜过重，肢体远端的腧穴行泻法且手法宜重；在恢复期，合谷行平补平泻法，足三里施行补法。

（2）皮肤针：叩刺阳白、颧髎、地仓、颊车，以局部潮红为度。适用于恢复期。

（3）刺络拔罐：用三棱针点刺阳白、颧髎、地仓、颊车，然后拔罐。每周2次。适用于恢复期。

（4）电针：取太阳、阳白、地仓、颊车，针刺得气后接通电针仪，以断续波刺激10~20分钟，强度以患者面部肌肉微见跳动而能耐受为度。适用于恢复期。

（5）穴位敷贴：选太阳、阳白、颧髎、地仓、颊车。将马钱子挫成粉末约1~2分，撒于胶布上，然后贴于穴位处，5~7日更换1次；或用白芥子研成细末，加冰片少许做面饼，贴敷穴位。每日1次。

六、医案精选

【案例一】刘某，男，36岁，2015年10月7日初诊。

主诉：左乳突痛继现同侧面瘫1周。

病史：患者1周前无明显诱因下突然出现左侧乳突后疼痛，3天后出现同侧面瘫。刻下症：患者神清，精神可，左侧额纹变浅，左眼闭合不全，鼻唇沟变浅，鼓腮漏气，不能完成吹哨动作，无明显面部感觉缺失，乳突后触痛。纳可，眠可，二便调。

查体：舌淡胖，苔薄黄腻，边有齿印，脉浮数。

中医诊断：面瘫（风热袭络证）

西医诊断：①左乳突炎；②继发性周围性面瘫

治疗原则：疏风清热，活血通络。

治疗经过：隔药盐灸以20号口眼方为主。配合针灸治疗，取穴：翳风（左）、太阳（左）、颊车（左）、下关（左）、曲池（左）、合谷（右），以上治疗均每日1次。2诊（2015年10月17日）：患者诉治疗后，左乳突疼痛减轻，左耳后稍有压痛，面部症状改善尚不明显，出现左侧面目拘紧感。隔药盐灸方调整为17号解痉方合4号脾胃方，以舒筋通络、濡养经筋。3诊（2015年10月28日）：患者经治疗后，左侧额纹变深，左眼尚闭合不全，用力闭眼能闭合，鼻唇沟变深，尚不对称，鼓腮漏气，尚不能完成吹哨动作，乳突后触痛（±）。患者经治疗后面部症状明显改善，耳后乳突触痛消失，热象不显，在治疗上宜加强通络之效，此时隔药盐灸方改用20号口眼方合13号活血通络方。经过两周治疗后，患者左侧额纹变深，基本与健侧对称，左目闭眼尚能闭合，稍有不对称，鼻唇沟对称，鼓腮不漏气，能完成吹哨动作，乳突后触痛（－）。

按语：患者起病之初有左侧乳突疼痛，继现同侧的面瘫，面色红，苔薄黄，证属风热伤络，为继发性周围性面瘫。此时患者正气相对不足，脉络空虚，感受风热之邪，侵袭头面，筋脉痹阻，故面瘫乃作，口眼㖞斜。治疗上选用20号口眼方以疏风清热，活血通络，配合针刺通行面部经络气血。2诊时患者出现左侧面目拘紧感。隔药盐灸方调整为17号解痉方合4号脾胃方，以舒筋通络、濡养经筋。后期患者症状明显改善，此时病久气血不通，瘀滞明显，以活血通络为主，改用20号口眼方合13号活血通络方，起到活血化瘀、通络牵正之效。

大部分患者经及时治疗后可恢复，其中特发性面神经麻痹患者，大部分可在发病后2~4周好转，3~4个月后完全康复。部分患者可遗留后遗症，如面肌痉挛、面肌无力等。

【案例二】蓝某，男，22岁，2012年3月29日初诊。

主诉：左侧口眼㖞斜4天。

病史：2012年3月25日患者因吹风受凉后左颊部拘谨、麻木，到某医院就诊，查体时未见其他异常，给予"红霉素、甲硝唑"抗感染治疗。4天后，患者突然出现口眼㖞斜，眼睑闭合不全，头痛，耳后头痛，遂至我院就诊。刻下症：患者左侧口眼㖞斜，左眼睑闭合不全，左眼迎风流泪，示齿时嘴角偏向右侧，喝水漏水，吃饭时食物易滞于左侧齿唇间，纳一般，夜寐可，二便调。

查体：神清语利，左侧额纹消失，不能皱额。眼裂变大、闭合不全，闭眼时眼球向外上转动、显露白色巩膜，示齿时口角偏向右侧，鼓腮和吹口哨漏气，余神经系统检查未见异常。舌边尖微红，舌苔薄黄，脉浮紧。

中医诊断：面瘫（风寒阻络证）

西医诊断：特发性面神经麻痹

治疗原则：疏风散寒，通经活络。

治疗经过：隔药盐灸选择20号口眼方治疗，日1次，7天为1个疗程。配合中药汤剂麻黄附子细辛汤加减（方药：炙麻黄9g、熟附子10g、细辛3g、桂枝9g、防风12g、白芷10g、白芍15g、川芎9g、秦艽15g、甘草6g），日1剂，水煎，早晚分服。共治疗10天，患者眼睑可完全闭合，嘴角㖞斜较前改善，示齿时可见嘴角稍歪向右侧。继续治疗1个疗程，患者基本痊愈。

按语：本案患者外感风寒之邪，加之腠理疏松，邪气入侵经络，侵袭头面，致局部经筋脉络痹阻不通，故见面瘫。寒邪收引，故见面部拘紧，脉紧；邪气阻络，气血运行不畅，面部失于濡养，故见面部麻木。均为风寒阻络之象，以20号口眼方隔药盐灸治疗，发挥疏风散寒、通经活络的作用。

面瘫有周围性和中枢性两种，临床应注意鉴别。首先两者病变部位不同：中枢性面瘫的病变部位在面神经核以上的皮质脑干束，周围性面瘫的病变部位在面神经核或面神经。临床表现上周围性面瘫表现为同侧面部表情肌瘫痪，额纹变浅或消失，皱眉闭眼障碍，鼻唇沟变浅或消失，口角下垂；而中枢性面瘫由于额支无损仅表现为对侧下部面部表情肌瘫痪（鼻唇沟变浅或消失，口角下垂），皱额，皱眉和闭眼动作无障碍。

第十二章 妇人病证

第一节 月经不调

一、概念

月经不调，是指月经周期、经量、经色等发生改变，临床上有月经先期、月经后期、月经先后不定期几种情况。

从西医学角度看，经期紊乱多由性腺轴功能紊乱所致；或因卵泡早期促卵泡成熟激素分泌相对不足，卵泡发育缓慢，排卵延后，而致月经后期；或虽有排卵，但促黄体生成激素（LH）分泌峰值不高，致使排卵后黄体发育不全，过早衰退，月经提前而至。

二、临床表现

月经周期异常改变（包括月经先期、月经后期、月经先后无定期），并伴有经量、经色、经质的异常。妇科检查、卵巢功能测定、超声波检查有助于本病的病因诊断。

三、病因病机

1.**病因** 月经先期多为脾虚或血热所致；月经后期多为阳气虚衰、血虚、气郁、寒凝或冲任受阻所致；月经先后不定期多由肝气郁滞或肾气虚衰所致。

2.**病机** 冲任失调，血海蓄溢失常。

3.**病位** 在胞宫，与肝、脾、肾及冲任二脉密切相关。

4.**病性** 有虚实之分，实证有血热、肝郁、肝火、寒凝的不同，虚证有脾虚、血虚、肾虚的不同。

四、辨证施灸

1.月经先期

（1）气虚证：

1）脾气虚证：月经提前，或兼量多，色淡质稀，神疲肢倦，气短懒言，小腹空坠，纳少便溏，舌淡红，苔薄白，脉缓弱。

2）肾气虚证：经期提前，量少，色淡暗，质清稀，腰酸腿软，头晕耳鸣，小便频数面色晦暗或有暗斑，舌淡暗，苔薄白，脉沉细。

（2）血热证：

1）阴虚血热证：经期提前，量少，色红质稠，颧赤唇红，手足心热，咽干口燥，舌红苔少，脉细数。

2）阳盛血热证：经期提前，量多，色紫红，质稠，心胸烦闷，渴喜冷饮，大便燥结，小便短赤，面色红赤，舌红，苔黄，脉滑数。

3）肝郁化热证：经期提前，量多或少，经色紫红，质稠有块，经前乳房、胸胁、少腹胀痛，烦躁易怒，口苦咽干，舌红，苔黄，脉弦数。

2.月经后期

（1）肾虚证：经期错后，量少，色淡暗，质清稀，腰酸腿软，头晕耳鸣，带下清稀，面色晦暗，或面部暗斑，舌淡暗，苔薄白，脉沉细。

（2）血虚证：经期错后，量少，色淡质稀，小腹空痛，头晕眼花，心悸失眠，面色苍白或萎黄，舌淡，苔薄，脉细无力。

（3）血寒证：

1）虚寒证：经期错后，量少，色淡质稀，小腹隐痛，喜热喜按，腰酸无力，小便清长，面色白，舌淡，苔白，脉沉迟无力。

2）实寒证：经期错后，量少，经色紫暗有块，小腹冷痛拒按，得热痛减，肢冷，舌暗，苔白，脉沉紧或沉迟。

（4）气滞证：经期错后，量少，经色暗红或有血块，小腹胀痛，精神抑郁，胸闷不舒，舌正常，脉弦。

（5）痰湿型：经期错后，量少，色淡，质黏，头晕体胖，心悸气短，脘闷恶心，带下量多，舌淡胖，苔白腻，脉滑。

3.月经先后不定期

（1）肾虚证：经行或先或后，量少，色淡，质稀，头晕耳鸣，腰酸腿软，小便频数舌淡，苔薄，脉沉细。

（2）脾虚证：经行或先或后，量多，色淡质稀，神倦乏力，脘腹胀满，纳呆食少。舌淡，苔薄，脉缓。

（3）肝郁证：经行或先或后，经量或多或少，色暗红，有血块，或经行不畅，胸胁、乳房、少腹胀痛，精神郁闷，时欲太息，嗳气食少，舌质正常，苔薄，脉弦。

【治疗处方】以11号月经不调方为主方进行治疗。

五、安全操作

1.贴治疗圈 嘱患者取仰卧位，充分暴露腹部。将治疗圈对准并紧贴脐周皮肤，使脐窝位于治疗圈正中心，一手固定治疗圈，另一手用医用透气胶带将治疗圈外缘紧贴于皮肤上固定。普通成人环绕治疗圈贴一层胶带即可，易出汗患者需交错贴2~3层，并扩大皮肤的粘贴面积，便于固定。

2.铺巾 依次铺上棉质孔巾及隔热布，若孔巾或隔热布与治疗圈的缝隙过大，应用夹子或胶带在孔洞处折叠收口并固定。

3.撒药粉 选择11号月经不调方药粉剂约0.2g，用手指以搓撒的方式均匀撒在脐窝及周围皮肤上，以药粉均匀布散于皮肤但不填满脐窝为宜。可适量增加兼证底粉，但一般不超过3种。

4.倒药盐 选择11号月经不调方药盐1袋，倒入治疗圈内并轻轻晃动，使药盐平整均匀。若药盐出现少量小结块，需将结块搓散或取出；若药盐内大量结块，需更换药盐。

5.点燃艾炷 用镊子取1壮艾炷放于圈内药盐正中心，点燃艾炷顶端，当艾炷燃至2/3时，点燃治疗盘里另一艾炷。待治疗圈内艾炷燃尽无烟后，将艾灰丢至盛水的钢碗内熄灭，再夹取事前点燃的艾炷放置于治疗圈内，每次放置艾炷的位置应保持一致。如此反复，直至20个艾炷全部燃完。更换艾炷过程中，治疗盘应贴近治疗圈，防止火星掉落引起烫伤，并不时用手触碰治疗圈底部感受温度，以防温度过高。

6.清扫药盐 待最后一壮艾炷完全燃尽、不见火星，用棉质孔巾翻盖住治疗圈，让余温维持1~2分钟。然后取下孔巾与隔热布，除去胶带，一手固定治疗圈并将一端轻轻翘离皮肤，另一手立即将硬纸垫片平铺插入治疗圈及药盐底部，将治疗圈及药盐平挪至垫片上，再用毛刷扫尽多余底粉及药盐。此时肚脐内可能残留少许药粉，用毛刷或纸巾清理干净，不能用嘴向脐部吹气，以防受寒。

7.灸后注意

（1）月经先期又见量多者，经行之际勿操劳过度，以免加剧出血，亦不宜过食辛辣香燥，以免扰动阴血。

（2）对于情志所伤者，给予必要的关怀、体谅、安慰和鼓励，同时注意经期勿为情志重伤。

（3）经期用药，注意清热不宜过于苦寒，化瘀不可过用攻逐，以免凝血、滞血或耗血、动血之弊。

8.辅助治疗措施

（1）针刺：

1）主穴：关元、血海、三阴交。

2）加减：气虚加足三里、脾俞；血虚加脾俞、膈俞；肾虚加肾俞、太溪；气郁加太冲、期门；血热加行间、地机；血寒加灸归来、命门。

3）操作：诸穴以常规针刺为主。膈俞、脾俞穴向下或朝脊柱方向斜刺，不宜直刺、深刺；气虚或血寒者可在腹部穴位加灸。于月经来潮前3~5日开始治疗，若行经时间不能掌握，可于月经干净之日起针灸。隔日1次，直到月经来潮时为止。连续治疗2~3个月经周期。

（2）皮肤针：在腰椎至尾椎、下腹部任脉、脾经、肝经和腹股沟以及下肢足三阴经循行线轻轻叩刺，以局部皮肤潮红为度。

（3）耳针：取肝、脾、肾、子宫、皮质下、内分泌。毫针中度刺激，留针15~30分钟，也可用药丸贴压法。

六、医案精选

【案例一】谢某，女，25岁，于2015年1月21日初诊。

主诉：月经10余日1行半年余。

病史：患者半年余前因工作调动，饮食欠规律，月经每次间隔10余天而至，曾多次服用中西药物治疗，未见明显疗效，遂至我院就诊。刻下症：神志清，精神一般，月经10余天1行，量多，色淡红，质稀，无明显血块，伴小腹空坠感，月经持续6~7天，面色萎黄，神疲气短，倦怠乏力，少气懒言，纳差，眠可，大便溏，小便调，舌淡红，苔薄白，脉细弱。

月经婚育史：14岁$\dfrac{6~7天}{15~18天}$，2015年1月13日，未婚，无性生活史。

辅助检查：子宫及双侧附件B超、性激素六项均无明显异常。

中医诊断：月经先期（脾气虚证）

西医诊断：功能性子宫出血

治疗原则：补气摄血调经。

治疗过程：先以4号脾胃方为主方调理体质，日1次，15次为1个疗程，行经时暂停治疗。2个疗程后，改用11号月经不调方进行治疗。6个疗程后，患者诉月经已基本规律，周期26~30天，经量适中，色鲜红，质可，小腹空坠感明显减轻。再予2个疗程4号脾胃方巩固疗效，面色红润，精神可，胃纳转佳，大便成形，舌红，苔薄白，脉滑。

按语：患者平素饮食不节，损伤脾胃，脾气虚弱，统摄无权，冲任不固，则经来先期，量多。脾虚化源不足，则经色淡而质稀，故先用4号脾胃方调理体质。方中党参、白术、怀山药等健脾益气，肉桂、炮姜、川椒温中补阳，香附、延胡索理气止痛，全方合用，共奏益气补中之效。2个疗程后，患者脾胃运化功能好转，改予11号月经不调方补气摄血调经。

如临床表现为"月经"提前，每十多天一潮，应注意与经间期出血鉴别。方法是询问、观察患者出血持续时间及出血量。先期者，血量虽多少不定，其出血持续时间多在3~7天内。经间期出血常呈现出血时间短，血量偏少；基础体温（BBT）测定有助于诊断与鉴别。

若见周期提前，血量时多时少且出血时间长，又当与崩漏相鉴别。崩漏属月经周期、经期、经量三者同时发生紊乱的月经病症，临床表现为阴道出血量多势急或淋漓不断，连月甚至数月不净，或见停经数月又暴下或淋漓的。

【案例二】刘某，女，31岁，于2015年6月13日初诊。

主诉：月经40余日1行3年余。

病史：患者3年前无明显诱因出现月经40~45天1行，持续2~3天，于当地医院就诊，多次服用中西药物调理（具体不详），疗效欠佳，遂至我院就诊。刻下症：神志清，精神可，月经40~45天1行，持续2~3天，量少色淡，质稀，无血块，伴下腹隐隐作痛，面色萎黄，心悸少寐，纳一般，二便调。舌淡，苔薄白，脉细弱。

月经婚育史：12岁 $\dfrac{2\sim3天}{40\sim45天}$，2015年6月1日，已婚，G1P1。

辅助检查：子宫及双侧附件B超、性激素六项均未见明显异常。

中医诊断：月经后期（血虚证）

西医诊断：功能性子宫出血

治疗原则：补血养血调经。

治疗过程：以12号补血调经方为主方进行治疗，日1次，行经时暂停；经期结束后1周内以14号益气补血方为主方进行治疗，日1次。治疗3个月经周期后，患者诉月经已基本规律，28~32天1行，经量明显增多，经血颜色较前转红，质可，行经时无明显下腹疼痛，面色红润，心悸少寐较前好转，舌淡红，苔薄白，脉缓。

按语： 患者营血虚少，血海不能如期满溢，故经期延后，量少。予12号补血调经方，方中当归、熟地黄、阿胶等补血调经，白术、茯苓、炙甘草等补脾益气，延胡索、益母草、桃仁等行气活血。经期结束后，以14号益气补血方补血养血，使血海充盈，以达到调整月经周期的目的。

若月经有规律地2个月或3个月1潮，属并月、居经范畴。月经后期者，其周期常在36~50天之间徘徊，停经时间不超过50天，且要连续2个周期以上才能诊断。本病若治不及时或失治，若以后期为多见而又经量偏少者，可向闭经转化；若以先期为多见而又经量偏多者，可向崩漏转化。

育龄期妇女，不论既往有无月经后期史，或是否采取避孕措施，月经过期未至时，均应首先排除妊娠。若月经延后又伴有少量阴道出血，当注意和胎漏鉴别。若又伴小腹疼痛，则又当与胎动不安鉴别，尤当注意与异位妊娠鉴别。早孕而有激经者，易与月经过少混淆而被忽视，应注意鉴别。激经是受孕早期，月经仍按月来潮，一般血量较平时明显减少，可伴有恶心、头晕等早孕反应，尿妊娠实验阳性，子宫B超检查有助于鉴别。

【案例三】吴某，女，38岁，于2013年5月20日初诊。

主诉：月经周期紊乱1年余。

病史：患者1年余前因工作压力大，出现月经周期紊乱，时而10余天1行，时而50余天1行，于当地医院就诊，予服激素治疗（具体不详）后好转，但停药即复发，为求进一步治疗来我院就诊。刻下症：神志清，精神可，月经时而10余天1行，时而50余天1行，量少，色暗质稠，夹有血块，经行不畅，下腹疼痛，持续7~8天，伴经前乳房胀痛，胸闷不舒，时有叹息，嗳气纳少，眠一般，二便调，舌淡红，苔薄黄，脉弦。

月经婚育史：11岁 $\dfrac{7~8天}{19~51天}$，2013年5月10日，已婚，G3P2A1。

辅助检查：子宫及双侧附件B超、性激素六项未见明显异常。乳腺B超示乳腺增生。

中医诊断：月经先后不定期（肝郁气滞证）

西医诊断：①功能性子宫出血；②乳腺增生

治疗原则：疏肝理气调经。

治疗过程：以11号月经不调方为主方进行治疗，日1次。治疗3个月经周期后，患者心情较前舒畅，诉月经30~32天1行，经量适中，色鲜红，质可，无明显血块，腹痛症状明显减轻，经前无明显乳房胀痛、胸闷不舒、嗳气纳少等症状均改善，再予1个月经周期的治疗巩固疗效。随访1年，未见复发。

按语：患者因工作压力导致情志抑郁，肝失疏泄，则血海蓄溢失常，如疏泄过度，则月经先期而至；疏泄不及，则月经后至；肝郁气滞，气机运行不畅，气血瘀滞于经脉，乳房脉络瘀阻，不通则痛。故予11号月经不调方，方中乳香、没药、木香疏肝理气活血，白芍、川牛膝、丹参、山楂、红花等活血调经，全方合用，共奏疏肝理气之功，故月经自调，乳痛得减。

当月经延长，必须排除全身性疾病、生殖系统器质性病变、与妊娠有关的情况或药物作用等，具体如下：

（1）全身性疾患：血液病、内分泌腺（肾上腺、甲状腺）疾患，营养不良及心力衰竭等。严重的肝、肾功能障碍也可能影响性激素的代谢而引起子宫异常出血。

（2）生殖系统病变：急慢性子宫内膜炎、子宫内膜结核、宫颈息肉、子宫内膜息肉以及子宫肌瘤和卵巢多囊性变。此外，尚有绒癌、宫颈癌、宫体癌和功能性卵巢肿瘤等。

（3）与妊娠有关的情况：流产、早期宫外孕、葡萄胎、产后子宫复旧不全或胎盘胎膜残留、胎盘息肉等。

（4）药物影响：如口服避孕药和抗凝药应用不当，均可引起子宫出血。

（5）放置宫内节育器：放置后短期内可有月经过多或（和）经期延长。

根据病史和临床表现，结合妇科检查及辅助检查，排除鉴别诊断中所列各项，本病的诊断即可确立。

第二节　崩　漏

一、概念

妇女非月经周期子宫出血，称为崩漏。崩与漏在发病程度上有轻重缓急之不同，发病急骤，暴下如注，大量出血者为"崩"；发病势缓，经血量少，淋漓不尽或经期血来量少而持续不断者为"漏"。两者可交替出现，且均属出血过多之症，常并称为"崩漏"。

二、临床表现

月经周期紊乱，出血时间长短不定，有时持续数日甚至数十日不等，出血量多如注或淋漓不断。常伴白带增多、不孕等。妇科检查可无明显器质性病变，或有炎症体征、肿瘤等；卵巢功能的测定对功能失调性子宫出血的诊断有参考价值；盆腔B超扫描对子宫及附件的器质性病变有诊断意义。

三、病因病机

1.病因　血热内扰，气不摄血，瘀滞胞宫。

2.病机　冲任损伤，不能固摄，以致经血从胞宫非时而行，引起肾气—天癸—冲任—子宫生殖轴功能失调。

3.病位　在冲任，与肝、脾、肾密切相关。

4.病性　分虚实两端，实证有血热、湿热、气郁、血瘀的不同，虚证有脾虚、肾阳虚、肾阴虚的不同。

四、辨证施灸

1.肾虚证

（1）肾阴虚证：经血非时而下，出血量少或多，淋漓不断，血色鲜红，质稠，头晕耳鸣，腰酸膝软，手足心热，颧赤唇红，舌红，少苔，脉细数。

（2）肾阳虚证：经血非时而下，出血量多，淋漓不尽，色淡质稀，腰痛如折，畏寒肢冷，小便清长，大便溏薄，面色晦暗，舌淡暗，苔薄白，脉沉弱。

2.脾虚证

经血非时而下，量多如崩，或淋漓不断，色淡质稀，神疲体倦，气短懒言，不思饮食，四肢不温，或面浮肢肿，面色淡黄，舌淡胖，苔薄白，脉缓弱。

3.血热证

经血非时而下，量多如崩，或淋漓不断，血色深红，质稠，心烦少寐，渴喜冷饮，头晕面赤，舌红，苔黄，脉滑数。

4.血瘀证

经血非时而下，量或多或少，淋漓不尽，血色紫暗有块，小腹疼痛拒按，舌紫暗，或有瘀点，脉涩或弦涩有力。

【治疗处方】虚证可以5号免疫方为主方进行固摄，血热血瘀证可用11号月经不调方治疗。

五、安全操作

1.贴治疗圈

嘱患者取仰卧位，充分暴露腹部。将治疗圈对准并紧贴脐周皮肤，使脐窝位于治疗圈正中心，一手固定治疗圈，另一手用医用透气胶带将治疗圈外缘紧贴于皮肤上固定。普通成人环绕治疗圈贴1层胶带即可，易出汗患者需交错贴2~3层，并扩大皮肤的粘贴面积，便于固定。

2.铺巾

依次铺上棉质孔巾及隔热布，若孔巾或隔热布与治疗圈的缝隙过大，应用夹子或胶带在孔洞处折叠收口并固定。

3.撒药粉

根据病症选择适量药粉剂约0.2g，用手指以搓撒的方式均匀撒在脐窝及周围皮肤上，以药粉均匀布散于皮肤但不填满脐窝为宜。药方选择虚证可以5号免疫方为主方进行固摄，血热血瘀证可用11号月经不调方治疗。可适量增加兼证底粉，但一般不超过3种。

4.倒药盐

选择与主证相应配方的药盐1袋，倒入治疗圈内并轻轻晃动，使药盐平整均匀。若药盐出现少量小结块，需将结块搓散或取出；若药盐内大量结块，需更换药盐。

5.点燃艾炷　用镊子取1壮艾炷放于圈内药盐正中心，点燃艾炷顶端，当艾炷燃至2/3时，点燃治疗盘里另一艾炷。待治疗圈内艾炷燃尽无烟后，将艾灰丢至盛水的钢碗内熄灭，再夹取事前点燃的艾炷放置于治疗圈内，每次放置艾炷的位置应保持一致。如此反复，直至20个艾炷全部燃完。更换艾炷过程中，治疗盘应贴近治疗圈，防止火星掉落引起烫伤，并不时用手触碰治疗圈底部感受温度，以防温度过高。

6.清扫药盐　待最后一壮艾炷完全燃尽、不见火星，用棉质孔巾翻盖住治疗圈，让余温维持1~2分钟。然后取下孔巾与隔热布，除去胶带，一手固定治疗圈并将一端轻轻翘离皮肤，另一手立即将硬纸垫片平铺插入治疗圈及药盐底部，将治疗圈及药盐平挪至垫片上，再用毛刷扫尽多余底粉及药盐。此时肚脐内可能残留少许药粉，用毛刷或纸巾清理干净，不能用嘴向脐部吹气，以防受寒。

7.灸后注意

（1）重视经期卫生，尽量避免或减少宫腔手术，防止感染，及早治疗月经过多、经期延长、月经先期等出血倾向的月经病，以防发展成崩漏。

（2）加强锻炼，以防复发。患者应少服或不服辛辣刺激燥烈之品及生冷寒凉伤中之物，以防迫血动血或凝血成瘀。要保持心情舒畅，劳逸结合。

8.辅助治疗措施

（1）针刺：

1）主穴：关元、三阴交、隐白、血海、膈俞。

2）加减：血热者加大敦、行间、期门；血瘀加合谷、太冲；肾阳虚加灸气海、命门；肾阴虚加肾俞、太溪；脾虚加灸脾俞、足三里。

3）操作：关元、气海针尖向下斜刺，使针感传至耻骨联合上下；膈俞、脾俞穴向下或朝脊柱方向斜刺，不宜直刺、深刺；血瘀者可配合刺络法；肾阳虚、气血不足可在腹部和背部穴施灸。

（2）皮肤针：叩刺腰骶部督脉、足太阳经，下腹部任脉、足少阴经、足阳明经、足太阴经，下肢足三阴经，由上向下反复叩刺3遍（出血期间不扣打腹股沟和下腹部），中度刺激。每日1~2次。

（3）挑刺：在腰骶部督脉或足太阳经上寻找红色丘疹样反应点，每次2~4个点，用三棱针挑破皮肤约0.2cm长、0.1cm深，深入表皮将白色纤维挑断。每月1次，连续挑刺3次。

（4）耳针：取子宫、卵巢、内分泌、皮质下、肝、脾、神门。每次选3~4穴，实证行针刺法，留针15~30分钟；虚证用王不留行籽贴压。隔日1次。

（5）头针：取双侧生殖区（额旁3线），毫针刺，留针30~60分钟，反复运针。

（6）穴位注射：取气海、血海、三阴交、膈俞、足三里。每次选2~3穴，用维生素B_{12}注射液或黄芪注射液、当归注射液，每穴注射2mL。每日1次。

六、医案精选

【案例一】黄某，女，41岁，于2014年3月19日初诊。

主诉：阴道不规则出血1年余。

病史：患者1年余前行人工流产，术后阴道出血，历久不去，予激素治疗（具体不详）始止。此后每次月经来潮时而量多如崩，时而量少淋漓，服用激素方止，停药反复，为求进一步治疗来我院就诊。刻下症：神志清，精神一般，经血量少淋漓，色暗紫，夹有血块，小腹疼痛拒按，面色晦暗，纳可，眠差，入睡困难，二便调，舌紫暗有瘀斑，苔薄白，脉沉涩。

月经婚育史：已婚，G1P1。

中医诊断：崩漏（血瘀证）

西医诊断：无排卵性功能性子宫出血

治疗原则：活血化瘀，止血调经。

治疗过程：以11号月经不调方为主方进行治疗，日1次。3诊：经量逐渐增多，色转鲜红，小腹疼痛拒按减轻，效不更方。7诊：经量逐渐减少，血止，小腹疼痛消失，面色晦暗好转，自觉轻松，入睡较前容易。此乃瘀血渐去，然患者1年来反复崩漏，气随血脱，正气虚衰，现瘀血已除，可扶正固本，改以3号补虚方为主方进行治疗，日1次。21诊：精神转佳，面色稍红润，眠可，舌红苔薄白，然舌下静脉迂曲，乃月事将行而气血欠通之兆，复以11号月经不调方为主方进行治疗。29诊：诉月经来潮，予暂停治疗。7天后30诊：诉本次月经量适中，色鲜红，有血块，无明显小腹疼痛，伴腰酸，纳眠可，二便调，舌红苔薄白，舌下静脉无明显迂曲，脉缓。遵上法（经后2周用3号补虚方，经前1周用11号月经不调方）继续治疗3个月经周期，随访1年，未见复发。

按语： 患者因人流术后余血未尽，而成瘀血，瘀阻冲任，血不归经，发为崩漏。遵循"急则治其标，缓则治其本"之法，参合临床见证，采取塞流、澄源、复旧大法辨病辨证论治。故本案选择11号月经不调方，方中乳香、没药、木香疏肝理气活血，白芍、川牛膝、丹参、山楂、红花等活血调经，全方合用，共奏活血化瘀，止血调经之功。

【案例二】 李某，女，32岁，于2013年11月10日初诊。

主诉：阴道不规则出血8月余。

病史：患者8月余前无明显诱因下出现月经量多，来潮第8天开始淋漓不尽，直至下次月经来潮，于他院就诊，查子宫及双侧附件彩超、性激素六项均未见明显异常，服中西药物调理（具体不详）后好转，但停药反复，遂至我院就诊。刻下症：神志清，精神一般，月经量多，淋漓不尽，色淡质稀，无血块，小腹疼痛，喜温喜按，神疲倦怠，面色萎黄，腰膝酸软，畏寒肢冷，纳差，眠可，小便清长，大便溏薄，舌质淡，苔薄白，脉沉细弱。

月经婚育史：已婚，G1P1。

中医诊断：崩漏（脾肾阳虚证）

西医诊断：功能性子宫出血

治疗原则：温肾补脾，摄血固冲。

治疗过程：以5号免疫方为主方进行治疗，日1次，5天后血止。继续治疗21天，月经来潮，暂停治疗。7天后复诊，精神转佳，诉月经量较前减少，持续7天，经血颜色较前变深，质可，行经小腹疼痛减轻，畏寒肢冷好转，无腰膝酸软，纳可，大便成形，舌淡红，苔薄白，脉细滑。效不更方，治疗3个月经周期后，患者月经按时来潮，量适中，无淋漓不尽，面色红润，舌红，苔薄白，脉缓。随访1年，未见复发。

按语： 患者脾肾阳虚，脾虚则气陷，统摄无权，冲任失调，血不归经；肾气不足，肾阳虚弱则封藏失司，故经来量多；阳虚则真火不足，经血失煦，故色淡质稀。以5号免疫方为主方进行治疗，方中黄芪、党参、白术、怀山药等健脾益气，当归头、黄精、蒲公英、肉苁蓉、淫羊藿等温补肾阳，灸之则脾肾之阳气得以升发，经血得以固摄，崩漏自止。

崩漏的诊断应根据临床表现和月经周期的紊乱程度及血势情况，但阴道出血是多种妇产科疾病的症状，需警惕妇科急症出血。

第三节 经间期出血

一、概念

经间期出血是指月经周期基本正常，在两次月经之间，氤氲之时（即排卵期），发生周期性出血者。本病一般多发生在月经周期的第10~16日，如出血量很少，偶然一次者可不作疾病论治，但如反复出血，持续时间长，血量增多，不及时治疗，进一步发展可致崩漏。西医学排卵期出血、盆腔炎性疾病引起的经间期出血可参照本节辨证论治。

二、临床表现

子宫出血有规律地发生在氤氲之期，量少，持续时间短，一般历时数小时或2~3天，常不超过7天，能自行停止。部分患者可伴有一侧少腹轻微疼痛或胀痛不适，一般持续几小时。出血之时可伴量较多色白透明如蛋清样的白带。妇科检查常无明显阳性体征。

三、病因病机

1.**病因** 肾阴虚、脾气虚、湿热和血瘀等因素所致。

2.**病机** 月经中期（氤氲期），此时冲任阴精充实，阳气渐长，由阴盛向阳盛转化。若肾阴不足，脾气虚弱，湿热扰动或瘀血阻遏，使阴阳转化不协调，或阴不敛阳，冲任失调，遂发本病。

3.**病位** 在胞宫，与脾、肾关系密切。

4.**病性** 属虚实夹杂。

四、辨证施灸

1.阴虚内热证 经间期出血，量少，色鲜红，质黏稠无块，颧红潮热，咽干口燥，头晕耳鸣，腰腿酸软，手足心热，夜寐不安，大便干结，小便短黄，舌红，苔少，脉细数。

2.肝郁化火证 经间期出血，量或多或少，色紫红而黏稠，或夹小血块，烦躁易怒，胸胁、乳房、少腹胀痛，或口干、咽干、善太息，舌红，苔薄黄，脉弦数。

3.湿热证 经间期出血，量或多或少，血色深红或暗红，质黏腻，夹有黏涎，平时带下量多色黄质黏稠，有臭味，小腹时痛，心烦口渴，口苦咽干，胸闷纳呆，舌红，苔黄腻，脉滑数。

4.血瘀证 经间期出血，血色紫暗，夹有血块，小腹疼痛拒按，舌紫暗，或有瘀点，脉涩。

5.脾虚证 经间期出血，量少，色淡，质稀，神疲体倦，气短懒言，或见食少腹胀，或见大便溏薄，舌淡，苔薄白，脉缓弱。

【治疗处方】 以11号月经不调方为主，酌情合用补肾方。若为慢性盆腔炎引起者，可用8号妇科炎症方。

五、安全操作

1.贴治疗圈 嘱患者取仰卧位，充分暴露腹部。将治疗圈对准并紧贴脐周皮肤，使脐窝位于治疗圈正中心，一手固定治疗圈，另一手用医用透气胶带将治疗圈外缘紧贴于皮肤上固定。普通成人环绕治疗圈贴1层胶带即可，易出汗患者需交错贴2~3层，并扩大皮肤的粘贴面积，便于固定。

2.铺巾 依次铺上棉质孔巾及隔热布，若孔巾或隔热布与治疗圈的缝隙过大，应用夹子或胶带在孔洞处折叠收口并固定。

3.撒药粉 根据病症选择适量药粉剂约0.2g，用手指以搓撒的方式均匀撒在脐窝及周围皮肤上，以药粉均匀布散于皮肤但不填满脐窝为宜。药方选择以11号月经不调方为主，酌情合用补肾方。若为慢性盆腔炎引起者，可用8号妇科炎症方。适量增加兼证底粉，但一般不超过3种。

4.倒药盐 选择与主证相应配方的药盐1袋，倒入治疗圈内并轻轻晃动，使药盐平整均匀。若药盐出现少量小结块，需将结块搓散或取出；若药盐内大量结块，需更换药盐。

5.点燃艾炷 用镊子取1壮艾炷放于圈内药盐正中心，点燃艾炷顶端，当艾炷燃至2/3时，点燃治疗盘里另一艾炷。待治疗圈内艾炷燃尽无烟后，将艾灰丢至盛水的钢碗内熄灭，再夹取事前点燃的艾炷放置于治疗圈内，每次放置艾炷的位置应保持一致。如此反复，直至20个艾炷全部燃完。更换艾炷过程中，治疗盘应贴近治疗圈，防止火星掉落引起烫伤，并不时用手触碰治疗圈底部感受温度，以防温度过高。

6.清扫药盐 待最后一壮艾炷完全燃尽、不见火星，用棉质孔巾翻盖住治疗圈，让余温维持1~2分钟。然后取下孔巾与隔热布，除去胶带，一手固定治疗圈并将一端轻轻翘离皮肤，另一手立即将硬纸垫片平铺插入治疗圈及药盐底部，将治疗圈及药盐平挪至垫片上，再用毛刷扫尽多余底粉及药盐。此时肚脐内可能残留少许药粉，用毛刷或纸巾清理干净，不能用嘴向脐部吹气，以防受寒。

7.灸后注意 患者出血期间应避免劳累过度，注意休息；保持外阴局部卫生，防止感染；腹痛重时可给予热敷。排卵期前后禁食辛辣香燥助热生火之品。

8.辅助治疗措施

（1）针刺：

1）主穴：关元、三阴交、血海、隐白。

2）加减：阴虚内热加肝俞、太溪；肝郁化火加合谷、太冲、曲池；湿热加丰隆、阴陵泉；血瘀加行间、地机；脾虚加脾俞、足三里。

3）操作：关元穴针尖向下斜刺，使针感传至耻骨联合上下；背俞穴针刺不宜直刺、深刺；余穴常规针刺，平补平泻法。

（2）耳针：取子宫、盆腔、屏间、肝、脾、肾、附件、脑，每次2~3穴，隔日1次。

（3）推拿：取关元、三阴交、足三里、肾俞、肝俞。行穴位按摩疗法，每穴按摩3~5分钟，每天1次，10次为1疗程。

六、医案精选

【案例一】李某，女，18岁，2008年12月15日初诊。

主诉：阴道不规则出血1天。

病史：患者诉12月3日~7日行经后，14日观阴道出血，量少淋漓，色淡，伴神疲体倦，纳少腹胀，大便溏稀。

月经婚育史：既往月经周期规律，$\frac{5\sim6天}{28\sim30天}$，2008年12月3日，量少，色淡质稀。未婚未育。

查体：舌淡红，苔薄白，脉细弱。

中医诊断：经间期出血（脾虚证）

西医诊断：功能失调性子宫出血

治疗原则：健脾益气，固冲止血。

治疗经过：隔药盐灸以11号月经不调方合用4号脾胃方为主，日1次，7天为1个疗程。治疗2天后，患者血止，共治疗1周。嘱患者下次月经后再治疗1个疗程。3个月后随访，患者未再发经间期出血。

按语：本病进行辨证时，应根据出血的色、质，结合全身证候和舌脉进行综合分析。不同病因常呈现不同的血色、血质。阴虚内热者，多血色鲜红而质稠；肝郁化火而致者，血色紫红而质黏稠；湿热留滞者则血色深红或暗红，质黏腻，夹有较多黏涎；血色紫暗、有血块，多为血瘀之征象；气虚者血色多色淡而质稀。治疗以调理冲任、摄血止血为原则，随证选用滋肾阴、补脾气、利湿热或消瘀血之方药。

本案患者脾气虚弱，冲任不固，于氤氲期，阳气不足，不能统摄气血，因而出血；脾虚化源不足，故经量少，舌淡；脾气虚弱，中阳不振，故神疲体倦；运化失职，则食少腹胀。舌淡红，苔薄白，脉细弱，也是脾虚之象。故选用11号月经不调方合4号脾胃方调理冲任，健脾益气，固冲止血。

【案例二】金某，女，33岁，2013年7月1日初诊。

主诉：反复阴道出血3个月。

病史：近3个月来，两次月经中间少量阴道出血，色鲜红，质稠，伴头晕、腰酸，烦躁，纳一般，失眠，表现为入睡困难，小便短赤，大便尚可。

月经婚育史：既往月经规律，$\frac{5\sim6天}{29\sim30天}$，2013年6月14日，量少，色淡。

已婚，G1P1。

查体：舌体偏小，舌红少苔，脉细数。

辅助检查：B超示子宫双附件未见明显异常。

中医诊断：经间期出血（阴虚内热证）

西医诊断：功能失调性子宫出血

治疗原则：滋肾益阴，固冲止血。

治疗经过：隔药盐灸以11号月经不调方合用补肾方为主，日1次，7天为1个疗程。2诊（7月8日）：经过7天上方隔药盐灸治疗后，阴道流血止，仍有腰酸、失眠、烦躁，舌质红，脉细数，继续上方治疗1周。3诊（7月15日）：患者诸症消失，胃纳可，二便自调，舌质淡，苔薄白，脉稍细。后随诊2个月，未再出现经期间出血症状。

按语：本病好发于青春期未婚女子，与先天禀赋关系极大。氤氲期本是肾气强盛，阴精充实之时。如果女子素体禀赋不足，肾中阴阳失衡，损及冲任以致出血，故虚是本案的根本原因。肾阴不足，热伏冲任，于氤氲期，阳气内动，阳气乘阴，迫血妄行，故发生出血；阴虚内热，故出血量少，色鲜红，质稠；肾虚髓海失养，故头晕；肾虚则外府失养，故腰酸；肾水亏损，不能上济于心，故夜寐不宁。舌红少苔，脉细数，也为肾阴虚之征。故选用11号月经不调方合补肾方滋肾益阴，调理冲任，固冲止血。

【案例三】孙某，女，25岁，2014年9月2日初诊。

主诉：反复经间期出血半年。

病史：患者近半年经间期出现少量阴道出血，未予以治疗。今来我院就诊，刻下症：经间期阴道少量出血，色紫暗，有血块，伴小腹两侧刺痛，情志抑郁，少言，胸闷，易烦躁，纳可，夜寐欠安，二便调。

月经婚育史：既往月经规律，$\dfrac{5\sim6天}{29\sim30天}$，2013年6月14日，量少，色淡。已婚，G1P1。

查体：舌质紫，舌边有瘀点，苔薄白，脉弦。

辅助检查：B超示多发子宫肌瘤（最大为40mm×34mm），子宫直肠窝积液。

中医诊断：经间期出血（血瘀证）

西医诊断：①盆腔炎；②子宫肌瘤

治疗原则：活血化瘀，理血归经。

治疗经过：隔药盐灸以11号月经不调方合用8号妇科炎症方为主，日1次，7天为1个疗程。2诊（9月9日）：经过上方隔药盐灸治疗后，阴道流血止，小腹刺痛减轻。

按语：本案患者经间期出血为瘀血所致，瘀血阻滞冲任，于氤氲期阳气内动，引动瘀血，血不循经，因而出血，血色紫暗，夹有血块；瘀阻胞脉，故小腹疼痛拒按；瘀血内阻，气机不畅，故情志抑郁。舌紫暗有瘀点，脉弦，也是血瘀之征。治疗以11号月经不调方合8号妇科炎症方，治以调理冲任，活血化瘀，理血归经。活血以转化，止血以固冲任。经间期出血不同于其他出血病症，此出血是阴转化为阳时所带来的，活血化瘀的方法就是推动阴精转化为阳气，使转化加快，从而调理冲任，以固冲止血。

本病需与赤带相鉴别。赤带的排出无周期性，持续的时间较长，或反复发作，多有接触性出血史；经间期出血的发生有明显的周期性，在2~7日内多能自然停止，在1个月经周期内只发生1次出血，与赤带的发生反复或持续发生不同。而经间期出血发生在BBT（基础体温）由低相转高相的交替时期，出血量较月经量少，与正常月经期出血形成出血量一次少、一次多相间的现象，结合BBT测定，若出血发生在排卵期，即可区分。

第四节 闭 经

一、概念

闭经是指女子年逾16周岁月经尚未来潮，或已行经而又中断3个周期以上。妊娠期、哺乳期、围绝经期的月经停闭，或月经初潮后1年内月经不行，不伴其他不适者，属生理现象，不作闭经论。

二、临床表现

3个周期以上无月经来潮，有月经初潮来迟和月经后期病史。可伴有体格发育不良、绝经前后诸证、肥胖、多毛或结核病等。由于病因不同，临床表现各异，一般是月经超龄未至，或先见月经周期延长，经量少，终至闭经。妇科检查可见子宫体细小、畸形或过早退化，第二性征缺乏，附件炎性粘连或肿块等异常改变。甲状腺、肾上腺、卵巢激素等指标的测定对闭经亦有诊断意义。

三、病因病机

1. **病因**　先天肾气不足，精血亏虚；七情内伤，脾失健运，饮食生冷等。
2. **病机**　血海空虚或胞脉受阻。
3. **病位**　在肝，与脾、肾相关。
4. **病性**　分虚实两端，实证以瘀滞、寒凝为主，虚证以血虚、肾虚为主。

四、辨证施灸

1. 肾虚证

（1）肾气虚证：月经初潮来迟，或月经后期量少，渐至闭经，头晕耳鸣，腰酸腿软，小便频数，性欲淡漠，舌淡红，苔薄白，脉沉细。

（2）肾阴虚证：月经初潮来迟，或月经后期量少，渐至闭经，头晕耳鸣，腰膝酸软，或足跟痛，手足心热，甚则潮热盗汗，心烦少寐，颧红唇赤，舌红，苔少或无苔，脉细数。

（3）肾阳虚证：月经初潮来迟，或月经后期量少，渐至闭经，头晕耳鸣，腰痛如折，畏寒肢冷，小便清长，夜尿多，大便溏薄，面色晦暗，或目眶暗黑，舌淡苔白，脉沉弱。

2. 脾虚证　月经停闭数月，肢倦神疲，食欲不振，脘腹胀闷，大便溏薄，面色淡黄，舌淡胖有齿痕，苔白腻，脉缓弱。

3. 血虚证　月经停闭数月，头晕目花，心悸怔忡，少寐多梦，皮肤不润，面色萎黄，舌淡，苔少，脉细。

4. 气滞血瘀证　月经停闭数月，小腹胀痛拒按，精神抑郁，烦躁易怒，胸胁胀满，嗳气叹息，舌紫暗或有瘀点，脉沉弦或涩而有力。

5. 寒凝血瘀证　月经停闭数月，小腹冷痛拒按，得热则痛缓，形寒肢冷，面色青白，舌紫暗，苔白，脉沉紧。

6. 痰湿阻滞证　月经停闭数月，带下量多，色白质稠，形体肥胖，或面浮肢肿，神疲肢倦，头晕目眩，心悸气短，胸脘满闷，舌淡胖，苔白腻，脉滑。

【治疗处方】以11号月经不调方或12号补血调经方为主方。

五、安全操作

1. 贴治疗圈　嘱患者取仰卧位，充分暴露腹部。将治疗圈对准并紧贴脐周皮肤，使脐窝位于治疗圈正中心，一手固定治疗圈，另一手用医用透气胶带将治疗圈外缘紧贴于皮肤上固定。普通成人环绕治疗圈贴1层胶带即可，易出汗患者需交错贴2~3层，并扩大皮肤的粘贴面积，便于固定。

2. 铺巾　依次铺上棉质孔巾及隔热布，若孔巾或隔热布与治疗圈的缝隙过大，应用夹子或胶带在孔洞处折叠收口并固定。

3. 撒药粉　根据病症选择适量药粉剂约0.2g，用手指以搓撒的方式均匀撒在脐窝及周围皮肤上，以药粉均匀布散于皮肤但不填满脐窝为宜。以11号月经不调方或12号补血调经方为主方。适量增加兼证底粉，但一般不超过3种。

4. 倒药盐　选择与主证相应配方的药盐1袋，本病选择11号月经不调方或12号补血调经方药盐，倒入治疗圈内并轻轻晃动，使药盐平整均匀。若药盐出现少量小结块，需将结块搓散或取出；若药盐内大量结块，需更换药盐。

5. 点燃艾炷　用镊子取1壮艾炷放于圈内药盐正中心，点燃艾炷顶端，当艾炷燃至2/3时，点燃治疗盘里另一艾炷。待治疗圈内艾炷燃尽无烟后，将艾灰丢至盛水的钢碗内熄灭，再夹取事前点燃的艾炷放置于治疗圈内，每次放置艾炷的位置应保持一致。如此反复，直至20个艾炷全部燃完。更换艾炷过程中，治疗盘应贴近治疗圈，防止火星掉落引起烫伤，并不时用手触碰治疗圈底部感受温度，以防温度过高。

6. 清扫药盐　待最后一壮艾炷完全燃尽、不见火星，用棉质孔巾翻盖住治疗圈，让余温维持1~2分钟。然后取下孔巾与隔热布，除去胶带，一手固定治疗圈并将一端轻轻翘离皮肤，另一手立即将硬纸垫片平铺插入治疗圈及药盐底部，将治疗圈及药盐平挪至垫片上，再用毛刷扫尽多余底粉及药盐。此时肚脐内可能残留少许药粉，用毛刷或纸巾清理干净，不能用嘴向脐部吹气，以防受寒。

7.灸后注意

（1）保持乐观开朗的情绪，避免精神刺激。

（2）防寒保暖，劳逸结合，锻炼身体。

（3）注意及时治疗某些可能导致闭经的疾病，如炎症、结核、糖尿病、肾上腺及甲状腺疾病。

8.辅助治疗措施

（1）针刺：

1）主穴：关元、三阴交、天枢、合谷、肾俞。

2）加减：肝肾亏虚加肝俞、太溪；气血不足加气海、血海、脾俞、足三里；气滞血瘀加太冲、期门、膈俞；寒湿凝滞加命门、大椎。

3）操作：膈俞、脾俞向下或朝脊柱方向斜刺，不宜直刺、深刺；气血不足、寒湿凝滞者可在背部穴或腹部穴加灸；气滞血瘀者可配合刺络拔罐。

（2）皮肤针：叩刺腰骶部相应背俞穴和夹脊穴、下腹部相应经穴。

（3）耳针：取肾、肝、脾、心、皮质下、内分泌、内生殖器。每次选3~5穴，毫针中度刺激，留针15~30分钟；也可行埋针或压丸法。

（4）穴位注射：取肝俞、脾俞、肾俞、气海、关元、归来、气冲、三阴交。每次选2~3穴，用黄芪、当归、红花注射液等中药制剂或维生素B_{12}注射液，每穴注入1~2mL。

六、医案精选

【案例一】谭某，女，28岁，于2014年8月18日初诊。

主诉：月经4月余未行。

病史：患者13岁月经初潮，平素月经规律，$\frac{5~7天}{26~29天}$，量中等，无痛经。半年前因婚姻破裂导致情绪低落，常觉胸胁胀痛，继而出现月经周期延长、经期缩短、经量减少，直至经停不行，末次月经至今已有4月余。曾接受雌孕激素序贯治疗，未见好转，为求进一步治疗来我院就诊。刻下症：神志清，精神一般，月经4月余未行，情绪低落，自觉胸胁胀满，少腹胀痛拒按，纳差，失眠多梦，二便尚调，舌紫暗有瘀斑，脉沉弦。

月经婚育史：13岁$\frac{5~7天}{26~29天}$，2014年4月10日，离异，G0P0。

辅助检查：尿HCG（－）。B超示子宫前位，大小（8.0×4.0×3.0）cm，回声均匀，内膜厚约0.6cm，宫内未见明显占位，双侧附件大小正常，未见明显异常。性激素六项未见明显异常。

中医诊断：闭经（气滞血瘀证）

西医诊断：继发性闭经

治疗原则：疏肝理气，活血通经。

治疗经过：以11号月经不调方为主方，配合9号失眠方进行治疗，辅以少腹逐瘀汤加减内服和针刺，日1次。针刺选穴：期门（双）、天枢（双）、关元、膈俞（双）、肝俞（双）、肾俞（双）、合谷（双）、三阴交（双）、太溪（双）、太冲（双）。8诊：诉月经来潮，但量少，色暗有血块，予暂停治疗。2天后9诊：诉经期仅持续2天，但胸胁胀满、少腹胀痛等症状有所缓解，睡眠转佳。续前法治疗。37诊：诉月经来潮，经量较前增多，血块减少，心情较前舒畅，无胸胁胀满，无少腹胀痛，胃纳转佳，予暂停治疗。4天后38诊：诉经期持续4天，量适中，色鲜红，质可，无血块，舌红，无明显瘀斑，脉沉。继续治疗1个月经周期，恢复如常，随访1年，未见复发。

按语：患者情志不畅，肝气郁结不达，气滞则血瘀，血瘀必气滞，二者相因而致。冲任瘀阻，胞脉壅塞，经水阻隔不行，故成闭经。胞宫位于下腹，为任、冲、带三脉所过之处。神阙穴位居下腹之上的脐部，善治妇科诸疾。本例以11号月经不调方为主方，其中柴胡、白芍理气疏肝，养血止痛；川牛膝、杜仲补益肝肾；丹参活血调经；山楂、木香行气散瘀止痛；当归养血活血；川芎、红花活血行瘀；乳香常与没药相须配伍，增强活血散瘀止痛之效；诸药同用，共奏疏肝理气、活血通经之效。

【**案例二**】蔡某，女，25岁，于2014年8月18日初诊。

主诉：月经5月余未行。

病史：患者14岁月经初潮，平素月经规律，$\frac{4~6天}{29~31天}$，量中等，色鲜红，质可，无痛经。1年前无明显诱因下出现月经周期延长，$\frac{5~7天}{40~60天}$，经量减少，曾间断口服中药治疗（具体不详），未见明显好转。末次月经于2014年3月1日来潮，量少，持续5天，为求进一步治疗来我院就诊。刻下症：神志清，精神可，月经5月余未行，白带量多，色白，质稀，胸胁满闷，形体肥胖，神疲倦怠，纳差，眠可，二便调，舌淡，苔白腻，脉滑。近1年来体重增长5kg。

月经婚育史：未婚，有性生活史。

辅助检查：尿HCG（－）。B超示子宫前位，大小（8.6cm×4.5cm×3.3cm），回声均匀，内膜厚约0.7cm，宫内未见明显占位，双侧附件大小正常，未见明显异常。性激素六项未见明显异常。

中医诊断：闭经（痰湿阻滞证）

西医诊断：继发性闭经

治疗原则：豁痰除湿通经。

治疗经过：以12号补血调经方合4号脾胃方进行治疗，辅以苍附导痰丸合佛手散加减内服和针刺，日1次。针刺取穴：天枢（双）、关元、中极（双）、脾俞（双）、肾俞（双）、次髎（双）、合谷（双）、丰隆（双）、三阴交（双）。10诊：精神转佳，诉白带量减少，胸胁满闷好转，胃纳转佳，续前法治疗。20诊：诉月经来潮，予暂停治疗。4天后21诊：诉经量少，色淡质稀，持续4天，续前法治疗。40诊：月经来潮，暂停治疗。5天后41诊：诉经量增多，色红，质可，持续5天。继续治疗2个月经周期后，诉月经按时来潮，$\frac{5\sim6天}{31\sim32天}$，量适中，白带正常，形体较前稍瘦。随访1年，未见复发。

按语：患者素体脾虚，多痰多湿，痰湿壅阻经隧，胞脉闭而经不行。正如《女科切要》曰："肥白妇人，经闭而不通者，必是湿痰与脂膜壅塞之故也。"故以12号补血调经方合4号脾胃方进行治疗，治以健脾祛湿、活血通经。

【案例三】江某，女，22岁，于2016年1月7日初诊。

主诉：月经6月余未行。

病史：患者14岁月经初潮，平素月经规律，$\frac{4\sim5天}{29\sim31天}$，量中等，无痛经，身高162cm，1年前因感情问题开始减肥，体重3个月内从55kg下降至42.5kg。6月余前经量逐月减少直至停经不行，末次月经为2015年7月1日来潮。曾服用黄体酮胶丸，未见好转，今为求进一步治疗来我院就诊。刻下症：月经6月余未行，面色萎黄，神疲肢倦，形体消瘦，偶有头晕眼花，无胸闷心悸，无两胁疼痛，无腰膝酸软，食欲不振，失眠多梦，二便尚调，舌淡苔少，脉沉缓。

月经婚育史：未婚，有性生活史。

妇科查体：子宫大小正常，无压痛，双侧附件区未及包块，无压痛。

辅助检查：尿HCG（﹣）。B超示子宫前位，大小7.7cm×4.0cm×3.6cm，回声均匀，内膜厚约0.7cm，宫内未见明显占位，双侧附件大小正常，未见明显异常。性激素六项未见明显异常。

中医诊断：闭经（气血虚弱证）

西医诊断：继发性闭经

治疗原则：补气养血调经。

治疗经过：以12号补血调经方为主方，配合11号月经不调方和9号失眠方进行治疗，辅以人参养荣汤加减内服和针刺，日1次。针刺选穴：天枢（双）、气海（双）、关元、脾俞（双）、胃俞（双）、肾俞（双）、合谷（双）、足三里（双）、三阴交（双）。10诊：神疲肢倦感有所缓解，面色稍红润，无头晕眼花，纳眠转佳。18诊：诉月经来潮，暂停治疗。2天后19诊：诉经量少，呈褐色，仅持续2天，续前法治疗。40诊：体重较初诊时上升4kg，月经来潮，予暂停治疗。4天后41诊：诉经量增多，色红，质可，持续4天，舌红，苔薄白，脉缓。续前法继续治疗2个月后，月经周期基本正常，$\frac{4天}{31\sim32天}$，量可，色红，随访1年未见复发。

按语： 闭经的治疗原则，根据病证，虚证者补而通之，或补肾滋肾，或补脾益气，或补血益阴，以滋养经血之源；实证者泻而通之，或理气活血，或温经通脉，或祛邪行滞，以疏通冲任经脉。

本案患者素体脾胃虚弱，加之减肥不当，以致冲任大虚，血海空乏，无血可下，故成闭经，正如《兰室秘藏》云："妇人脾胃久虚，或形羸气血俱衰，而致经水断绝不行。"故以12号补血调经方合11号月经不调方补气养血调经，辅以9号失眠方治疗兼证。同时内服人参养荣汤加减大补气血。使得任通冲盛，胞宫溢满，肾气充盛，则天癸至。

第五节　痛　经

一、概念

女性在经期或行经前后，出现周期性小腹疼痛，或痛引腰骶，甚则剧痛昏厥者，称为"痛经"，亦称"经行腹痛"。包括原发性痛经和继发性痛经两种。

西医学认为，原发性痛经主要与经期子宫内膜合成和前列腺素释放增加有关，疼痛由子宫过度收缩，导致子宫缺血引起，其病因与子宫颈管狭窄、子宫发育不良、子宫位置异常、内分泌因素、遗传因素等有关。

二、临床表现

经期或行经前后小腹疼痛，随着月经周期而发作。疼痛可放射到胁肋、乳房、腰骶部、股内侧、阴道或肛门等处。一般于经期来潮前数小时即已感到疼痛，成为月经来潮之先兆。重者疼痛难忍，面青肢冷，呕吐汗出，周身无力甚至晕厥。妇科检查、盆腔B超扫描和腹腔镜检查有助于诊断。

三、病因病机

1.**病因** 气血不通、气血不荣、情志不调或感受寒湿等。

2.**病机** 冲任瘀阻，不通则痛或胞脉失养，不荣则痛。

3.**病位** 在胞宫，与肝、肾及冲任二脉密切相关。

4.**病性** 分虚实两端，实证有肝郁、寒凝、血瘀的不同，虚证有血虚、肝肾亏虚的不同。

四、辨证施灸

1.**肾气亏损证** 经期或经后，小腹隐隐作痛，喜按，伴腰骶酸痛，月经量少，色淡质稀，头晕耳鸣，面色晦暗，小便清长，舌淡，苔薄，脉沉细。

2.**气血虚弱证** 经期或经后，小腹隐痛喜按，月经量少，色淡质稀，神疲乏力，头晕心悸，失眠多梦，面色苍白，舌淡，苔薄，脉细弱。

3.**气滞血瘀证** 经前或经期，小腹胀痛拒按，经血量少，经行不畅，经色紫暗有块，块下痛减，胸胁、乳房胀痛，舌紫暗，或有瘀点，脉弦涩。

4.**寒凝血瘀证** 经前或经期，小腹冷痛拒按，得热则痛减，或周期后延，经血量少，色暗有块，畏寒肢冷，面色青白，舌暗，苔白，脉沉紧。

5.**湿热蕴结证** 经前或经期，小腹灼痛拒按，痛连腰骶，或平时小腹痛，至经前疼痛如剧，经量多或经期长，经色紫红，质稠或有血块，平素带下量多，黄稠臭秽，或伴低热，小便黄赤，舌红，苔黄腻，脉滑数或濡数。

【治疗处方】实证以11号月经不调方为主，虚证以12号补血调经方为主，余酌情合方。

五、安全操作

1.**贴治疗圈**　嘱患者取仰卧位，充分暴露腹部。将治疗圈对准并紧贴脐周皮肤，使脐窝位于治疗圈正中心，一手固定治疗圈，另一手用医用透气胶带将治疗圈外缘紧贴于皮肤上固定。普通成人环绕治疗圈贴1层胶带即可，易出汗患者需交错贴2~3层，并扩大皮肤的粘贴面积，便于固定。

2.**铺巾**　依次铺上棉质孔巾及隔热布，若孔巾或隔热布与治疗圈的缝隙过大，应用夹子或胶带在孔洞处折叠收口并固定。

3.**撒药粉**　根据病症选择适量药粉剂约0.2g，用手指以搓撒的方式均匀撒在脐窝及周围皮肤上，以药粉均匀布散于皮肤但不填满脐窝为宜。实证以11号月经不调方为主，虚证以12号补血调经方为主。适量增加兼证底粉，但一般不超过3种。

4.**倒药盐**　选择与主证相应配方的药盐1袋，实证选择11号月经不调方，虚证选择12号补血调经方。倒入治疗圈内并轻轻晃动，使药盐平整均匀。若药盐出现少量小结块，需将结块搓散或取出；若药盐内大量结块，需更换药盐。

5.**点燃艾炷**　用镊子取1壮艾炷放于圈内药盐正中心，点燃艾炷顶端，当艾炷燃至2/3时，点燃治疗盘里另一艾炷。待治疗圈内艾炷燃尽无烟后，将艾灰丢至盛水的钢碗内熄灭，再夹取事前点燃的艾炷放置于治疗圈内，每次放置艾炷的位置应保持一致。如此反复，直至20个艾炷全部燃完。更换艾炷过程中，治疗盘应贴近治疗圈，防止火星掉落引起烫伤，并不时用手触碰治疗圈底部感受温度，以防温度过高。

6.**清扫药盐**　待最后一壮艾炷完全燃尽、不见火星，用棉质孔巾翻盖住治疗圈，让余温维持1~2分钟。然后取下孔巾与隔热布，除去胶带，一手固定治疗圈并将一端轻轻翘离皮肤，另一手立即将硬纸垫片平铺插入治疗圈及药盐底部，将治疗圈及药盐平挪至垫片上，再用毛刷扫尽多余底粉及药盐。此时肚脐内可能残留少许药粉，用毛刷或纸巾清理干净，不能用嘴向脐部吹气，以防受寒。

7.灸后注意　注意经期保暖，避免受寒。疼痛与心神关系密切，应保持精神愉快，气机畅达，经血流畅，痛经可以逐渐减轻。

8.辅助治疗措施

（1）针刺：

1）主穴：以足太阴经腧穴为主。取关元、三阴交、地机、十七椎。

2）加减：寒湿凝滞加灸水道；气血瘀滞加合谷、太冲、次髎；气血不足加血海、脾俞、足三里。

3）操作：针刺关元，宜用连续捻转手法，使针感向下传导；寒凝血瘀者针后在小腹部穴位加灸。月经来潮前3~5天开始治疗，发作期每日治疗1~2次，间歇期可隔日1次。

（2）贴敷：取中极、关元、三阴交、肾俞、阿是穴。经前或经期用1cm×1cm的"痛舒宁硬膏"贴敷，每日换1次。

（3）皮肤针：叩刺腰骶部夹脊和下腹部相关腧穴，中度刺激，至皮肤潮红。

（4）耳针：取内分泌、内生殖器、肝、肾、皮质下、神门。每次选3~5穴，毫针中度刺激，留针15~30分钟；也可行埋针、药丸贴压法。

（5）穴位注射：取肝俞、肾俞、脾俞、气海、关元、归来、足三里、三阴交。每次选2~3穴，用黄芪、当归、红花注射液等中药制剂或维生素B_{12}注射液，每穴注入药液1~2mL。

六、医案精选

【**案例一**】张某，女，22岁，于2015年10月8日初诊。

主诉：经行腹痛2年余，加重2天。

病史：患者2年余前行经时与朋友发生激烈争吵后，出现腹痛，此后每次月经来潮均出现不同程度的小腹胀痛拒按，持续3~4天，自行服用布洛芬缓释片后有所缓解，曾多次于当地医院就诊，用药不详，病情反复。2天前月经来潮，腹痛加重，今为求进一步治疗来我院就诊。刻下症：面色青紫，眉头紧锁，小腹胀痛拒按，经血量少，行而不畅，血色紫暗有血块，块下痛减，伴乳房胀痛，胸闷不适。平素性情急躁，纳可，眠差多梦，二便调，舌紫暗有瘀斑，苔薄白，脉弦。

月经婚育史：13 岁 $\frac{8\sim9天}{34\sim36天}$，2015 年 10 月 6 日，未婚，无性生活史。

辅助检查：性激素六项、子宫及双附件 B 超检查均未见明显异常。

中医诊断：痛经（气滞血瘀证）

西医诊断：原发性痛经

治疗原则：理气行滞，化瘀止痛。

治疗经过：以 11 号月经不调方为主方，配合 9 号失眠方进行治疗，辅以膈下逐瘀汤加减内服和针刺，日 1 次。针刺取穴：关元、中极、归来（双）、十七椎、次髎（双）、合谷（双）、地机（双）、三阴交（双）、太冲（双）。患者首次治疗后诉小腹疼痛稍缓解，治疗 2 次后疼痛消失，睡眠质量有所改善。嘱其于每次经前 10 天开始治疗，连续治疗 3 个月经周期后，无经行腹痛，经量适中，无明显血块，月经周期 $\frac{7天}{30\sim35天}$，面色稍红润，乳房胀痛、胸闷不适缓解，舌红，苔薄白，脉弦，随访 1 年，未见复发。

按语：痛经虽有虚实之分，但因妇女本不足于血，即属实证亦常兼不足，如肝郁血虚、肝郁肾虚等；又如气血本虚，血少则不畅，气虚则运行迟滞，便是虚中有实之例，所以痛经"夹虚者多，全实者少"。

本案患者因情志不畅、肝失疏泄而致气滞，气不行则血亦瘀，经期气血下注胞宫，"不通则痛"，发为痛经。如《陈素庵妇女补解·调经门》所云："妇女经欲来而腹痛者，气滞也……妇人经正来而腹痛者，血滞也。"故以 11 号月经不调方为主方，其中柴胡、白芍理气疏肝，养血止痛；川牛膝、杜仲补益肝肾；丹参活血调经；山楂、木香行气散瘀止痛；当归养血活血；川芎、红花活血行瘀；乳香常与没药相须配伍，增强活血散瘀止痛之效，诸药同用，共奏理气活血止痛之效。配合 9 号失眠方，其中酸枣仁、茯神、远志、石菖蒲、磁石等共奏交通心肾、安神定志之效，改善患者多梦症状。针刺处方中关元属任脉腧穴，与足三阴经交会，有行气活血、化瘀止痛之效；三阴交为足三阴的交会穴，肝脾肾同调；地机为脾经郄穴，阴经郄穴治疗血证，有活血通经止痛之效；十七椎是治疗痛经的经验效穴。合谷、太冲、次髎调气活血；中极、归来为小腹穴位，为局部选穴。

【案例二】李某，女，23 岁，于 2015 年 1 月 10 日初诊。

主诉：行经小腹冷痛半年余。

病史：患者半年余前经期淋雨着凉后出现小腹冷痛，得热则舒，自行服用布洛芬缓释片，疼痛有所缓解，然此后每次行经均有不同程度的腹痛，雨天、冷天尤甚，为求进一步诊治来我院就诊。平素经血量少，色紫暗有血块，质可，白带较多，质清稀，伴形寒肢冷，无恶寒发热，无腰膝酸软，无胁肋疼痛，纳眠尚可，小便清长，大便调，舌淡苔白，脉沉紧。

月经婚育史：10岁 $\dfrac{6\sim7天}{34\sim36天}$，2015年1月1日，未婚，无性生活史。

辅助检查：性激素六项、子宫及双附件B超检查均未见明显异常。

中医诊断：痛经（寒湿凝滞证）

西医诊断：原发性痛经

治疗原则：温经散寒，除湿止痛。

治疗经过：以11号月经不调方为主方进行治疗，辅以少腹逐瘀汤加减内服及针刺，日1次。针刺取穴：关元、水道（双）、中极、归来（双）、次髎（双）、地机（双）、三阴交（双）。7诊：诉小便调，形寒肢冷好转，续前方治疗。14诊：舌淡红，苔薄白，脉沉，效不更方。21诊：诉白带较前减少，质黏，续前方治疗。28诊：诉月经来潮，疼痛较前减轻，嘱坚持治疗。35诊：诉本次月经持续7天，腹痛减轻，量较前增多，血块减少，舌淡红，苔薄白，脉缓。嘱其于每次月经前10天开始治疗，继续治疗3个月后，月经周期缩短，$\dfrac{6\sim7天}{30\sim34天}$，行经无腹痛，量一般，色红，加少许小血块，白带正常，无形寒肢冷，随访1年，未见复发。

按语：患者因经期冒雨，风冷寒湿客于冲任、胞宫，致气血凝滞，"不通则痛"，正如《傅青主女科》云："寒湿满二经而内乱，两相争而作疼痛。"寒湿之邪重浊凝滞，使经血运行不畅，故行经小腹冷痛；血为寒凝，故经色不鲜有块，得热则凝滞稍减，故疼痛减缓。

【案例三】吴某，女，25岁，于2015年5月20日初诊。

主诉：行经小腹隐隐作痛3年余，加重1天。

病史：患者3年余前无明显诱因下出现行经小腹隐隐作痛，喜温喜按，伴下坠感，未予重视。1天前月经来潮，小腹疼痛加重，遂来我院就诊。刻下症：小腹隐隐作痛，喜温喜按，伴下坠感，月经量少，色淡，质清稀，无血块，形体消瘦，面色无华，时有神疲乏力、头晕心悸，纳可，失眠多梦，二便调，舌质淡，边有齿痕，苔白，脉细无力。

月经婚育史：11岁$\dfrac{4天}{20\sim21天}$，2015年5月19日，未婚，有性生活史，G0P0。

辅助检查：性激素六项、子宫及双附件B超检查均未见明显异常。

中医诊断：痛经（气血虚弱证）

西医诊断：原发性痛经

治疗原则：益气养血，调经止痛。

治疗经过：以12号补血调经方为主方，配合9号失眠方进行治疗，辅以圣愈汤加减内服和针刺，日1次。针刺取穴：关元、中极、归来（双）、脾俞（双）、次髎（双）、血海（双）、足三里（双）、地机（双）、三阴交（双）。2诊：诉腹痛消失，下坠感缓解，经量较以往稍多，色偏淡，质清稀，效不更方。4诊：本次月经持续4天，神疲乏力稍有缓解，睡眠转佳，嘱每次月经前10天进行治疗。连续治疗4个月后，月经周期稍延长，$\dfrac{4天}{22\sim26天}$，无行经腹痛，无小腹下坠感，量一般，色红，质可，无血块，体重增加2kg，面色稍红润，头晕心悸明显好转，眠可，舌淡红，苔薄白，脉细缓。随访1年，未见复发。

按语： 患者素体脾胃虚弱，化源不足，冲任气血虚少，胞宫失于濡养，"不荣则痛"。治以12号补血调经方为主方，方中首乌、当归养营养血，补气生精。桑寄生、黄精养阴益肾。黄芪、党参补气生血，升麻善提清气，可佐参、芪升补中气。生晒参大补元气，益血，养心安神。苏木少用则能和血，本方用苏木使补而不留瘀，以防上述补益之品滋腻之过。

痛经的治疗以调理冲任气血为主，调治应持续3个月经周期以上。

第六节　带下病

一、概念

带下病是指妇女阴道分泌物增多，连绵不断，伴有色、质、气味异常，又称"带证""下白物"。妇女在月经前后、排卵期、妊娠期带下量增多而无其他不适者，属正常生理现象，应加以区别。

炎性带下病主要涉及阴道炎及宫颈炎，可结合白带分泌物检查及宫颈相关检查以明确病因。若带下五色夹杂，如脓似血，奇臭难闻，当警惕癌变，应结合宫颈刮片及取活体组织检查以明确诊断。

二、临床表现

以阴道缠绵不断流出如涕如脓、气味臭秽的浊液为主症。带下量多，色白或淡黄，或赤白相兼，或黄绿如脓，或浑浊如米泔水；质或清稀如水，或黏稠如脓，或如豆渣凝乳，或如泡沫状；无臭气或有臭气，甚至臭秽难闻。可伴有阴道灼热瘙痒、坠胀或疼痛等。妇科检查可见各类阴道炎、宫颈炎、盆腔炎的炎症特征，也可发现肿瘤；实验室检查可有血白细胞计数增高；镜检可查到滴虫、真菌及其他特异性或非特异性病原体。

三、病因病机

1. **病因** 脾失健运、肾阳不足、素体阴虚或外感湿毒。
2. **病机** 冲任不固，带脉失约。
3. **病位** 主要在冲任，与脾、肾相关。
4. **病性** 分虚实两端，实证者多为湿热，虚证者有脾虚、肾虚的不同。

四、辨证施灸

1. 带下过多

（1）脾阳虚证：带下量多，色白或淡黄，质稀薄，无臭气，绵绵不断，神疲倦怠，四肢不温，纳少便溏，两足跗肿，面色白，舌质淡，苔白腻，脉缓弱。

（2）肾阳虚证：带下量多，色白清冷，稀薄如水，淋漓不断，头晕耳鸣，腰痛如折，畏寒肢冷，小腹冷感，小便频数，夜间尤甚，大便溏薄，面色晦暗，舌淡润，苔薄白，脉沉细而迟。

（3）阴虚夹湿证：带下量不甚多，色黄或赤白相兼，质稠或有臭气，阴部干涩不适，或有灼热感，腰膝酸软，头晕耳鸣，颧赤唇红，五心烦热，失眠多梦，舌红，苔少或黄腻，脉细数。

（4）湿热下注证：带下量多，色黄，黏稠，有臭气，或伴阴部瘙痒，胸闷心烦，口苦咽干，纳食较差，小腹或少腹作痛，小便短赤，舌红，苔黄腻，脉濡数。

（5）湿毒蕴结证：带下量多，黄绿如脓，或赤白相兼，或五色杂下，状如米泔，臭秽难闻，小腹疼痛，腰骶酸痛，口苦咽干，小便短赤，舌红，苔黄腻，脉滑数。

2.带下过少

（1）肾阴亏损证：带下量少，甚至全无，阴道干涩，性交涩痛，头晕耳鸣，腰酸腿软，手足心热，烘热汗出，心烦少寐；口燥咽干，月经错后，经量过少，舌红苔少，脉细数。

（2）血瘀津亏证：带下量少，阴道干涩，性交疼痛，精神抑郁，烦躁易怒，小腹或少腹疼痛拒按，胸胁乳房胀痛，经量过少或闭经，舌质紫暗，或舌边瘀斑，脉弦涩。

【治疗处方】以8号妇科炎症方为主方。

五、安全操作

1.贴治疗圈　嘱患者取仰卧位，充分暴露腹部。将治疗圈对准并紧贴脐周皮肤，使脐窝位于治疗圈正中心，一手固定治疗圈，另一手用医用透气胶带将治疗圈外缘紧贴于皮肤上固定。普通成人环绕治疗圈贴1层胶带即可，易出汗患者需交错贴2~3层，并扩大皮肤的粘贴面积，便于固定。

2.铺巾　依次铺上棉质孔巾及隔热布，若孔巾或隔热布与治疗圈的缝隙过大，应用夹子或胶带在孔洞处折叠收口并固定。

3.撒药粉　选择8号妇科炎症方药粉剂约0.2g，用手指以搓撒的方式均匀撒在脐窝及周围皮肤上，以药粉均匀布散于皮肤但不填满脐窝为宜。可增加兼证底粉，但一般不超过3种。

4.倒药盐　选择8号妇科炎症方药盐1袋，倒入治疗圈内并轻轻晃动，使药盐平整均匀。若药盐出现少量小结块，需将结块搓散或取出；若药盐内大量结块，需更换药盐。

5.点燃艾炷　用镊子取1壮艾炷放于圈内药盐正中心，点燃艾炷顶端，当艾炷燃至2/3时，点燃治疗盘里另一艾炷。待治疗圈内艾炷燃尽无烟后，将艾灰丢至盛水的钢碗内熄灭，再夹取事前点燃的艾炷放置于治疗圈内，每次放置艾炷的位置应保持一致。如此反复，直至20个艾炷全部燃完。更换艾炷过程中，治疗盘应贴近治疗圈，防止火星掉落引起烫伤，并不时用手触碰治疗圈底部感受温度，以防温度过高。

6.清扫药盐 待最后一壮艾炷完全燃尽、不见火星，用棉质孔巾翻盖住治疗圈，让余温维持1~2分钟。然后取下孔巾与隔热布，除去胶带，一手固定治疗圈并将一端轻轻翘离皮肤，另一手立即将硬纸垫片平铺插入治疗圈及药盐底部，将治疗圈及药盐平挪至垫片上，再用毛刷扫尽多余底粉及药盐。此时肚脐内可能残留少许药粉，用毛刷或纸巾清理干净，不能用嘴向脐部吹气，以防受寒。

7.灸后注意

（1）保持外阴清洁，特别注意经期、产后卫生，提倡淋浴。

（2）勿久居湿地，经期产后避免水中作业及生冷饮食，以免外邪内侵；饮食宜清淡，以免辛辣油腻滋生湿热。

（3）严格按医嘱执行内治及外治，外治法可选择中药熏蒸、中药外洗等。治疗期间禁止性生活。月经期停止使用阴道冲洗及坐浴塞药治疗，以防止感染。

（4）做好计划生育工作，避免早婚多产，定期进行妇科普查，发现病变，及时治疗。

（5）若反复治疗效果不佳时，应令其配偶接受治疗，如果有滴虫或霉菌感染时，应同时治疗；中老年妇女则考虑有无糖尿病等全身疾患，可做血糖、尿糖检查，并进一步诊治。

8.辅助治疗措施

（1）针刺：

1）主穴：带脉、关元、三阴交、白环俞。

2）加减：湿热下注夹中极、次髎；脾虚湿困加脾俞、足三里；肾虚加肾俞、太溪、命门。

3）操作：诸穴以常规针刺为主；关元、气海针尖向下斜刺，使针感传至耻骨联合上下；带脉向前斜刺，不宜深刺；白环俞直刺，使骶部出现较强的酸胀感。

（2）刺络拔罐：用三棱针在十七椎、腰眼和骶骨孔周围的络脉点刺出血，然后拔罐5~10分钟，出血约3~5mL，最多可达60mL。每3~5天复治1次。用于湿热下注者。

（3）耳针：取内生殖器、肾上腺、神门、肾、肝、脾、三焦。每次选3~4穴，毫针中度刺激，留针15~30分钟。每日或隔日1次，两耳交替。

（4）电针：取带脉、三阴交。针刺得气后接通电针仪，用疏密波刺激15~20分钟。

六、医案精选

【案例一】杜某，女，24岁，于2009年12月15日初诊。

主诉：带下量多伴外阴瘙痒近1年，加重2个月。

病史：患者自诉从事酒店前台工作，须倒班，饮食、休息不规律，近1年来出现经期前后带下量多色白，伴外阴瘙痒。近2个月白带变黄，味腥，经他院抗生素及阴道栓剂治疗后，未见明显好转，为求进一步诊治来我院就诊。

刻下症：带下量多色黄，味腥，伴外阴瘙痒，形体偏瘦，两颊有散在痤疮，色红，时有前额及巅顶疼痛，疲劳时加剧，偶有胃脘部闷痛，无身重心悸，无自汗盗汗，无阴道干涩、灼热感，纳可，眠差难入睡，大便1~2日1行，稍黏腻，小便尚调。舌尖偏红有瘀斑，边有齿痕，苔黄腻，左脉弦滑，右脉弦。

月经婚育史：12岁$\frac{4~6天}{31~35天}$，2009年12月3日，量少，色鲜红，有少许血块，伴腰酸、小腹坠胀，无痛经。未婚，G0P0。

妇科查体：外阴潮红，阴道顺畅，可见黄色分泌物。

辅助检查：阴道清洁度Ⅲ度，阴道分泌物涂片示白细胞（+）。

中医诊断：带下病（湿热下注证）

西医诊断：感染性阴道炎

治疗原则：清热燥湿。

治疗经过：先以8号妇科炎症方为主方进行治疗。2诊：诉白带仍量多色黄，但无味，外阴瘙痒缓解，效不更方。4诊：诉白带颜色乳白，但量仍稍多，外阴瘙痒明显好转，续前方治疗。8诊：白带量明显减少，无外阴瘙痒，两颊痤疮颜色变淡，大便黏腻好转，排出顺畅，舌红有瘀斑，边有齿痕，苔薄白，左脉滑，右脉弦。在前方基础上，配合12号补血调经方进行治疗。16诊：月经来潮，予暂停治疗。5天后17诊：诉本次月经持续5天，量一般，色鲜红，无明显血块，无明显腰酸和小腹坠胀。续前方继续治疗1个月，白带量转正常，接近蛋清状，无异味，无外阴瘙痒，无新发痤疮，偶有前额及巅顶疼痛，无胃脘部闷痛，纳眠可，二便调，舌红苔薄白，脉滑。随访1年，未见复发。

按语：患者素体脾虚，带脉失约，故见带下量多色白；脾失运化，聚湿生痰，郁而化热，湿热下注，则见带下色黄，量多味腥，外阴瘙痒色红；湿热熏蒸于上，则见痤疮色红。

【案例二】孔某，女，35岁，于2010年6月23日初诊。

主诉：带下量多7月余，加重1月余。

病史：患者自诉7月余前无明显诱因下出现带下量多，如鼻涕状，未予重视。1月余前食用大量辛辣食物后，出现白带异味，伴外阴瘙痒，口臭，为求治疗来我院就诊。刻下症：带下量多如涕，呈黄色，伴异味、外阴瘙痒，口臭，无胁肋疼痛，无腹痛腹泻，无腰膝酸软，纳眠可，大便调，小便色黄，舌淡红，苔薄黄，脉滑数。

月经婚育史：13岁 $\dfrac{5\text{天}}{21\sim32\text{天}}$，2010年6月14日，量一般，色淡红，无血块，无痛经。已婚，G2P1A1。

妇科查体：外阴无特殊，阴道通畅，见黄色黏质分泌物；宫颈轻度炎症；子宫前位，大小正常，压痛（＋）；双侧附件压痛（＋）。

中医诊断：带下病（痰湿夹热证）

治疗原则：攻逐痰湿。

治疗经过：以8号妇科炎症方为主方，配合16号止咳化痰方进行治疗，辅以十枣汤合三妙丸加减内服，日1次。5诊：诉带下量减少，颜色转淡，但服药后腹泻，舌苔脉如前，中药内服予加陈皮、半夏，余治疗方法同前，续观。10诊：带下量正常，呈乳白色，无异味，无外阴瘙痒，无明显口臭，二便调，舌淡红，苔薄白，脉滑。随访半年，未见复发。

按语：带下病一般从痰、从湿论治，正如朱丹溪说："漏与带俱是胃中痰积流下，渗入膀胱。"《傅青主女科》曰："夫带下俱是湿病。"痰、饮、湿一源三歧，治法相似。患者带下量多如涕，有异味，历时多日，当为痰湿下注重者。

第七节　经行头痛

一、概念

每遇经期或行经前后，出现以头痛为主要症状，经后辄止者，称为"经行头痛"。

二、临床表现

头痛随月经周期呈规律性发作，可发生在经前、经期或经后。头痛大多为单侧，或左或右，亦可见于两侧太阳穴或头顶部。妇科检查一般无器质性病变。

三、病因病机

1.**病因**　情志内伤，瘀血内阻或素体血虚。
2.**病机**　肝郁化火，上扰清窍；或经行时阴血不足，脑失所养。
3.**病位**　在脑，与肝胆密切相关。
4.**病性**　分虚实两端，实证有肝火、血瘀的不同，虚证以血虚为主。

四、辨证施灸

1.**气血虚弱证**　经期或经后，头晕头痛，月经量少，色淡质稀，心悸气短，神疲体倦，面色苍白，舌淡，苔薄，脉细弱。
2.**阴虚阳亢证**　经前或经期头痛，或巅顶痛，头晕目眩，经量少，色鲜红，口干咽燥，烦躁易怒，腰酸腿软，手足心热，舌红苔少，脉细数。
3.**瘀血阻滞证**　经前或经期头痛如锥刺，经色紫暗有块，伴小腹疼痛拒按，胸闷不舒，舌紫暗，边尖有瘀点，脉细涩或弦涩。

4.痰湿中阻证　经前或经期头痛，头晕目眩，形体肥胖，平日带下量多质稠黏，月经量少色淡，胸闷泛恶，面色白，舌淡胖，苔白腻，脉滑。

【治疗处方】以7号头痛方为主方，余酌情合方。

五、安全操作

1.贴治疗圈　嘱患者取仰卧位，充分暴露腹部。将治疗圈对准并紧贴脐周皮肤，使脐窝位于治疗圈正中心，一手固定治疗圈，另一手用医用透气胶带将治疗圈外缘紧贴于皮肤上固定。普通成人环绕治疗圈贴1层胶带即可，易出汗患者需交错贴2~3层，并扩大皮肤的粘贴面积，便于固定。

2.铺巾　依次铺上棉质孔巾及隔热布，若孔巾或隔热布与治疗圈的缝隙过大，应用夹子或胶带在孔洞处折叠收口并固定。

3.撒药粉　选择7号头痛方药粉剂约0.2g，用手指以搓撒的方式均匀撒在脐窝及周围皮肤上，以药粉均匀布散于皮肤但不填满脐窝为宜。可适量增加兼证底粉，但一般不超过3种。

4.倒药盐　选择7号头痛方药盐1袋，倒入治疗圈内并轻轻晃动，使药盐平整均匀。若药盐出现少量小结块，需将结块搓散或取出；若药盐内大量结块，需更换药盐。

5.点燃艾炷　用镊子取1壮艾炷放于圈内药盐正中心，点燃艾炷顶端，当艾炷燃至2/3时，点燃治疗盘里另一艾炷。待治疗圈内艾炷燃尽无烟后，将艾灰丢至盛水的钢碗内熄灭，再夹取事前点燃的艾炷放置于治疗圈内，每次放置艾炷的位置应保持一致。如此反复，直至20个艾炷全部燃完。更换艾炷过程中，治疗盘应贴近治疗圈，防止火星掉落引起烫伤，并不时用手触碰治疗圈底部感受温度，以防温度过高。

6.清扫药盐　待最后一壮艾炷完全燃尽、不见火星，用棉质孔巾翻盖住治疗圈，让余温维持1~2分钟。然后取下孔巾与隔热布，除去胶带，一手固定治疗圈并将一端轻轻翘离皮肤，另一手立即将硬纸垫片平铺插入治疗圈及药盐底部，将治疗圈及药盐平挪至垫片上，再用毛刷扫尽多余底粉及药盐。此时肚脐内可能残留少许药粉，用毛刷或纸巾清理干净，不能用嘴向脐部吹气，以防受寒。

7. 灸后注意

（1）调情志：保持心情舒畅，避免忧思郁怒，肝气上逆，以使气血调和。

（2）慎劳作：经期不适宜过度劳累和剧烈运动，以免伤脾气。

（3）适寒温：防寒保暖，头部避免吹风。

8. 辅助治疗措施

（1）针刺：

1）主穴：头维、百会、风池、合谷、足三里、三阴交。

2）加减：气血虚弱加气海、关元；阴虚阳亢加风池、太冲、涌泉；瘀血阻滞加膈俞、血海；痰湿中阻加丰隆、足三里。

3）操作：诸穴均常规操作。

（2）耳针：取额、枕小神经、脑点、子宫、卵巢、肾、内分泌、皮质下。毫针中强度刺激，每日1次，每次选3~5穴。

六、医案精选

【案例一】陈某，女，39岁，于2012年6月3日初诊。

主诉：经行头部隐痛近10年。

病史：患者自诉10年前无明显诱因下出现经行头部隐隐作痛，伴头晕、恶心呕吐、四肢乏力，卧床休息可缓解，未予重视。1年前开始月经量减少，约为以往经量的1/2。刻下症：头部隐隐作痛，伴头晕，恶心欲呕，面色无华，四肢乏力，无胸闷心悸，无腹痛腹泻，无腰膝酸软，纳眠可，大便秘结，小便可，舌淡暗，苔薄白，脉沉弱。

月经婚育史：12岁$\frac{4天}{24~28天}$，2012年6月2日，量少，色暗，无血块，G4P1A3。

中医诊断：经行头痛（血虚证）

治疗原则：益气养血。

治疗经过：以7号头痛方为主方，配合12号补血调经方进行治疗，日1次。2诊：诉头痛头晕、恶心欲呕减轻，效不更方。3诊：无头痛头晕、恶心欲呕，仍有四肢乏力、面色无华，续前方治疗。4诊：经期结束，改以12号补血调经方为主方进行治疗，辅以八珍汤加减内服，日1次。10诊：面色无华、四肢乏力改善，舌淡红，苔薄白，脉沉，效不更方。20诊：大便排出顺畅，诸症改善，予暂停治疗。6天后21诊：诉月经来潮，仍有头痛，但较前减轻，伴头晕，无恶心欲呕。按前法继续治疗3个月经周期后，经行无头痛头晕、恶心欲呕，经量正常，色鲜红，面色红润，无四肢乏力，纳眠可，二便调，舌淡红，苔薄白，脉沉。随访1年，未见复发。

按语：患者素体血虚，血虚则脑失所养，"不荣则痛"；冲任不足，故经量减少。气血阴精不足，经行之后，气血阴精更亏，清窍失养而致。正如《张氏医通》曰："每遇经行头辄痛，此气虚血弱也。经行时阴血下注冲任，髓海失养，以致头痛。"治疗以益气养血为原则。气血充盛，则经行时既有阴血下注冲任，经血量足，又有精血上荣于脑，以养脑窍，经行头痛之疾自除。

【**案例二**】周某，女，33岁，于2010年8月7日初诊。

主诉：经行头部胀痛1年余。

病史：患者自诉1年余前与家人争吵后出现经期双侧太阳穴胀痛，经量较前减少约1/2，间断服用中药治疗，疗效不明显。1天前月经来潮，遂来我院就诊。刻下症：双侧太阳穴胀痛，伴口干口苦，心烦易怒，恶心欲呕，经量少，色暗红，无血块，纳眠可，二便调，舌红，苔薄白，脉弦细。

月经婚育史：12岁$\dfrac{5\sim7天}{21\sim28天}$，2010年8月6日，已婚，G2P1A1。

中医诊断：经行头痛（肝郁血滞证）

治疗原则：疏肝理气，活血调经。

治疗经过：以7号头痛方为主方进行治疗，辅以小柴胡汤加减内服，日1次。2诊：诉头痛、恶心欲呕减轻，经量增多，效不更方。3诊：头痛、恶心欲呕症状消失，仍有口干口苦、心烦易怒，续前方治疗。6诊：经期结束，仍以7号方为主方进行治疗，中药内服改为小柴胡汤合四物汤加减，日1次。10诊：口干口苦、心烦易怒症状改善，效不更方。20诊：诸症改善，予暂停治疗。7天后21诊：诉月经来潮，太阳穴胀痛较以往减轻，稍有口干口苦、心烦易怒。按前法继续治疗2个月经周期后，经行无头痛、口干口苦、心烦易怒、恶心欲呕等不适，经量正常，色红，舌红，苔薄白，脉缓。随访半年，未见复发。

按语：患者肝失调达，气机不畅，故见心烦易怒；肝胆互为表里，胆气不舒，则太阳穴胀痛；气血失调，瘀阻冲任，故月经量少，色暗红；肝郁化热则见口干口苦；肝木乘土，胃失和降，故见恶心欲呕。

经行头痛需与其他疾病引起的头痛相鉴别。具体如下：

（1）经行感冒：也可伴随头痛，但尚有身寒热、鼻塞、流涕、咽喉痒痛等外感表现。

（2）雷头风：初起眩晕、呕吐，渐至头痛难忍，头中有声，轻者若蝉鸣，重则两耳若雷响，风动作响。其发病虽可见于经期，但无与月经周期一致的发病规律，有别于经行头痛。

（3）其他头痛：此外，需排除脑部器质性病变及鼻部疾患所致的头痛。

第八节　慢性盆腔炎

一、概念

慢性盆腔炎是指女性盆腔生殖器官及其周围结缔组织、盆腔腹膜发生慢性炎症性病变。常可无急性发病史，起病缓慢，病情反复，顽固不愈。部分为急性盆腔炎未能彻底治疗，或者患者体质虚弱，病程迁延所致。

二、临床表现

可见下腹部坠胀、疼痛，腰骶部酸痛。有时伴肛门坠胀不适、月经不调、带下增多。部分患者可有全身症状，如低热、易于疲劳、周身不适、失眠等。妇科检查可见阴道分泌物增多，子宫多呈后位，活动受限或粘连固定。

三、病因病机

1.**病因**　经行产后，胞门未闭，正气未复，风寒湿热，或虫毒之邪乘虚内侵。

2.**病机**　邪毒与冲任气血相搏结，蕴积于胞宫，致冲任、胞脉不通。

3.**病位**　与肝、脾、肾密切相关。

4.**病性**　多为实证，如湿热瘀结、气滞血瘀、寒湿凝滞；亦有虚实夹杂者，如气虚血瘀。

四、辨证施灸

1.气滞血瘀证　下腹坠胀疼痛，腰骶酸痛，肛门坠胀感，经期或劳累后加重，带下连绵，色淡黄，性情不舒，胁肋作痛，舌质紫暗，苔薄腻，脉细弦。

2.湿热阻滞证　下腹胀痛或腰骶部疼痛，带下量多色黄臭，或低热起伏，或兼月经不调，经色暗红或夹黏液，小便黄，大便干或不爽，舌质红，苔黄腻，脉弦或弦滑。

3.湿瘀互结证　下腹或腰骶部疼痛，痛处固定，时有刺痛，或见下腹癥块；余证为湿瘀累及冲、任、带脉之征，舌脉亦为湿瘀互结之候。

4.寒湿凝滞证　下腹胀痛或腰骶部疼痛或冷痛，脘腹胀满不适，畏寒肢冷，带下量多色白，或月经延后量少，经色紫暗有块，色质暗，见瘀点或瘀斑，苔白，脉沉弦或弦紧。

【治疗处方】以8号妇科炎症方为主方。

五、安全操作

1.贴治疗圈　嘱患者取仰卧位，充分暴露腹部。将治疗圈对准并紧贴脐周皮肤，使脐窝位于治疗圈正中心，一手固定治疗圈，另一手用医用透气胶带将治疗圈外缘紧贴于皮肤上固定。普通成人环绕治疗圈贴1层胶带即可，易出汗患者需交错贴2~3层，并扩大皮肤的粘贴面积，便于固定。

2.铺巾　依次铺上棉质孔巾及隔热布，若孔巾或隔热布与治疗圈的缝隙过大，应用夹子或胶带在孔洞处折叠收口并固定。

3.撒药粉　选择8号妇科炎症方药粉剂约0.2g，用手指以搓撒的方式均匀撒在脐窝及周围皮肤上，以药粉均匀布散于皮肤但不填满脐窝为宜。可适量增加兼证底粉，但一般不超过3种。

4.倒药盐　选择8号妇科炎症方药盐1袋，倒入治疗圈内并轻轻晃动，使药盐平整均匀。若药盐出现少量小结块，需将结块搓散或取出；若药盐内大量结块，需更换药盐。

5.点燃艾炷　用镊子取1壮艾炷放于圈内药盐正中心，点燃艾炷顶端，当艾炷燃至2/3时，点燃治疗盘里另一艾炷。待治疗圈内艾炷燃尽无烟后，将艾灰丢至盛水的钢碗内熄灭，再夹取事前点燃的艾炷放置于治疗圈内，每次放置艾炷的位置应保持一致。如此反复，直至20个艾炷全部燃完。更换艾炷过程中，治疗盘应贴近治疗圈，防止火星掉落引起烫伤，并不时用手触碰治疗圈底部感受温度，以防温度过高。

6.清扫药盐　待最后一壮艾炷完全燃尽、不见火星，用棉质孔巾翻盖住治疗圈，让余温维持1~2分钟。然后取下孔巾与隔热布，除去胶带，一手固定治疗圈并将一端轻轻翘离皮肤，另一手立即将硬纸垫片平铺插入治疗圈及药盐底部，将治疗圈及药盐平挪至垫片上，再用毛刷扫尽多余底粉及药盐。此时肚脐内可能残留少许药粉，用毛刷或纸巾清理干净，不能用嘴向脐部吹气，以防受寒。

7.灸后注意

（1）注意个人卫生，保持阴部清洁。

（2）劳逸结合，不宜过度操劳。注意节制房事，避免病情加重。

（3）饮食以清淡易消化为主，忌生冷、油腻、辛辣之物。

8.辅助治疗措施

（1）针刺：

1）主穴：带脉、中极、次髎、三阴交。

2）加减：湿热下注加蠡沟、阴陵泉；气滞血瘀加太冲、膈俞；寒湿凝滞加灸命门、大椎。

3）操作：带脉向前斜刺；中极在排空小便的情况下直刺；次髎向耻骨联合方向斜刺，通向骶骨孔直达盆腔，以少腹部有胀感为度，不宜过深，以防刺伤直肠。各穴均以捻转手法为主。

（2）皮肤针：叩刺腰骶部足太阳经、夹脊穴和下腹部相关腧穴、侧腹部足少阳经腧穴。中度刺激，以皮肤潮红为度。

（3）耳针：取子宫、内分泌、卵巢、盆腔、内生殖器、皮质下。每次选3~4穴，毫针中度刺激，留针15~30分钟；也可用埋针或药丸贴压。

（4）激光照射：取子宫、气海、中极、水道、归来、维道、次髎、白环俞。每次选用4穴行激光照射，输出功率3~5mW，光斑直径0.2~0.3cm，照射距离2~5cm，每穴照射5分钟。

六、医案精选

【**案例一**】唐某，女，32岁，于2013年5月7日初诊。

主诉：小腹隐痛2年余，加重1个月。

病史：患者2年余前无明显诱因下出现小腹隐痛，无放射痛、刺痛，未行治疗，近1个月加重，遂来就诊。刻下症：小腹隐痛，夜间尤甚，面色紫暗，无腰膝酸软，无带下异味，纳眠可，二便调，舌淡红有瘀斑，苔薄白，脉弦数。

月经婚育史：13岁 $\dfrac{5\sim7天}{30\sim32天}$ ，2014年4月25日，量少，色暗。G3P0A3。曾于2012年1月行左侧异位妊娠保守治疗。

妇科查体：外阴未见明显异常，阴道通畅，宫颈光，宫体后位，质中，常大，活动度可，压痛（±），双附件区压痛（±）。

辅助检查：2013年5月4日输卵管碘油造影（HSG）示双侧输卵管伞端扩张积水。

中医诊断：妇人腹痛（血瘀证）

西医诊断：①慢性盆腔炎；②双侧输卵管积水

治疗原则：活血化瘀，利水消积。

治疗经过：以8号妇科炎症方为主方，配合11号月经不调方、12号补血调经方进行治疗，辅以针刺，日1次。针刺取穴：生殖区（双）、关元、水道（双）、中极、内关（双）、三阴交（双）、太冲（双）。5诊：诉腹痛减轻，续前方治疗。15诊：经期将至，改以13号活血通络方为主方，配合11号月经不调方进行治疗，续前法针刺。守该法治疗3个月经周期（经期暂停治疗），期间患者腹部疼痛无发作。2013年8月5日复查HSG示双侧输卵管通畅，阴道B超示子宫附件未见明显异常。

按语：慢性盆腔炎是妇女内生殖器官及其周围组织及盆腔腹膜发生的慢性炎性病变，是一种多发于育龄期妇女的常见妇科疾病。临床症状上常表现为反复的下腹隐痛、腰骶酸痛、白带异常、月经不调、不孕等。本病属于中医学"妇人腹痛""癥瘕""带下病""月经不调""不孕症"等范畴。治疗上当重视辨证分型，亦需注意患者平日与经期之区别，平日患者下腹隐痛，故以8号妇科炎症方消炎止痛，配合12号补血调经方，一方面可加强消炎止痛之效，另一方面又可调患者之血瘀。妇人祛瘀又当补血，故而加补血之药，以达周全，收效甚好。妇人经期以通为佳，当活血化瘀，以13号活血通络方为主方，配合11号月经不调方，则经期无血瘀之忧。经期通畅，则活血化瘀，利水消积之力倍增。

【案例二】黄某，女，32岁，于2010年10月14日初诊。

主诉：反复左下腹胀痛数年，加重1月余。

病史：患者自诉数年前发脾气后出现左下腹胀痛，未予重视，此后腹痛常于情志不舒后发作，1月余来胀痛加重，遂来就诊。刻下症：左下腹胀痛，时有头晕，双耳耳鸣，如雷声"轰轰"作响，胸闷心烦，无畏寒肢冷，无胁肋疼痛，无腰膝酸软，纳眠可，二便调，舌淡苔薄白，脉弦。

月经婚育史：15岁$\dfrac{7天}{24\sim26天}$，2010年10月7日，量多，色红，有血块，伴腰酸。白带量稍多，色黄。G3P1A2。

妇科查体：外阴未见明显异常，阴道通畅，分泌物量少，宫颈呈纳氏囊肿，宫体后位，后方可触及一大小约2cm×2cm×2cm的肿块，压痛（＋），双附件区未见明显异常。

辅助检查：2010年10月14日阴道B超示子宫肌瘤大小22mm×22mm×24mm。

中医诊断：妇人腹痛（气滞证）

西医诊断：慢性盆腔炎

治疗原则：行气止痛。

治疗经过：以8号妇科炎症方为主方，配合11号月经不调方进行治疗，辅以针刺，日1次。针刺取穴：膻中、中极、合谷（双）、三阴交（双）、太冲（双）。2诊：诉腹痛减轻，效不更方。10诊：诉心情舒畅，头晕、耳鸣缓解，续前方治疗。15诊：经期将至，改以13号活血通络方为主方，配合11号月经不调方进行治疗，续前法针刺。守该法治疗3个月经周期（经期暂停治疗），下腹痛除，无明显头晕、耳鸣，无胸闷心烦，经量减少至平时的2/3，无血块、腰酸，白带量适中，呈蛋清状，舌淡红，苔薄白，脉缓。

按语：此患者气滞之证显，故治以行气止痛，理气为主。气行则通，通则不痛，但临床单纯气滞之患者少，且妇人虽以气滞为主证，亦需用调血活血之药盐调之，以除后顾之忧。

本病的治疗宜分清寒热，辨明虚实而调治，并注意清热不宜过于寒凉，消癥谨防伤正，补益不可滋腻以免滞邪。

【案例三】张某，女，28岁，于2011年8月6日初诊。

主诉：下腹部坠痛2月余。

病史：患者既往急性盆腔炎病史，予抗感染治疗后痊愈，近2个月劳累后自觉小腹坠痛，腰酸，时有低热，遂来我院就诊。刻下症：下腹部坠痛，伴腰酸，发热，四肢乏力，胸闷，无恶寒，无头晕头痛，无腹泻，纳眠可，大便稀溏，小便调，舌红，苔黄腻，脉细涩。

月经婚育史：9岁$\dfrac{7天}{23\sim30天}$，2011年7月28日，量稍多，色红，夹血块。带下量多色黄。G1P1。

妇科查体：外阴未见明显异常，阴道通畅，可见黄色分泌物，宫体后位，常大，活动欠佳，左附件区可触及一包块，压痛（＋）。

辅助检查：子宫及双附件B超示左附件区可见一肿物，大小约50mm×40mm×30mm；盆腔积液。

中医诊断：妇人腹痛（湿热瘀结证）

西医诊断：慢性盆腔炎

治疗原则：清热利湿，化瘀消结。

治疗经过：以8号妇科炎症方为主方，配合11号月经不调方、5号免疫方进行治疗，辅以针刺，日1次。针刺取穴：水道（双）、中极、曲池（双）、列缺（双）、阴陵泉（双）、丰隆（双）、三阴交（双）。2诊：诉腹痛减轻，续前法治疗。10诊：胸闷、腰酸缓解，无发热，四肢乏力好转，大便成形，舌红，苔白腻，脉细滑，效不更方。15诊：经期将至，改以13号活血通络方为主方，配合11号月经不调方进行治疗，续前法针刺。守该法治疗2个月经周期（经期暂停治疗），下腹痛除，无腰酸、发热、四肢乏力、胸闷等不适，经血无血块，白带量适中，呈乳白色，二便调，舌红，苔薄白，脉滑。随访1年，未见复发。

按语：慢性盆腔炎属祖国医学"带下""癥瘕""妇人腹痛"等范畴。初起多损及胞宫，迁延日久，必累及于脾，临床常见湿热瘀结之证。该病尤以南方地带多见，南方本湿热，故人亦易患湿热之病，治疗上当以清热利湿为主。患者虽有热证，仍可灸之，因患者之热乃积热，由脾之湿气困厄而成，湿之越久，热之越甚，故以祛湿之灸法以清脾之湿气，湿气除则热自除，隔药盐灸之妙也，配合针灸则收效甚速。

慢性盆腔炎需注意与以下疾病相鉴别：

（1）子宫内膜异位症：表现为月经来潮及来潮后痛经，为渐进性。妇科检查常于子宫骶骨韧带或子宫直肠窝触及硬性小结节，肿块的大小常随月经周期而改变。腹腔镜检查及活体组织检查多可确诊。

（2）盆腔淤血综合征：常与多产及产后盆腔静脉复旧不良有关，长期慢性下腹痛，妇检体征无明显异常，有时宫颈色紫或有剧痛，宫旁附件有压痛，体位试验阳性，盆腔静脉造影或腹腔镜可资鉴别。

第九节　绝经前后诸证

一、概念

绝经前后诸证是指妇女在绝经期前后出现月经紊乱或绝经，伴明显不适证候，如潮热汗出、心悸失眠、烦躁易怒、情志不宁、面浮肢肿、眩晕耳鸣、腰背酸楚等。

二、临床表现

月经及生殖器变化：绝经前可有月经周期紊乱，表现为月经周期延长或缩短，经量增加，甚至来潮如血崩，继之以月经不规律，经量逐渐减少而停止（少数妇女月经骤然停止）。外阴、阴道、子宫、输卵管、卵巢、乳腺等组织逐渐萎缩，骨盆底及阴道周围组织逐渐松弛。

精神、神经症状：情绪不稳定，易激动、紧张，忧郁，烦躁，易怒，好哭，常有失眠、疲劳、记忆力减退、思想不集中等。有时感觉过敏或感觉减退，出现头痛、关节痛或皮肤麻木、刺痒、蚁行感等。

自主神经、心血管症状：阵发性潮热，汗出，时冷时热。伴有胸闷、气短、心悸、眩晕或短暂的血压升高或降低等。

三、病因病机

1.**病因** 肾精亏虚，冲、任二脉亏少，天癸将竭，精气、精血不足。

2.**病机** 冲任失调，阴阳失衡。

3.**病位** 在肾，与心、肝、脾相关。

4.**病性** 以虚多见，且以肾阴虚居多，亦有肾阳虚、肾阴阳两虚者。

四、辨证施灸

1.**心肾不交证** 心悸怔忡，失眠多梦，潮热汗出，五心烦热，情绪不稳，易喜易忧，腰膝酸软，头晕耳鸣。舌红，苔少，脉细数。

2.**肝肾阴虚证** 经断前后，头晕耳鸣，心烦易怒，腰酸腿软，烘热汗出，五心烦热，失眠多梦，口燥咽干，或皮肤瘙痒，月经周期紊乱，量少或多，经色鲜红。舌红，苔少，脉沉弦细。

3.**脾肾阳虚证** 经断前后，头昏脑涨，忧郁善忘，脘腹满闷，嗳气吞酸，呕恶食少，神疲倦怠，腰酸肢冷，肢体浮肿，大便溏稀。舌淡胖，苔白滑，脉沉细弱。

【治疗处方】以2号镇静安神方为主方。

五、安全操作

1.**贴治疗圈** 嘱患者取仰卧位，充分暴露腹部。将治疗圈对准并紧贴脐周皮肤，使脐窝位于治疗圈正中心，一手固定治疗圈，另一手用医用透气胶带将治疗圈外缘紧贴于皮肤上固定。普通成人环绕治疗圈贴1层胶带即可，易出汗患者需交错贴2~3层，并扩大皮肤的粘贴面积，便于固定。

2.**铺巾** 依次铺上棉质孔巾及隔热布，若孔巾或隔热布与治疗圈的缝隙过大，应用夹子或胶带在孔洞处折叠收口并固定。

3.**撒药粉** 选择2号镇静安神方药粉剂约0.2g，用手指以搓撒的方式均匀撒在脐窝及周围皮肤上，以药粉均匀布散于皮肤但不填满脐窝为宜。可适量增加兼证底粉，但一般不超过3种。

4.**倒药盐** 选择2号镇静安神方药盐1袋，倒入治疗圈内并轻轻晃动，使药盐平整均匀。若药盐出现少量小结块，需将结块搓散或取出；若药盐内大量结块，需更换药盐。

5.点燃艾炷　用镊子取1壮艾炷放于圈内药盐正中心，点燃艾炷顶端，当艾炷燃至2/3时，点燃治疗盘里另一艾炷。待治疗圈内艾炷燃尽无烟后，将艾灰丢至盛水的钢碗内熄灭，再夹取事前点燃的艾炷放置于治疗圈内，每次放置艾炷的位置应保持一致。如此反复，直至20个艾炷全部燃完。更换艾炷过程中，治疗盘应贴近治疗圈，防止火星掉落引起烫伤，并不时用手触碰治疗圈底部感受温度，以防温度过高。

6.清扫药盐　待最后一壮艾炷完全燃尽、不见火星，用棉质孔巾翻盖住治疗圈，让余温维持1~2分钟。然后取下孔巾与隔热布，除去胶带，一手固定治疗圈并将一端轻轻翘离皮肤，另一手立即将硬纸垫片平铺插入治疗圈及药盐底部，将治疗圈及药盐平挪至垫片上，再用毛刷扫尽多余底粉及药盐。此时肚脐内可能残留少许药粉，用毛刷或纸巾清理干净，不能用嘴向脐部吹气，以防受寒。

7.灸后注意

（1）患者自身需注意调情志，畅达心情，积极治疗。

（2）注意劳逸结合，适当锻炼身体，注意饮食调节。

8.辅助治疗措施

（1）针刺：

1）主穴：百会、关元、肾俞、太溪、三阴交。

2）加减：心肾不交加心俞、神门、劳宫、内关；肝肾阴虚加风池、太冲、涌泉；脾肾阳虚加灸气海、脾俞、足三里。

3）操作：各穴均常规针刺，先泻后补或平补平泻。

（2）耳针：取皮质下、内分泌、内生殖器、肾、神门、交感。每次选2~3穴，针刺或用埋针、压籽或压磁法。2日1次，两耳交替。

（3）电针：取三阴交、太溪。针刺得气后接电针仪，用疏密波弱刺激，以病人稍有刺激感为度，通电20~30分钟。每日1次。

六、医案精选

【案例一】李某，女，51岁，于2007年8月30日初诊。

主诉：失眠1年余，加重半年。

病史：患者既往月经规律，1年余前无明显诱因下出现月经周期紊乱，量或多或少，失眠，多梦，未行治疗。近半年失眠加重，严重时彻夜难眠，遂来就诊。刻下症：失眠多梦，头晕耳鸣，烘热（从胸前开始突然涌向头面部），继而汗出，持续数秒，汗出热退，每日发作4~5次，烦躁易怒，胸闷，无故悲伤欲哭，无法自制，阴道干燥灼热、瘙痒，纳差，尿频尿急，大便尚调，舌红少苔，脉弦细数。

月经婚育史：12岁$\dfrac{1~7天}{15~43天}$，2007年8月22日，量或多或少，色时而鲜红、时而暗红。白带量少色黄。已婚，G2P1。

妇科查体：患者不完全合作，诉阴道干涩疼痛。外阴已婚已产式，阴道尚通畅，分泌物量少，子宫前位，常大，双侧附件未见明显异常。

辅助检查：子宫及双附件B超未见明显异常。

中医诊断：绝经前后诸证（肾阴亏虚证）

西医诊断：围绝经期综合征

治疗原则：滋阴补肾，平肝潜阳。

治疗经过：以2号镇静安神方为主方，配合9号失眠方进行治疗，日1次。5诊：诉睡眠稍好转，但易醒，情绪较前稳定，心情尚舒畅，续前方治疗。10诊：烘热症状消失，阴道较前湿润，效不更方。15诊：诉近1周无头晕胸闷，时有耳鸣，尿频尿急较前好转，舌红苔薄白，脉弦细。经3个月调治，患者月经周期仍不规律，但量逐渐减少，偶有耳鸣，其余诸症均消失，夜间可安睡6小时，情志舒畅。随访1年，未见复发。

按语：本病的发生与绝经前后女性的生理特点有密切关系。女子七七前后肾气由盛转衰，天癸由少渐至衰竭，冲任二脉的血气也随之衰少。在此生理转折时期，受内、外环境影响，如素体阴阳有所偏盛偏衰，则易导致肾阴阳失调而得病。正如《素问·上古天真论》曰："女子七岁，肾气盛，齿更发长；二七天癸至，任脉通，太冲脉盛，月事以时下，故有子……七七任脉虚，太冲脉衰少，天癸竭，地道不通，故形坏而无子也。"这里明确指出肾通过冲、任二脉管理月经和生殖，肾精主宰着人的生长、发育、衰老过程，故肾虚是本病致病之本。妇女绝经之年，已经历经、孕、产、乳几个阶段，肝血屡伤，肾气渐衰，水不涵木，心火亏乏，心血不生，肾水失滋，肾精更亏。因此出现心、肝、肾三脏功能不协调的病理变化。

【案例二】归某，女，49岁，于2004年6月2日初诊。

主诉：失眠伴汗出半年余。

病史：患者半年余前无明显诱因出现失眠，动辄汗出，经他院中药调理（具体不详）未见明显好转，遂来就诊。刻下症：入睡困难，多梦易醒，动辄汗出，时有周身关节疼痛，巅顶疼痛，头晕，烘热阵作，胸闷心烦，手心灼热，右胁时痛，腹胀，无耳鸣，无心慌心悸，无腰膝酸软，纳差，便艰，干结如栗，小便尚调，舌质偏暗，苔淡黄，脉弦细。既往高血压病史4年。

月经婚育史：12岁$\dfrac{1\sim7天}{19\sim40天}$，2004年5月20日，量少色暗。G2P1。

辅助检查：2004年6月2日性激素六项示促卵泡生成激素（FSH）升高，雌二醇（E2）与孕酮（P）水平下降。

中医诊断：绝经前后诸证（肝郁化火证）

西医诊断：围绝经期综合征

治疗原则：滋水平木。

治疗经过：以2号镇静安神方为主方，配合4号脾胃方、13号活血通络方进行治疗，日1次。10诊：仍有入睡困难，但多梦易醒明显好转，腹胀稍减，大便仍干结，尿黄，口干。舌质暗，舌苔薄黄，脉细滑，效不更方。20诊：胁痛烘热缓解，大便通畅，无汗出，胃纳转佳，舌质淡，舌苔薄白，脉细，续前法治疗。30诊：除月经外，其余症状均明显好转。随访半年，已绝经，未见复发。

按语：围绝经期综合征是指妇女在绝经前后或手术摘除卵巢或其他原因造成卵巢功能低下而引起的一系列以自主神经功能紊乱症状为主的综合征。临床表现为烘热面赤，进而汗出，精神倦怠，烦躁易怒，头晕目眩，耳鸣心悸，失眠健忘，腰背酸痛，手足心热，或伴有月经紊乱等。中医称"绝经前后诸证"。临床常从肾虚论治。本病多表现为肝肾阴虚，故而以肝肾同调为思路治疗，可获良效。

【案例三】区某，女，54岁，于2014年2月25日初诊。

主诉：失眠2年，加重1个月。

病史：患者2年前停经后出现入睡困难，易醒，醒后觉头晕、神疲乏力，心情烦躁，服用安眠药方可入睡，近1个月症状加重，为求进一步治疗来诊。现症见：入睡困难，睡时潮热出汗，多梦易醒，醒后伴头晕、头痛，面色暗黄，神疲乏力，五心烦热，易怒，纳差，二便调。舌质稍红，苔少，脉弦细。

中医诊断：绝经前后诸证（肝肾阴虚证）

西医诊断：围绝经期综合征

治疗原则：滋水涵木。

治疗经过：以9号失眠方为主方，配合2号镇静安神方进行治疗，日1次。嘱患者适量运动，清淡饮食，调畅情志。7诊：诉入睡困难较前好转，盗汗减少，醒来次数减少，效不更方。经1个月的治疗后，诉不服用安眠药即可入睡，每晚睡眠时间约6小时，无易醒，精力充沛，心情舒畅，胃纳转佳，舌红，苔薄白，脉弦。随访1年，未见复发。

按语：围绝经期综合征是围绝经期女性由于生理功能的改变而出现的一系列症候群，临床常表现为月经紊乱、头痛、心悸、失眠、面色潮红、出汗、怕冷、烦闷等神经系统功能紊乱症状。其中失眠症，是困扰很多女性的难题。入睡困难、睡眠不足、睡眠质量差会影响到日常的工作和生活，常导致精神不振、烦躁、易怒、焦虑、疲惫、抑郁，甚至神经衰弱等。围绝经期妇女失眠症多数以肾虚为主，肝肾阴虚，水不涵木，肝木失养，肝的疏泄功能失常；肝郁化火，相火内扰，则导致失眠多梦、情志抑郁、焦躁等。

对于本病的治疗要以调冲任为本，而调冲任又当调脏腑、和气血，其中尤需注重肝、脾、肾三脏。

第十节　不孕症

一、概念

女子婚后有正常性生活2年以上，未避孕而不受孕者；或曾孕育过，未避孕又2年以上未再受孕者，成为"不孕症"。前者为原发性不孕症，古称"全不产"；后者为继发性不孕症，古称"断绪"。西医学中因排卵功能障碍、生殖器官炎症、子宫内膜异位症、免疫因素及良性肿瘤等引起的不孕症可参照本病辨证论治。

二、临床表现

排除男方不育和女方自身生殖系器质性病变等因素，女性在与配偶同居并未避孕的情况下2年未孕。伴有月经不调或痛经、闭经等。

三、病因病机

1.病因 肾虚、肝郁、痰湿和血瘀导致。

2.病机 肾气亏虚，冲任气血失调。

3.病位 在胞宫，与肝、脾、肾密切相关。

4.病性 虚实夹杂。

四、辨证施灸

1.肾阳亏虚证 婚久不孕，月经迟发，或月经后期，或经闭，经色淡暗，性欲淡漠，小腹冷，带下量多，清稀如水；或子宫发育不良。腰膝酸软，夜尿多；眼眶暗，面部暗斑，或环唇暗；舌质淡暗，苔白，脉沉细尺脉弱。

2.肾阴亏虚证 婚久不孕，月经常提前，经量过少或闭经，经色较鲜红，或经期延长甚则崩漏不止，形体消瘦，头晕耳鸣，腰酸膝软，五心烦热，失眠多梦，眼花心悸，肌肤失润，阴中干涩，舌质稍红略干，苔少，脉细略数。

3.冲任血虚证 婚久不孕，月经推后，量少、色淡或经闭，面黄体弱，疲倦乏力，头晕心悸。舌淡，少苔，脉沉细。

4.气滞血瘀证 婚久不孕，月经多后期或先后不定期，经来腹痛，甚或呈进行性加剧。经量多少不一，经色紫暗，有血块，块下痛减。有时经行不畅，淋漓难尽，或经间出血。或肛门坠胀不适，性交痛。舌质紫暗或舌边有瘀点，苔薄白，脉弦涩。

5.痰湿内阻证 婚久不孕，多自青春期始形体肥胖，经行后期、稀发，甚则闭经。闭经后渐见肥胖，身重体倦。带下量多，色白质黏无臭。头晕心悸，胸闷泛恶。面目虚浮或苍白无华。舌淡胖，苔白腻，脉滑。

【治疗处方】 以补肾方为主，酌情合用8号妇科炎症方、11号月经不调方、

12号补血调经方等，视患者病情及证型而定。

五、安全操作

1.贴治疗圈 嘱患者取仰卧位，充分暴露腹部。将治疗圈对准并紧贴脐周皮肤，使脐窝位于治疗圈正中心，一手固定治疗圈，另一手用医用透气胶带将治疗圈外缘紧贴于皮肤上固定。普通成人环绕治疗圈贴1层胶带即可，易出汗患者需交错贴2~3层，并扩大皮肤的粘贴面积，便于固定。

2.铺巾 依次铺上棉质孔巾及隔热布，若孔巾或隔热布与治疗圈的缝隙过大，应用夹子或胶带在孔洞处折叠收口并固定。

3.撒药粉 根据病症选择适量药粉剂约0.2g，用手指以搓撒的方式均匀撒在脐窝及周围皮肤上，以药粉均匀布散于皮肤但不填满脐窝为宜。药方选择以补肾方为主，酌情合用8号妇科炎症方、11号月经不调方、12号补血调经方等，视患者病情及证型而定。可适量增加兼证底粉，但一般不超过3种。

4.倒药盐 选择与主证相应配方的药盐1袋，倒入治疗圈内并轻轻晃动，使药盐平整均匀。若药盐出现少量小结块，需将结块搓散或取出；若药盐内大量结块，需更换药盐。

5.点燃艾炷 用镊子取1壮艾炷放于圈内药盐正中心，点燃艾炷顶端，当艾炷燃至2/3时，点燃治疗盘里另一艾炷。待治疗圈内艾炷燃尽无烟后，将艾灰丢至盛水的钢碗内熄灭，再夹取事前点燃的艾炷放置于治疗圈内，每次放置艾炷的位置应保持一致。如此反复，直至20个艾炷全部燃完。更换艾炷过程中，治疗盘应贴近治疗圈，防止火星掉落引起烫伤，并不时用手触碰治疗圈底部感受温度，以防温度过高。

6.清扫药盐 待最后一壮艾炷完全燃尽、不见火星，用棉质孔巾翻盖住治疗圈，让余温维持1~2分钟。然后取下孔巾与隔热布，除去胶带，一手固定治疗圈并将一端轻轻翘离皮肤，另一手立即将硬纸垫片平铺插入治疗圈及药盐底部，将治疗圈及药盐平挪至垫片上，再用毛刷扫尽多余底粉及药盐。此时肚脐内可能残留少许药粉，用毛刷或纸巾清理干净，不能用嘴向脐部吹气，以防受寒。

7.灸后注意

（1）调养精神，畅调情志，避免焦虑、紧张等不良情绪，社会和家人要给予关心、体贴和支持，创造一个良好的心态环境。

（2）起居规律，合理安排生活，适当锻炼身体。进行性生理知识教育，让患者掌握氤氲期"的候"，增加受孕机会。

（3）注意卫生，预防和及早治疗生殖道炎症。

（4）做好计划生育，避免人工堕胎、引产等对肾精、气血的不必要损耗而造成不孕。

（5）积极治疗引起不孕的原发病。

8.辅助治疗措施

（1）针刺：

1）主穴：关元、子宫、归来、三阴交、次髎、秩边。

2）加减：肾阳亏虚加灸肾俞、命门、神阙；冲任血虚加气海、血海；气滞血瘀加太冲、膈俞；痰湿内阻加丰隆、阴陵泉。

3）操作：关元、子宫、归来针刺补法加灸或平补平泻；三阴交虚补实泻，亦可加灸；次髎、秩边要求针尖朝前阴方向刺入2~3寸，有针感向前阴放散为佳。

（2）耳针：取内分泌、内生殖器、肾、皮质下。毫针弱刺激，每次20~30分钟；或施行埋针法、压籽法、压磁法。

六、医案精选

【案例一】陈某，女，37岁，2008年1月20日初诊。

主诉：结婚15年不孕。

病史：月经素来稀发，甚则闭阻不行，形体肥胖，毛发稠密，平素喉间多痰，神疲思睡，腰酸，带下量多，大便不实，小便正常，纳寐尚可。

月经婚育史：初潮13岁，月经量少，周期不规律，2~3个月1行，2007年12月1日。G0P0。

查体：妇检子宫略小，卵巢可及。舌淡胖，苔薄腻，脉细滑。

辅助检查：B超示子宫50mm×30mm×41mm，左卵巢45mm×48mm，右卵巢36mm×21mm。双侧卵巢内约可见数个扩张卵泡（提示多囊卵巢综合征）。

中医诊断：不孕症（痰湿内阻证）

西医诊断：多囊卵巢综合征

治疗原则：燥湿化痰，理气调经。

治疗经过：隔药盐灸选用补肾方合4号脾胃方治疗，日1次，10天为1个疗程。经3疗程治疗后，患者月经现每月1行，经量明显增多，嘱患者锻炼身体，畅调情志，清淡饮食。半年后随访，患者已正常受孕。

按语：本病的辨证，重在审脏腑、冲任、胞宫之病位，辨气血、寒热、虚实之变化，还要察痰湿与瘀血之病理因素。治疗重点是温养肾气，调理气血，使经调病除，则胎孕可成。

本案患者形体肥胖，毛发稠密，脾肾素虚水湿难化，聚湿成痰，痰阻冲任胞宫，气机不畅，经行推后或停闭；痰阻冲任，脂膜壅塞，遮蔽子宫，不能摄精成孕，而致不孕；痰阻气机，气机不畅则血运受阻，痰瘀互结于冲任、胞宫，不能萌发启动氤氲期而致不孕；喉间痰多，苔腻，均为痰湿内阻之征象；痰湿内阻，闭阻冲任胞宫，故经行后期量少，甚则闭经。痰湿下注，则带多质稠。故治疗上选用补肾方合4号脾胃方治疗，其中补肾方益肾调经以治本，脾胃方健脾益胃、燥湿化痰以治标，两方合用，标本兼治，共奏燥湿化痰，理气调经之效。

【案例二】高某，女，27岁，2009年6月28日初诊。

主诉：结婚5年未孕。

病史：患者自诉2004年2月因闭经6个月伴双侧乳房溢乳到妇科诊治，查垂体泌乳素（PRL）22.54ng/mL，CT检查为脑垂体微腺瘤，服溴隐宁治疗至今。刻下症：结婚5年未孕，性情急躁，平素月经基本对月，经期3天，量较少，色红，少许血块，伴经前双侧乳房胀痛、胸胁不舒，腰酸。纳寐可，二便调。

月经婚育史：初潮11岁，月经周期正常，量少，$\dfrac{3\sim4天}{30\sim32天}$，2009年6月10日。G0P0。

查体：舌红，苔薄，脉弦细。

辅助检查：妇检示子宫偏小，双乳无分泌物。复查PRL 26.2ng/mL。

中医诊断：不孕症（肝郁肾虚证）

西医诊断：高泌乳综合征

治疗原则：疏肝行气、补肾调经。

治疗经过：隔药盐灸选用补肾方合11号月经不调方治疗，日1次，7天为1个疗程。仍服溴隐宁，于月经结束后复诊。2诊：月经7月10日至，经期4天，经量较前稍增多，乳胀有所减轻，舌淡红，苔薄白，脉弦细。3诊：月经8月8日至，经期4天，量较前增多，无乳胀，继续上方治疗，共3个月经周期。4诊：停经40天，恶心，口淡无味，舌淡红，苔薄白，脉滑，尿HCG（＋）。B超示宫内妊娠，嘱停服溴隐宁，并给予保胎治疗后，生一健康女婴。

按语：患者多年不孕，平素性情急躁，肝气不畅，肝失调达，气血失调，冲任不能相资，久则肾虚，故多年不孕；肝失疏泄，血海失司，则经量少；肝郁气滞，故经前乳房胀痛，胸胁不舒；肾虚，则见经前腰痛；舌红，苔薄，脉弦细，均为肝郁肾虚之象。故治疗上选用补肾方补益肾精，肾精充盛，则经血自调，冲任气血调和；11号月经不调方行气疏肝、调理冲任，肝气调达，则血海满溢，气机通畅。两方合用，共奏疏肝行气、补肾调经之效。

不孕的发生与结婚年龄过早或过迟、受教育程度、月经初潮年龄、民族、居住地区、生活条件、遗传基因等多种因素有关。及早防治可能导致不孕症的妇科疾病，重视"未病先防""病中防变"和"病后防复"的三级预防思想。

第十三章　小儿病证

第一节　遗　尿

一、概念

遗尿，又称"尿床""夜尿症"，是指3岁以上的小儿睡眠中小便自遗、醒后方知的一种病症。3岁以下的小儿由于脑髓未充，智力未健，正常的排尿习惯尚未养成，尿床不属病态。年长小儿因贪玩少睡、过度疲劳、睡前多饮等偶然尿床者也不作病论。

本病发病男孩高于女孩，部分有明显的家族史。病程较长，或反复发作，重症患者白天睡眠也会发生遗尿，严重者产生自卑感，影响身心健康和生长发育。

二、临床表现

小儿在睡中尿床，数夜或每夜1次，甚至一夜数次。除夜间尿床外，日间常有尿频、尿急或排尿困难、尿流细等症状。

三、病因病机

1.**病因**　多由肾气不足，肺脾两虚，下焦湿热所致。
2.**病机**　肾气不足，膀胱失约；肺脾气虚，水道制约无权。
3.**病位**　在膀胱，与肺、脾、肾、三焦相关。
4.**病性**　分虚实两端，以虚证为主。

四、辨证施灸

1.**下元虚寒证**　睡中遗尿，醒后方觉，每晚1次以上，小便清长，面色㿠白，腰膝酸软，形寒肢冷，智力可较同龄儿稍差，舌淡苔白，脉沉迟无力。

2.脾肾两虚证 尿量多，尿色清，寐深不易唤醒，面色淡白，精神不振，纳呆便溏，舌淡苔薄白，脉沉缓。

3.肺脾气虚证 睡中遗尿，量不多但次数频，面色无华，神疲乏力，少气懒言，食欲不振，大便溏薄，自汗出，易感冒，舌淡苔薄白，脉缓弱。

4.心肾失交证 梦中尿出如白天小便状，白天多动少静，寐不安宁，易哭易惊，记忆力差，或五心烦热，形体较瘦，舌红苔少，脉沉细而数。

5.肝经湿热证 睡中遗尿，小便黄而尿少，性情急躁，夜梦纷纭，或夜间龂齿，手足心热，面赤唇红，口渴饮水，甚或目睛红赤，舌红苔黄腻，脉滑数。

【治疗处方】虚证以补肾方为主，实证之肝经湿热可用4号脾胃方健脾祛湿，余酌情合方。

五、安全操作

1.贴治疗圈 嘱患者取仰卧位，充分暴露腹部。若患儿不能很好地配合治疗，为防止患儿隔药盐灸施灸过程中躁动，可予以粗布绳固定四肢，以防艾灰掉落烫伤皮肤。

将治疗圈对准并紧贴脐周皮肤，使脐窝位于治疗圈正中心，一手固定治疗圈，另一手用医用透气胶带将治疗圈外缘紧贴于皮肤上固定。儿童需交错贴2~3层，并扩大皮肤的粘贴面积，便于固定。

2.铺巾 依次铺上棉质孔巾及隔热布，若孔巾或隔热布与治疗圈的缝隙过大，应用夹子或胶带在孔洞处折叠收口并固定。

3.撒药粉 根据病症选择适量药粉剂约0.2g，用手指以搓撒的方式均匀撒在脐窝及周围皮肤上，以药粉均匀布散于皮肤但不填满脐窝为宜。药方选择虚证以补肾方为主，实证之肝经湿热可用4号脾胃方健脾祛湿。可适量增加兼证底粉，但一般不超过3种。

4.倒药盐 选择与主证相应配方的药盐1袋，虚证以补肾方为主，实证之肝经湿热可用4号脾胃方。将药盐倒入治疗圈内并轻轻晃动，使药盐平整均匀。若药盐出现少量小结块，需将结块搓散或取出；若药盐内大量结块，需更换药盐。

5.点燃艾炷 用镊子取1壮艾炷放于圈内药盐正中心，点燃艾炷顶端，当艾炷燃至2/3时，点燃治疗盘里另一艾炷。待治疗圈内艾炷燃尽无烟后，将艾灰丢至盛水的钢碗内熄灭，再夹取事前点燃的艾炷放置于治疗圈内，每次放置艾炷的位置应保持一致。如此反复，直至20个艾炷全部燃完。更换艾炷过程中，治疗盘应贴近治疗圈，防止火星掉落引起烫伤，并不时用手触碰治疗圈底部感受温度，以防温度过高。

6.清扫药盐　待最后一壮艾炷完全燃尽、不见火星，用棉质孔巾翻盖住治疗圈，让余温维持1~2分钟。然后取下孔巾与隔热布，除去胶带，一手固定治疗圈并将一端轻轻翘离皮肤，另一手立即将硬纸垫片平铺插入治疗圈及药盐底部，将治疗圈及药盐平挪至垫片上，再用毛刷扫尽多余底粉及药盐。此时肚脐内可能残留少许药粉，用毛刷或纸巾清理干净，不能用嘴向脐部吹气，以防受寒。

7.灸后注意

（1）培养小儿按时、睡前排尿的良好习惯，傍晚前应控制饮水量。

（2）注意腹部防寒保暖，避免受寒。

（3）排除遗尿对小儿情绪及心理的影响，切忌对小儿打骂、责罚。

8.辅助治疗措施

（1）针刺：

1）主穴：以任脉和膀胱的俞、募穴为主。取中极、关元、膀胱俞、三阴交。

2）加减：脾肾两虚加脾俞、肾俞、气海；肺脾气虚加肺俞、脾俞、足三里；肝经湿热加曲骨、阴陵泉；下元虚寒加灸气海、关元；心肾失交加内关、肾俞。

3）操作：中极、关元直刺或向下斜刺，使针感下达阴部为佳；肾俞、关元可行温针灸或隔附子饼灸；其余穴位常规针刺。

（2）皮肤针：取胸4至腰2夹脊、关元、气海、曲骨、肾俞、三阴交。用皮肤针叩刺，至皮肤发红为度。每日1次。

（3）耳针：取肾、膀胱、肝、皮质下、内分泌、尿道。每次选用3~4穴，毫针浅刺或埋针、药丸贴压。

（4）头针：取额旁3线、顶中线。缓慢进针后，反复行针5~10分钟。

（5）激光照射：取关元、中极、足三里、三阴交。用氦-氖激光治疗仪每穴照射2~5分钟。每日1次。

六、医案精选

【案例一】谢某，男，9岁，于2014年8月12日初诊。

主诉：每夜遗尿3~4次3年余。

病史：患儿3年前无明显诱因出现遗尿，无尿急、尿痛，尿道口无红肿热痛，曾在多家医院诊治，具体治疗不详，疗效欠佳。遂来我院住院治疗，目前患儿每夜遗尿3~4次，多梦，精神食欲可，面色㿠白，恶寒肢冷，腰腿酸软，大便正常，小便清长而频数，舌质淡，脉沉迟无力。

辅助检查：头颅MRI及血常规均未见明显异常。

中医诊断：遗尿（下元虚寒证）

西医诊断：习惯性遗尿

治疗原则：温肾固涩。

治疗经过：①隔药盐灸以补肾方为主方，配合1号醒脑开窍方进行治疗，日1次，10次为1个疗程，疗程间休息3~5天。②针刺：取穴以夜尿点、百会、顶中线、额旁3线、肾俞、气海、关元、中极、三阴交、涌泉为主。头皮针每次取2~3穴，轮替使用，用中等强度行平补平泻手法，加脉冲电，用连续波，留针20分钟；夜尿点、背俞穴、涌泉不留针，有针感为宜；其他穴位平补平泻，留针30分钟，日1次，10次为1个疗程，疗程间休息3~5天。③拔罐：取穴以关元、中极为主，每周1次。积极鼓励患儿消除顾虑，克服害羞以及精神紧张等不良因素。2个疗程后，患儿面色红润，夜梦减少，四肢不冷，夜尿次数减少至1次，无遗尿。随访半年，未见复发。

按语："小便不禁者，肾气虚，下焦受冷也。肾主水，其气下通于阴，肾虚下焦冷，不能温制其水液，故小便不禁也"。遗尿与禀赋有关，且病机多属肾阳不足，膀胱虚冷。故以补肾方为主方，温补肾阳。

遗尿辨证重在辨虚实寒热，临床所见虚寒者居多，实热者较少。虚寒者责之肾虚不固、气虚不摄、膀胱虚寒；实热者多责之于肝经湿热；虚实夹杂者当责之于心肾失交。

治疗上虚证以扶正培本为主，采用温肾阳、健脾运、补肺气、醒心神等法；肝经湿热宜清热利湿为主。除内服药物外，配合针刺、灸法、外治疗法等治疗本病，均可应用。

【案例二】李某，男，8岁，于2013年5月23日初诊。

主诉：每夜遗尿1~2次4年余。

病史：患儿4年余前无明显诱因下出现遗尿，曾服多种药物（具体不详），疗效不佳，遂来我院就诊。目前患儿每夜遗尿1~2次，白天尿频而量不多，面色不华，形体消瘦，神倦乏力，自汗出，食少便溏，舌质淡，苔白，脉缓。

辅助检查：头颅MRI、泌尿系统造影及血常规均未见明显异常。

中医诊断：遗尿（肺脾气虚证）

西医诊断：习惯性遗尿

治疗原则：补中益气缩尿。

治疗经过：①隔药盐灸以4号脾胃方为主方，配合1号醒脑开窍方进行治疗，日1次，10次为1个疗程，疗程间休息3~5天。②针刺取穴以百会、气海、关元、中极、太渊、足三里、三阴交为主，其中百会、关元、中极、三阴交行平补平泻法，留针30分钟，每日1次，10次为1个疗程，疗程间休息3~5天。③埋线治疗取大椎、肺俞、脾俞、气海、中极、三阴交、涌泉等穴，共1次。经2个疗程的治疗，患儿夜间无遗尿，白天尿频明显好转，面色红润，精神饱满，汗出减少，胃纳转佳，大便尚可，舌淡红，苔薄白，脉缓。随访1年，未见复发。

按语：神阙穴属任脉，在脐窝正中，一般不针，而多灸。而隔药盐灸疗法通过神阙穴调阴阳、行气血、通经络，强壮体质，恢复各脏腑器官功能。4号脾胃方在补脾胃的同时能够引火归原。百会为诸阳之会，属督脉通脑；太渊能补益肺气，为肺经输穴属土，应子母补泻中虚则补其母之意，兼可补脾气；三阴交为足三阴经交会穴，可疏利下焦、调补脾肾；配伍足三里可健脾益气。穴位埋线治疗后可对穴位产生持续的刺激作用，增强疗效。诸法配合，共奏疗效。

【案例三】陈某，男，8岁，于2010年5月28日初诊。

主诉：每夜遗尿1~2次4年。

病史：患儿4年前无明显诱因下出现遗尿，曾多次在他院诊治，疗效不佳。今为进一步治疗来我院就诊。刻下症：每夜遗尿1~2次，多梦，自汗，体形偏瘦，面色无华，神疲纳差，大便尚可，小便清长。舌质淡苔薄白，脉沉细。

辅助检查：血常规、尿常规、脊柱X线、头颅MRI均未见明显异常。

中医诊断：遗尿（脾肾虚寒证）

西医诊断：习惯性遗尿

治疗原则：温肾固涩、补肺健脾。

治疗方法：①隔药盐灸以补肾方为主方，配合1号醒脑开窍方进行治疗，日1次，10次为1个疗程，疗程间休息3~5天。②针灸取穴以百会、关元、中极、命门、肾俞、膀胱俞、足三里、三阴交、涌泉穴为主，其中百会、关元、中极、三阴交行平补平泻法，留针30分钟，日1次，10次为1个疗程，疗程间休息3~5天。经过2个疗程的治疗，患儿无遗尿，多梦、自汗好转，胃纳转佳，面色红润。随访1年，未见复发。

按语：补肾方有健脾补肾之功。中极为膀胱募穴，与膀胱俞为俞募配穴，针刺可振奋膀胱之气机，恢复其气化功能；肾与膀胱相表里，膀胱的气化功能主要来源于肾阳的温煦养化，关元为小肠募穴，配合肾俞以培肾固本、温补下元；三阴交为足三阴经交会穴，可疏利下焦、调补脾肾；配伍足三里可健脾益气；涌泉穴补肾气、行水气。诸法配合，相得益彰。

遗尿需注意与以下疾病相鉴别：

（1）尿失禁：其尿液自遗而不分昼夜，出而不禁，在小儿多为先天发育不全或脑病后遗症的患儿。

（2）神经性尿频：其特点是患儿在白昼尿频尿急，入睡后尿频消失，与遗尿迥然不同。

第二节　五迟五软

一、概念

五迟是指立迟、行迟、语迟、发迟、齿迟；五软是指头项软、口软、手软、足软、肌肉软。五迟以发育迟缓为特征，五软以痿软无力为主症，两者既可单独出现，也常互为并见。西医学小儿生长发育迟缓、大脑发育不全、佝偻病、先天性遗传神经肌肉疾病、脑性瘫痪等疾病，均可出现五迟五软。

二、临床表现

小儿2~3岁还不能站立、行走为立迟、行迟；初生无发或少发，随年龄增长头发仍稀疏难长为发迟；牙齿届时未出或出之甚少为齿迟；1~2岁还不会说话为语迟。

小儿周岁前后头项软弱下垂为头项软；咀嚼无力，时流清涎为口软；手臂不能握举为手软；2~3岁还不能站立、行走为足软；皮宽肌肉松软无力为肌肉软。

应根据小儿生长发育规律早期发现生长发育迟缓的变化。患儿可有母亲孕期患病用药不当史；患儿或有产伤、窒息、早产史；养育不当史；或有家族史，父母为近亲结婚者。

三、病因病机

1. **病因**　先天不足，肝肾亏损或后天失养，气血亏虚。
2. **病机**　五脏不足，气血虚弱，精髓不充，导致生长发育障碍。
3. **病位**　在脑，与肝、脾、肾相关。
4. **病性**　以虚证为主。

四、辨证施灸

1.五迟

（1）脾肾虚弱证：头发稀疏萎黄，牙齿生长迟缓，或幼儿牙质不良，囟门宽大，逾期不合，形体瘦弱，生长缓慢，肌肉松软，面色淡白，食欲不振，大便溏薄，舌淡苔白，脉沉迟无力，指纹淡。

（2）肝肾亏损证：坐、立、行的发育明显迟于正常同龄儿，甚至四五岁还不能行走，或者伴有发和齿的异常。平素活动甚少，容易疲倦，肢体无力，睡眠不实，面色不华，形体瘦弱，舌淡苔少，脉沉细无力，指纹淡。

（3）心肾不足证：语言发育迟缓，智力低下，常伴有立迟、行迟、发迟、齿迟等发育迟缓症状，精神呆滞，疲乏无力，食欲不振，大便多秘，舌淡苔薄，脉缓无力，指纹淡。

2.五软

（1）脾肾两虚证：头项软弱不能抬举，口软唇弛，吸吮咀嚼困难，手足迟缓无力，不能握举和站立，肌肉松软，失于弹性，发育较同龄正常儿落后，精神萎靡，面色苍白，肢冷便溏，舌淡苔白，脉沉迟无力，指纹淡。

（2）肝肾亏损证：头项软弱，挺而不坚，口唇松软，舌舒缓动，手握无力，步履蹒跚，容易跌倒，肌肉萎缩，酸软无力，心烦不寐，潮热盗汗，舌红少苔，脉沉细数，指纹淡红。

（3）气血两虚证：肢体软弱，神情呆滞，智力迟钝，面色苍白，形瘦神疲，倦怠无力，纳差便溏，舌淡苔薄白，脉弱无力，指纹淡稍暗。

【治疗处方】以6号关节方配合1号醒脑开窍方进行治疗，余酌情调整。

五、安全操作

1.贴治疗圈　嘱患者取仰卧位，充分暴露腹部。若患儿不能很好地配合治疗，为防止患儿隔药盐灸施灸过程中躁动，可予以粗布绳固定四肢，以防艾灰掉落烫伤皮肤。

将治疗圈对准并紧贴脐周皮肤，使脐窝位于治疗圈正中心，一手固定治疗圈，另一手用医用透气胶带将治疗圈外缘紧贴于皮肤上固定。儿童需交错贴2~3层，并扩大皮肤的粘贴面积，便于固定。

2.铺巾　依次铺上棉质孔巾及隔热布，若孔巾或隔热布与治疗圈的缝隙过大，应用夹子或胶带在孔洞处折叠收口并固定。

3.撒药粉　选择6号关节方、1号醒脑开窍方药粉剂各0.2g，用手指以搓撒的方式均匀撒在脐窝及周围皮肤上，以药粉均匀布散于皮肤但不填满脐窝为宜。可适量增加兼证底粉，但一般不超过3种。

4.倒药盐　选择与主证相应配方的药盐1袋，倒入治疗圈内并轻轻晃动，使药盐平整均匀。若药盐出现少量小结块，需将结块搓散或取出；若药盐内大量结块，需更换药盐。

5.点燃艾炷　用镊子取1壮艾炷放于圈内药盐正中心，点燃艾炷顶端，当艾炷燃至2/3时，点燃治疗盘里另一艾炷。待治疗圈内艾炷燃尽无烟后，将艾灰丢至盛水的钢碗内熄灭，再夹取事前点燃的艾炷放置于治疗圈内，每次放置艾炷的位置应保持一致。如此反复，直至20个艾炷全部燃完。更换艾炷过程中，治疗盘应贴近治疗圈，防止火星掉落引起烫伤，并不时用手触碰治疗圈底部感受温度，以防温度过高。

6.清扫药盐 待最后一壮艾炷完全燃尽、不见火星，用棉质孔巾翻盖住治疗圈，让余温维持1~2分钟。然后取下孔巾与隔热布，除去胶带，一手固定治疗圈并将一端轻轻翘离皮肤，另一手立即将硬纸垫片平铺插入治疗圈及药盐底部，将治疗圈及药盐平挪至垫片上，再用毛刷扫尽多余底粉及药盐。此时肚脐内可能残留少许药粉，用毛刷或纸巾清理干净，不能用嘴向脐部吹气，以防受寒。

7.灸后注意 本病的预防，应大力宣传优生优育知识，避免近亲结婚，婚前进行健康检查，以杜绝先天性遗传疾病的发生。提倡母乳喂养，保证营养均衡，并适当进行体育锻炼。

8.辅助治疗措施

（1）针刺：

1）主穴：大椎、身柱、风府、四神聪、悬钟、阳陵泉。

2）加减：肝肾亏损加肝俞、肾俞、太溪、三阴交；脾胃虚弱加中脘、脾俞、足三里；上、下肢痿软分别加曲池、手三里、合谷、外关和伏兔、环跳、风市、委中、承山、丰隆等。

3）操作：风府朝鼻尖以下方向针刺1寸左右，切勿向上深刺，以免误入枕骨大孔；四神聪分别从4个不同方位刺向百会穴；背俞穴宜斜刺、浅刺；其余穴位常规针刺。

（2）耳针：取心、肾、肝、脾、皮质下、脑干，隔日1次。

（3）头针：取顶颞前斜线、顶旁1线、顶旁2线、颞前线、枕下旁线。毫针刺激，留针1~4小时。每日1次。

（4）穴位注射：取风池、大椎、肾俞、曲池、手三里、足三里、阳陵泉、承山等穴。每次选2~3穴，用胎盘组织液、灯盏花注射液、维生素B_1注射液、维生素B_{12}注射液等，每穴注入0.5~1mL，每日1次。

六、医案精选

【案例一】刘某，男，5岁3个月，于2014年10月5日初诊。

主诉：出生至今仍不会行走。

病史：其母代诉，患儿于孕7月时因高热早产，出生时有窒息史。2岁时仍不会讲话，不能自行翻身、独坐，曾于他院接受内科及康复治疗（具体不详），未见明显好转，遂来我院就诊。现症见：理解能力较差，注意力欠集中，可发单音，表达能力欠佳，可独坐，四肢痿软无力，站立不能，面色无华，神情倦怠，喜卧懒动，伴流涎，纳少，眠可，二便调。舌淡，苔薄白，指纹色淡，脉沉迟无力。

辅助检查：头颅MR未见明显异常。

中医诊断：五迟五软（脾肾不足证）

西医诊断：脑性瘫痪

治疗原则：补肾健脾。

治疗方法：①隔药盐灸以6号关节方为主方，配合1号醒脑开窍方进行治疗，日1次，15次为1个疗程，疗程间休息3~5天。②针刺选穴以头针运动区、足运感区、平衡区、耳针脑点、风池、百会、神庭、人中、廉泉、大椎、脾俞、肾俞、手三里、八邪、环跳、足三里、三阴交、涌泉为主。头皮针每次取穴4~6个，轮替使用，用中等强度行平补平泻法，加脉冲电，用连续波，留针20分钟；背俞穴、涌泉不留针，有针感为宜；其他穴位行平补平泻法，留针30分钟，日1次，15次为1个疗程，疗程间休息3~5天。经4个疗程的治疗，患儿四肢力量增强，可抓握，踢腿有力，会说"吃饭"等简单词语，流涎明显减少，仍无法站立。8个疗程后，能扶站，智力有所提高。12个疗程后，可行走，但行走不稳，不能躲避障碍物。24个疗程后，智力略低下，可行走，精神饱满，面色红润，胃纳转佳。

按语：本病属先天禀赋不足，脑髓空虚，五脏六腑、四肢百骸失去濡养，若幼年失治，多累及终身。隔药盐灸、针灸配合使用，以后天补先天，先天促后天，使髓海得填，经络运行通畅，脏腑肢节得养，症状改善。

【案例二】翁某，男，1岁，于2005年5月5日初诊。

主诉：至今仍不能独坐。

病史：其父代诉，患儿为足月剖宫产，无缺血缺氧史，出生时体重为3.1kg。6个月时发现其仍不会翻身后，开始服用维生素D、钙片、鱼肝油，未见效果，遂来我院就诊。现症见：神情淡漠，手足无力，肌肉松软如棉，不会翻身、独坐、站立，反应迟钝，不会发单音，面色萎黄，唇甲色淡，形体消瘦，鸡胸龟背，食少不化，眠可，二便尚调。舌淡苔白，指纹淡。

中医诊断：五迟五软（脾阳不足证）

西医诊断：脑性瘫痪

治疗原则：温补脾阳。

治疗手段：①隔药盐灸以4号脾胃方为主方，配合1号醒脑开窍方和6号关节方进行治疗，日1次，10次为1个疗程，疗程间休息3~5天。②针刺选穴以头针运动区、足运感区、平衡区；耳针脑点；风池、百会、神庭、人中、廉泉、大椎、脾俞、胃俞、手三里、八邪、环跳、足三里、三阴交、涌泉等为主，头皮针每次取4~6穴，轮替使用，用中等强度行平补平泻手法，加脉冲电，用连续波，留针20分钟；背俞穴、涌泉穴不留针，有针感为宜；其他穴位行平补平泻法，留针30分钟，日1次，15次为1个疗程，疗程间休息3~5天。经2年治疗，患儿营养改善，形体匀称，肌肉结实有力，可独自站立、扶行，能随家长数数到100，能对歌。

按语：人能站立行走，需要肌肉的协调运动。脾主肌肉，若脾阳不足，则筋骨肌肉失养，可出现足软无力，难于行走；头颈项软无力，不能抬举；手软无力下垂，不能握举。五迟五软的治疗重在培补肝脾肾，补益气血。本病为疑难重症，疗程宜长，可同时配合针灸、外治等法等综合康复治疗，还应做到早发现、早诊断、早治疗，以获得较满意的疗效。

【案例三】冯某，女，5岁，于2014年10月5日初诊。

主诉：出生至今仍不会行走、说话。

病史：其母代诉，患儿为第1胎，足月难产，脐带绕颈，缺血缺氧，经抢救脱险。1岁时仍然不会爬行、坐立，曾于当地医院接受康复治疗（具体不详），未见明显好转。现症见：神情淡漠，反应迟钝，理解能力较差，不能听指令，两眼内斜视，不会发单音，四肢痿软无力，形瘦神疲，纳眠可，二便调。舌质淡红，苔薄白，脉象沉而无力。

中医诊断：五迟五软（髓海不足证）

西医诊断：脑性瘫痪

治疗原则：通督健脑。

治疗手段：①隔药盐灸以1号醒脑开窍方为主方，配合6号关节方进行治疗，日1次，10次为1个疗程，疗程间休息3~5天。②针刺取穴以百会、神庭、人中、大椎、身柱、灵台、至阳、筋缩、中枢、脊中、命门、肾俞、腰阳关、腰俞、承扶、委中、昆仑、涌泉穴，手法以补法为主，留针30分钟，日1次，疗程同上。③推拿取肾俞、八髎穴，手法以擦法为主，以热为度，疗程同上。经3次治疗后，患儿精神明显好转。5个疗程后，在家长帮助下开始练习行走。10个疗程后，能听简单指令，独自行走10余米，但步态欠稳。15个疗程后，能独自行走30余米，步态欠稳较前改善，能发单音和简单的词语。

按语：脑瘫应当以综合治疗为主，各疗法相互取长补短，真正做到相辅相成，才能切实提高临床疗效。脑瘫与痿证鉴别：痿证虽有肢体软弱无力，但以下肢不能随意运动较为多见，不伴有头项口等部位的肌肉软弱无力，多因后天疾病影响所致。

第三节　厌　食

一、概念

厌食是小儿时期比较常见的一种脾胃病，临床以长期食欲不振、见食不贪、食量减少为特征。是儿科常见病之一，城市儿童发病率较高，各年龄儿童皆可发病，尤以1~6岁小儿多见。其发生无明显季节差异，但因夏季暑湿当令，易于困遏脾气，使症状加重。

本病一般预后良好，但长期不愈者会使气血生化乏源，易于感受外邪，合并血虚证，或日渐消瘦，转为疳病。

二、临床表现

小儿长期食欲减退或消失，以食量减少为主要症状。严重者可导致营养不良、贫血、佝偻病及免疫力低下，出现反复呼吸道感染，对儿童生长发育、营养状态和智力发展也有不同程度的影响。要注意鉴别可以导致厌食的慢性疾病及微量元素缺乏和维生素缺乏的情况。

三、病因病机

1.**病因** 脏腑娇嫩，饮食不调，病后失养，惊恐过度。

2.**病机** 脾胃失和，运化失调。

3.**病位** 在脾胃。

4.**病性** 分虚实两端，实证以脾失健运、湿阻中焦为主，虚证以脾胃气虚和脾胃阴虚为主。

四、辨证施灸

1.**脾失健运证** 厌恶进食，食不知味，常伴有嗳气泛恶，胸闷脘痞，大便不畅，若迫食或偶然多食则脘腹胀满，舌质淡红，苔白腻或微黄，指纹淡，脉濡缓或滑数。

2.**脾胃气虚证** 以不思进食，形体偏瘦为主。常素面色少华，精神不振，食少便多，大便入水易散，夹未消化物，部分患儿易于出汗，易罹外感，舌体胖嫩，舌质淡，苔薄白，指纹淡，脉缓无力。

3.**胃阴不足证** 以纳谷呆钝，食少饮多为主，常兼面色萎黄，皮肤失润，大便偏干，小便短黄，部分小儿烦躁少寐，手足心热，舌偏红少津，苔少或花剥，指纹紫，脉象沉细。

4.**肝旺脾虚证** 厌恶进食，好动多啼，性躁易怒，睡眠中咬齿磨牙，便溏溲少，舌光、苔净，脉弦细。

【**治疗处方**】以4号脾胃方为主方，余酌情合方。

五、安全操作

1.**贴治疗圈** 嘱患者取仰卧位，充分暴露腹部。若患儿不能很好地配合治疗，为防止患儿隔药盐灸施灸过程中躁动，可予以粗布绳固定四肢，以防艾灰掉落烫伤皮肤。

将治疗圈对准并紧贴脐周皮肤，使脐窝位于治疗圈正中心，一手固定治疗圈，另一手用医用透气胶带将治疗圈外缘紧贴于皮肤上固定。儿童需交错贴2~3层，并扩大皮肤的粘贴面积，便于固定。

2.**铺巾** 依次铺上棉质孔巾及隔热布，若孔巾或隔热布与治疗圈的缝隙过大，应用夹子或胶带在孔洞处折叠收口并固定。

3.撒药粉 选择4号脾胃方药粉剂约0.2g，用手指以搓撒的方式均匀撒在脐窝及周围皮肤上，以药粉均匀布散于皮肤但不填满脐窝为宜。可适量增加兼证底粉，但一般不超过3种。

4.倒药盐 选择4号脾胃方药盐1袋，倒入治疗圈内并轻轻晃动，使药盐平整均匀。若药盐出现少量小结块，需将结块搓散或取出；若药盐内大量结块，需更换药盐。

5.点燃艾炷 用镊子取1壮艾炷放于圈内药盐正中心，点燃艾炷顶端，当艾炷燃至2/3时，点燃治疗盘里另一艾炷。待治疗圈内艾炷燃尽无烟后，将艾灰丢至盛水的钢碗内熄灭，再夹取事前点燃的艾炷放置于治疗圈内，每次放置艾炷的位置应保持一致。如此反复，直至20个艾炷全部燃完。更换艾炷过程中，治疗盘应贴近治疗圈，防止火星掉落引起烫伤，并不时用手触碰治疗圈底部感受温度，以防温度过高。

6.清扫药盐 待最后一壮艾炷完全燃尽、不见火星，用棉质孔巾翻盖住治疗圈，让余温维持1~2分钟。然后取下孔巾与隔热布，除去胶带，一手固定治疗圈并将一端轻轻翘离皮肤，另一手立即将硬纸垫片平铺插入治疗圈及药盐底部，将治疗圈及药盐平挪至垫片上，再用毛刷扫尽多余底粉及药盐。此时肚脐内可能残留少许药粉，用毛刷或纸巾清理干净，不能用嘴向脐部吹气，以防受寒。

7.灸后注意 注意饮食调护，纠正患儿贪吃零食、偏食挑食、饮食不按时无定量的不良习惯，食物不要过于精细，应鼓励多吃蔬菜及粗粮，增加食物的品种，以促进食欲。勿滥服补品、补药。

8.辅助治疗措施

（1）针刺：

1）主穴：以任脉、足阳明经腧穴为主。取中脘、建里、梁门、足三里。

2）加减：脾胃虚弱加脾俞、胃俞；脾失健运加内关、公孙；胃阴不足加三阴交、内庭；肝旺脾虚加太冲、太白。

3）操作：背俞穴不宜直刺、深刺，灸法较为适宜；其余诸穴均常规操作。

（2）耳针：取胃、脾、大肠、小肠、神门、皮质下。每次选2~3穴，用王不留行籽贴压，每日按揉3~5次。

（3）穴位注射：取双侧足三里。用维生素B_1注射液或维生素B_{12}注射液，每侧穴注射1mL。每周2次。

六、医案精选

【案例一】于某，男，5岁，于2006年2月12日初诊。

主诉：食欲不振1个月。

病史：其母代诉，患儿1个月前无明显诱因下出现不思饮食，挑食，食后偶发呕吐，予山楂煎煮后代茶饮，未见明显好转，遂来我院就诊。刻下症：神志清，精神一般，食欲不振，挑食，食后偶发呕吐，形体消瘦，面色萎黄，语声低微，眠可，大便2日1行，排便需用力，小便调。舌质淡，苔白，舌体瘦小，脉缓。

辅助检查：血常规提示红细胞及血红蛋白降低。

中医诊断：厌食（脾胃气虚证）

西医诊断：消化功能紊乱

治疗原则：健脾和胃，益气养血。

治疗经过：①隔药盐灸以4号脾胃方为主方，配合14号益气补血方进行治疗，日1次。②推拿予补脾经、运内八卦、摩中脘、清补大肠、按揉足三里、捏脊，日1次，每次约半小时。3诊：胃纳有所改善，效不更方。7诊：精神转佳，每餐可进食1碗饭，无食后呕吐，仍有挑食，续前方治疗。15诊：饮食正常，面色红润，舌质淡红，苔薄白，嘱患儿父母，给予合理饮食，勿食用过多肥甘厚腻，以免造成脾胃积滞。30诊：形体消瘦明显改善，语声有力，纳眠可，二便调。随访半年，未见复发。

按语：厌食一般属于脾胃轻证，证候表现多与脾胃失调有关，全身症状不重。部分患儿有脾气、胃阴不足证候。部分厌食患儿症状少，舌象可作为辨证的重要依据。脾失健运者舌质多正常，苔腻；湿浊重者苔厚腻；食滞重者为垢腻，偏气虚者舌淡而少津，苔薄白；偏阴虚者舌红而少津，少苔或花剥苔。治疗"以和为贵，以运为健"，宜以轻清之剂解脾气之困。

本案患儿脾胃气虚而致厌食，隔药盐灸以4号脾胃方为主健脾益气，同时配合14号益气补血方补气生血以治其本。辅以健脾推拿手法，疏通经络，尤适用于小儿，特别是捏脊疗法，其机制在于：捏拿督脉及旁侧的膀胱经可振奋患儿全身阳气，气行则血行，从而推动全身气血的运行，以外达内，起到内外兼理的效果。

【案例二】李某，女，6岁，于2010年1月11日初诊。

主诉：食欲不振伴精神萎靡2个月，加重1周。

病史：其父代诉，患儿2个月前无明显诱因下出现不思饮食伴精神不振，未予处理，近1周症状加重，遂来我院就诊。刻下症：神志清，精神萎靡，食欲不振，伴口苦，易发脾气，形体消瘦，面色萎黄，眠差易醒，大便先干后溏，小便尚调。舌红，苔白腻，舌体瘦小，脉弦。

中医诊断：小儿厌食（肝胃不和证）

西医诊断：消化功能紊乱

治疗原则：疏肝和胃，养血健脾。

治疗经过：①隔药盐灸以4号脾胃方为主方，配合11号月经不调方进行治疗，日1次。②中药内服以逍遥散为主方加减，方药组成为：柴胡8g、白术5g、当归5g、白芍5g、茯苓5g、麦芽8g、山楂8g、炙甘草6g。共5剂，日1剂，水煎至100mL，饭前温服。3诊：胃纳有所改善，易发脾气症状好转，无口苦，效不更方。10诊：面色红润，精神良好，饮食正常，嘱患儿父母，给予清淡免油炸饮食，粗纤维易消化食物为主。20诊：睡眠转佳，二便调，续前方治疗。30诊：形体消瘦明显好转，胃纳佳，舌红苔薄白，脉弦。随访半年，未见复发。

按语：《灵枢·脉度》曰："脾气通于口，脾和则口能知五味矣。"说明脾气调和是知饥纳谷、食而知味的必要条件。《诸病源候论·脾胃病诸候》曰："脾者，脏也。胃者，腑也。脾胃二气，相为表里。胃受谷而脾磨之，二气平调，则谷化而能食。"进一步认识到脾胃对水谷受纳和腐熟的重要性。小儿肝常有余，脾常不足。脾气虚则不运，不运则胃受纳减少，饮食不和，气血生化乏源，以致气血亏虚，故面色萎黄，舌体瘦小淡白；肝胃不和，肝气郁滞则急躁易怒、口苦；脾胃运化功能失调，则食欲不振。脾不调则食不化，胃不和则食不消，久之则肝胃俱伤，气血生化之源枯竭，四肢肌肉得不到濡养，则身体瘦弱，精神不振。本案隔药盐灸以4号脾胃方为主方，方中党参、白术、怀山药共奏补中益气，健运脾胃，筑后天之基；吴茱萸、肉桂开郁化滞，温中散寒，肝脾同调，以肝木无犯脾土；炮姜、川椒解郁结，消宿食，通三焦，温脾胃；香附、延胡索行气之力强，助中州气运，兼行气止痛。配合11号月经不调方疏肝养血，使肝胃调和。中药辅以逍遥散加减内服为和解之义，具调和肝脾、疏肝解郁、养血健脾之效。

厌食需注意与以下疾病相鉴别：

（1）积滞：积滞指乳食停滞中脘，积而不消，气滞不行，而有脘腹胀满疼痛、嗳气酸馊、大便腐臭、烦躁多啼等症。厌食患儿不思饮食，进食少，故腹坦然无苦，一般无食积征象。

（2）疳病：疳病患者可有食欲不振、食欲亢进或嗜食异物者，形体明显消瘦，病可涉及五脏，出现烦躁不宁或萎靡不振，以及舌疳、眼疳、疳肿胀等兼症。而厌食者虽食欲差，进食少，但体形多正常或略瘦，未至羸瘦程度，病位在脾，一般不涉及它脏。

第四节 积 滞

一、概念

积滞是由乳食内积、脾胃受损而引起的胃肠道疾病，临床以腹泻或便秘、呕吐、腹胀为主要症状。与西医学中消化不良相近，又称消化功能紊乱。本病一年四季皆可发生，夏秋季节，暑湿易于困遏脾气，发病率较高。小儿各年龄组皆可发病，但以婴幼儿多见。常在感冒、泄泻、疳证中合并出现。

二、临床表现

小儿乳食不思或少思，脘腹胀痛，呕吐酸馊，大便溏泻，臭如败卵或便秘。可伴有烦躁不安，夜间哭闹，或有发热等症。有伤乳、伤食史。大便检查，有不消化食物残渣或脂肪球。

三、病因病机

1.**病因** 伤乳、伤食所致。

2.**病机** 乳食内停,食积气滞。

3.**病位** 在脾胃。

4.**病性** 以实证为主,可兼脾虚。

四、辨证施灸

1.**食滞脾胃证** 伤乳者则呕吐乳片,口中有乳酸味,不欲吮乳,腹满胀痛,大便酸臭,或便秘;伤食者则呕吐酸馊食物残渣,腹部胀痛拒按,烦躁多啼,饮食不振,小便短黄或如米泔,或伴低热,舌红苔腻,指纹紫滞,脉弦滑。

2.**食积不化、湿热中阻证** 脘腹胀痛,胸胁苦闷,面黄恶食,扪手足心及腹部有灼热感,或午后发热,或时寒时热,面部时而潮红,心烦易怒,夜不安寐,夜睡易醒,自汗盗汗,好翻动踢被,口苦口干,大便臭秽,或溏时结,或皮肤出现疮疹瘙痒,舌红苔黄腻,指纹紫滞,或脉滑数。

3.**脾虚夹积证** 面色萎黄,形体瘦弱,困倦无力,夜寐不安,不思乳食,腹满喜伏卧,大便稀糊,唇舌淡红,苔白腻,指纹淡红或脉细而滑。

【**治疗处方**】以4号脾胃方为主方,实证者可配合15号泻热通便方进行治疗。

五、安全操作

1.**贴治疗圈** 嘱患者取仰卧位,充分暴露腹部。若患儿不能很好地配合治疗,为防止患儿隔药盐灸施灸过程中躁动,可予以粗布绳固定四肢,以防艾灰掉落烫伤皮肤。

将治疗圈对准并紧贴脐周皮肤,使脐窝位于治疗圈正中心,一手固定治疗圈,另一手用医用透气胶带将治疗圈外缘紧贴于皮肤上固定。儿童需交错贴2~3层,并扩大皮肤的粘贴面积,便于固定。

2.**铺巾** 依次铺上棉质孔巾及隔热布,若孔巾或隔热布与治疗圈的缝隙过大,应用夹子或胶带在孔洞处折叠收口并固定。

3.**撒药粉** 根据病症选择适量药粉剂约0.2g,用手指以搓撒的方式均匀撒在脐窝及周围皮肤上,以药粉均匀布散于皮肤但不填满脐窝为宜。药方选择以4号脾胃方为主方,实证者可配合15泻热通便方进行治疗。可根据患儿具体情况，适量增加兼证底粉，但一般不超过3种。

4.倒药盐 选择与主证相应配方的药盐1袋，倒入治疗圈内并轻轻晃动，使药盐平整均匀。若药盐出现少量小结块，需将结块搓散或取出；若药盐内大量结块，需更换药盐。

5.点燃艾炷 用镊子取1壮艾炷放于圈内药盐正中心，点燃艾炷顶端，当艾炷燃至2/3时，点燃治疗盘里另一艾炷。待治疗圈内艾炷燃尽无烟后，将艾灰丢至盛水的钢碗内熄灭，再夹取事前点燃的艾炷放置于治疗圈内，每次放置艾炷的位置应保持一致。如此反复，直至20个艾炷全部燃完。更换艾炷过程中，治疗盘应贴近治疗圈，防止火星掉落引起烫伤，并不时用手触碰治疗圈底部感受温度，以防温度过高。

6.清扫药盐 待最后一壮艾炷完全燃尽、不见火星，用棉质孔巾翻盖住治疗圈，让余温维持1~2分钟。然后取下孔巾与隔热布，除去胶带，一手固定治疗圈并将一端轻轻翘离皮肤，另一手立即将硬纸垫片平铺插入治疗圈及药盐底部，将治疗圈及药盐平挪至垫片上，再用毛刷扫尽多余底粉及药盐。此时肚脐内可能残留少许药粉，用毛刷或纸巾清理干净，不能用嘴向脐部吹气，以防受寒。

7.灸后注意

小儿脾常不足，应注意科学喂养，忌过于温补。

8.辅助治疗措施

（1）针刺：

1）主穴：四缝、中脘、足三里、脾俞。

2）加减：食滞脾胃加建里、天枢；湿热中阻加大肠俞、阴陵泉；脾虚夹积加气海、胃俞。

3）操作：四缝穴应在严格消毒后用三棱针点刺，挤出少量黄水或乳白色黏液；背部腧穴不可直刺、深刺，以防伤及内脏；其余腧穴常规针刺。不留或少留针。

（2）皮肤针：叩刺脊柱正中督脉及其两旁的华佗夹脊、足太阳经穴，以皮肤潮红为度。隔日1次。

（3）推拿疗法：

1）捏脊：沿患儿背部脊柱由下而上用两手行捏法3~5次。

2）对乳食内积者，推板门、清大肠、揉板门、揉按中脘、揉脐、揉按足三里各50次，下推七节50次，配合捏脊。

3）对脾虚夹积者，补脾土、运水入土、下推七节、揉板门、揉中脘、揉外劳宫、揉足三里各50次，配合捏脊。

六、医案精选

【案例一】兰某，女，3岁，于2015年12月23日初诊。

主诉：恶食伴腹痛3日。

病史：其母代诉，患儿3日前无明显诱因下出现不思饮食，恶心欲呕，伴腹痛，予口服小儿七星茶后恶心欲呕稍有好转，今为求进一步治疗来我院就诊。刻下症：神志清，精神可，恶食，伴腹痛腹胀，拒按，夜间磨牙，无发热恶寒，无恶心欲呕，无汗出，眠差易醒易哭闹，大便干结，3日未行，小便黄。舌红苔黄腻，脉滑数。

中医诊断：积滞（乳食内积证）

西医诊断：消化不良

治疗原则：消乳化食，和中导滞。

治疗经过：①隔药盐灸以4号脾胃方为主方，配合15号泻热通便方进行治疗，日1次。②四缝穴点刺：隔药盐灸完毕后，用1寸针灸针或实验室采血针，在患儿2~5指掌面，第1、2节横纹中央（即四缝穴位置）点刺出血或有淡黄色液体冒出即可，每周1次。2诊：胃纳稍有改善，仍有腹痛拒按，效不更方。3诊：诉昨夜大便已解，先硬后软，量多，腹痛腹胀减轻。4诊：近3天夜间未见磨牙，眠时安稳，小便呈淡黄色，舌红苔薄白，脉滑。继续治疗1周后，患儿纳眠可，二便调，嘱其父母给予清淡饮食，以粗纤维易消化食物为主。

按语：挑四缝用于本例，收效甚好。四缝穴为经外奇穴，有解热除烦、调整三焦和理脾生津的功效。

【案例二】郭某，男，7岁，于2010年10月6日初诊。

主诉：厌食伴乏力1周。

病史：其母代诉，患儿1周前食用冰淇淋后出现厌食，食后偶有呕吐，伴乏力，予保济丸内服后未见明显好转，遂来我院就诊。刻下症：神志清，精神可，厌食，全身乏力，腹痛喜暖，形体消瘦，面色萎黄，无发热，无头痛流涕，无汗出，眠一般，大便溏薄，小便尚调。唇舌淡白，苔白腻，脉濡缓。

辅助检查：大便镜检见未消化食物残渣。

中医诊断：积滞（脾虚夹积证）

西医诊断：消化不良

治疗原则：健脾益气，和中化积。

治疗经过：①隔药盐灸以4号脾胃方为主方进行治疗，日1次。②中药内服以健脾丸为主方加减，具体组成为：人参5g、白术8g、陈皮5g、枳实5g、神曲5g、麦芽5g、山楂8g。共5剂，日1剂，水煎至100mL，1次温服。2诊：腹痛减，乏力症状有所改善，续前法治疗。3诊：饮食渐多，大便成形，效不更方。7诊：面色红润，精神良好，饮食正常，舌淡红，苔薄白，脉缓，嘱其父母予清淡饮食，易消化食物为主。

按语：小儿脾常不足，乳食不知自节，伤及脾胃，致脾胃运化功能失调，受纳运化失职，宿食停聚，积而不化，则成积滞。该患儿素有脾胃气虚，又以寒凉食物刺激，致使脾胃气机紊乱，滞而不行，中焦满而无以纳，下焦空而无以下，故不欲饮食，食而不知味，甚则呕吐。隔药盐灸药盐方中的食盐味咸，有软化积滞之功。本例虚实夹杂，切不可单补或单攻，宜消补兼施，辨虚实多少而施治。健脾丸以运脾为主，脾运则气机行，气机行则积滞消，积滞消则中焦运而受纳，下焦行而水谷精微散布周身，气血和，宗气贯通心肺，而精神振奋。

本病预后一般较好，个别小儿积滞日久，迁延失治，脾胃功能严重损害，导致营养不良和生长发育障碍，形体日渐消瘦，可转化为疳。

参考文献

［1］李妙铿，林育珊，李静敏，等.欧阳群教授改良神阙隔物壮灸疗法经验［J］.中医学报，2017，32（03）:372-375.

［2］郑禹，林育珊，黄泳，等.欧阳群脑病针灸处方临床运用［J］.中国中医基础医学杂志，2015，21（03）:329-331.

［3］林育珊，郑禹，黄泳，等.欧阳群教授古巴针灸医案选辑［J］.中医药导报，2015，21（03）:21-24.

［4］李世安，欧阳群.欧阳群教授电针治疗癫病临证经验［J］.上海针灸杂志，2014，33（02）:95-96.

［5］阳期望，欧阳群，张新斐.欧阳群教授运用涌泉穴临证经验［J］.中医药学报，2013，41（06）:96-97.

［6］阳期望，张新斐，李世安.欧阳群教授运用夹脊穴临证经验［J］.针灸临床杂志，2013，29（10）:58-59.

［7］林仁勇，陈俊琦，肖慧玲，等.欧阳群教授治疗腰痛医案3例［J］.针灸临床杂志，2012，28（04）:63-64.

［8］林仁勇，王林淦，陈俊琦，等.欧阳群教授针灸治疗汗证医案3例［J］.中华中医药杂志，2011，26（10）:2302-2303.

［9］黄璐，肖慧玲，陈俊琦，等.欧阳群教授治疗皮肤病经验［J］.现代中西医结合杂志，2010，19（24）:3089.

［10］王林淦，黄泳.欧阳群教授脏腑证治用药经验[J].吉林中医药，2010，30（05）:386-387.

［11］王林淦，黄泳.欧阳群治疗妇女月经前后诸症经验［J］.山东中医杂志，2010，29（05）:342-343.

［12］欧阳群.隔盐灸神阙对大鼠实验性关节炎的影响［J］.针灸学报，1989（04）:50-51.